국·공립병원

간호사

면접

국·공립병원
간호사 면접

초판 2쇄 발행   2022년 06월 27일
개정판 1쇄 발행   2024년 05월 10일

편 저 자 │ 간호시험연구소
발 행 처 │ (주)서원각
등록번호 │ 1999-1A-107호
주   소 │ 경기도 고양시 일산서구 덕산로 88-45(가좌동)
대표번호 │ 031-923-2051
팩   스 │ 031-923-3815
교재문의 │ 카카오톡 플러스 친구 [서원각]
홈페이지 │ goseowon.com

PREFACE

간호사 취업 준비생들의 모든 고민, 지원하고 싶은 병원은 많지만 그에 대한 채용정보가 부족하다는 것입니다. 면접 기출문제를 찾는 것도 그에 대한 답을 찾는 부분도 혼자서 준비하기란 쉽지 않을 것입니다. 이에 본서는 국·공립병원의 기출문제를 한눈에 볼 수 있도록 정리하였으며 자기소개서 작성법부터 면접·인성검사까지 한 권으로 준비할 수 있도록 간호사 채용 준비의 모든 과정을 담았습니다.

> ## 간호사 채용에 필요한 정보 수록
> **01** 자기소개서 작성법과 면접 준비법
> **02** 평정요소별 면접 기출문제
> **03** 자세한 면접 답변과 선배들의 Tip
> **04** 그림으로 쉽게 보는 임상술기
> **05** 인성검사, 의학용어, 의료계 이슈 등 꽉 찬 부록

매년 취업의 길에 서있는 예비 간호사들을 위해 한 권의 책을 만들었습니다. 천천히 차근차근 공부방법을 따라가도 되고, 필요한 부분만 콕 집어 빠르게 넘어가도 됩니다. 모든 것이 다 담겨져 있어서 어느 부분에서 무엇을 어떻게 보든 모두가 옳은 방법입니다. 후배들에게 주고 싶은 책이자 현실적인 조언이 들어있는 책입니다.

간호사 취업 준비생들에게 꼭 필요한 책이라고 생각합니다. 이 책을 통해서 모든 예비 간호사들이 합격하는 그날을 응원하겠습니다.

STRUCTURE

01 | 자기소개서와 면접

자기소개서와 면접에 대한 가장 기본적인 부분부터 알아두면 좋은 팁들을 정리해 두었습니다. 또한 자기소개서 작성 후 올바르게 수정할 수 있도록 점검표를 수록하였습니다.

02 | 작성해보기

나에 대해 알아보기를 통하여 자기소개서 작성 전 어떠한 내용을 어떻게 넣어 작성할 것인지 고민해볼 수 있습니다. 블라인드 채용 유의사항을 확인하며 적어봅니다.

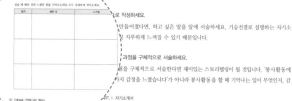

Chapter

01 자기소개서 준비

자기소개서는 지원자의 문장 구성능력을 통해서 가치관과 지적능력을 파악하는 데 중요한 기준이 됩니다.

Q 자기소개서 왜 쓰는 걸까요?

인사담당자들이 자기소개서를 평가하는 가장 큰 이유는 면접의 자료가 된다는 것입니다. 지원자의 가치관, 지원동기, 업무에 대한 장래성 등을 보기위해서 자기소개서를 보는 것이죠. 또한 자기소개서의 문장 구성을 통해서 지원자의 가치관과 논리력 등을 파악할 수 있습니다. 따라서 합격의 첫 관문인 자기소개서를 꼼꼼하게 준비하며 나에 대해 알아보는 시간이 가져봅시다.

Q 자기소개서 잘 쓰기 위한 공식이 있을까요?

🔃 임팩트 있는 소제목을 적어보세요.

식상한 소제목은 눈에 띄지 않아요. 자기소개서의 가장 처음에 오는 소제목으로 면접관의 마음을 사로잡아야 합니다. 호기심을 유발할 수 있는 소제목은 바쁜 면접관들의 이목을 끌기에 가장 좋은 방법입니다. 물론 내용의 핵심 주제와 연관이 있어야 하며, 절대로 '용두사미'가 되어서는 안 돼요!

로 작성하세요.

만들어졌다면, 하고 싶은 말을 앞에 서술하세요. 기승전결로 설명하는 자기소개서가 지루하게 느껴질 수 있기 때문입니다.

과정을 구체적으로 서술하세요.

례을 구체적으로 서술한다면 재미있는 스토리텔링이 될 것입니다. '봉사활동에 가지 감정을 느꼈습니다'가 아니라 봉사활동을 할 때 기억나는 일이 무엇인지, 감

PART. | 자기소개서

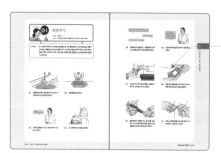

05 | 쉽게 보는 임상술기

그림으로 핵심기본간호술을 확인하고 면접에 철저하게 대비할 수 있도록 자세하게 수록하였습니다.

03 | 자세한 분류

12개년 기출문제들을 평정요소별로 보기 쉽도록 분류하였습니다. 직무관련 문제들은 다시 과목별 분류하여 찾기 쉽도록 하였습니다.

04 | 면접 기출

평정요소별 기출문제는 자세한 답변이 함께 수록되어 있습니다. **더 알아보기** 에서는 답변에 대한 상세한 정보를 선배들의 **TIP** 에서는 현직 선생님들이 들려주는 임상·면접 꿀팁을 확인할 수 있습니다.

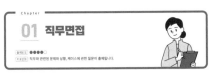

Chapter
01 직무면접

출제빈도 ●●●●●
키워드정리 직무와 관련된 문제와 상황, 케이스에 관한 질문이 출제됩니다.

개본 01   간호과정과 기록

2023 2022인천요양병원 2021국민건강보험공단 2020 2019충은이대 2017기계대요

01 □□ **간호기록지를 작성하는 이유에 대하여 말해보시오.**

간호기록지는 의료진과의 의사소통뿐만 아니라 환자의 사정 및 간호계획, 의사결정 자료, 연구와 교육의 도구, 법적 증거, 간호의 질적 향상, 역사적 문서로 활용되기 때문입니다.

2021의정부성모병원

02 □□ **간호기록 작성 원칙에 대하여 말해보시오.**

간호기록은 사실성, 정확성, 완결성, 동시성, 조직성, 보완성을 원칙으로 삼습니다.

2019울산대

03 □□ **SOAP 간호기록에 대하여 말해보시오.**

SOAP 간호기록은 문제중심의 기록으로 경과기록을 할 때 주로 사용됩니다. S는 주관적 자료로, 환자의 주 호소 및 반응을 기록하며 O는 객관적 자료로 활력징후, 검사결과 등을 기록합니다. A는 주관적·객관적 자료를 바탕으로 진단을 내리고, P는 간호중재계획을 기록합니다.

2020인하국대 2018길의료성모병원 2016하의대 2016신촌 원주세브란스 2016삼성서울병원

04 □□ **간호과정 단계에 대하여 말해보시오.**

간호과정은 간호사정→간호진단→간호계획→간호수행→거칩니다.

70 PART. II 평정요소별 면접기출

06 | 꽉 찬 부록

인성검사, 필기시험 기출문제 맛보기, 빈출 의학용어, 약물 계산, 의료계 이슈 등 상세한 정보를 남았습니다.

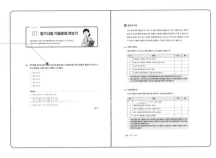

HOW TO USE

들어가기 전에….

• 탄탄한 자기소개서와 준비된 면접 지원자가 되기 위한 정보들을 모았습니다.
• 조금 더 자세하게 알고 싶다면 더 알아보기 와 선배들의 TIP 을 확인해 주세요!
• 면접 이외에도 철저한 준비를 위한 인성검사 등은 부록을 참고하시기 바랍니다.

STEP.01 | 자기소개서와 면접 준비

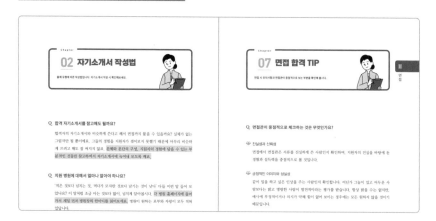

면접의 시작은 서류부터!

자기소개서 작성 전, 지원병원에 대한 정보를 수집하고 알아보지 않나요? 마찬가지로 자기 자신에 대한 정보를 수집하고 정리하는 것이 필요합니다. 잠깐 쉬어간다는 생각으로 온전히 나에게 집중해 나를 알아 볼 수 있는 키워드를 수집해보세요. 단, 블라인드 채용 주의사항을 꼭 기억해야 한다는 점! 꼭 기억해주세요.

면접에 대해서 얼마나 알고 계신가요?

현재 면접은 어떻게 진행되고 있는지, 질문의 유형, 면접장의 분위기 등 평소에 궁금했던 사항들을 책에서 확인한다면 준비가 더 수월하겠죠? 주의사항에 대한 부분은 면접 전에 다시 한 번 훑어보기를 추천합니다.

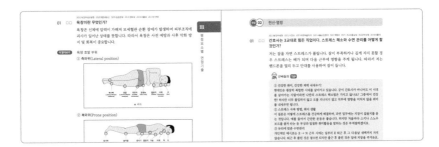

평정요소별 기출문제 확인하기!

중요하다고 생각하는 부분이 자주 출제되겠죠? 문항마다 출제년도, 출제병원이 표시되어 있으니 참고해주세요. 평정요소 중 직무관련 문제는 과목별로 분류하였습니다. 자세한 답변과 함께 현직 선생님들이 정말로 들려주고 싶은, 선생님들의 경험이 더해진 면접에 플러스가 되는 팁을 확인해주세요.

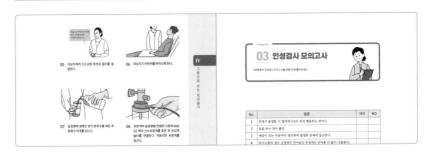

목적과 준비물, 자세한 설명까지!

그림으로 핵심기본간호술을 확인해보세요. 면접에서 자주 물어보는 술기술을 쉽게 확인하고 준비할 수 있습니다. 꽉 찬 부록에는 면접의 모든 준비를 위한 인성검사, 빈출 의학용어, 필기시험 기출 맛보기, 의료계 이슈 등이 있으므로 꼭 짚고 넘어가세요.

CONTENTS

PART.Ⅳ | 그림으로 보는 임상술기

PART.Ⅴ | 부록

PART

I

자기소개서

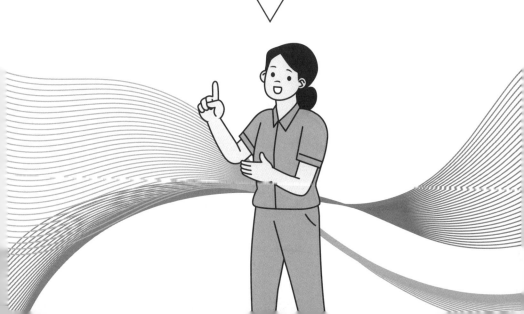

01 자기소개서 준비

자기소개서는 지원자의 문장 구성능력을 통해서 가치관과 지적능력을 파악하는 데
중요한 기준이 됩니다.

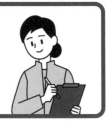

Q 자기소개서 왜 쓰는 걸까요?

인사담당자들이 자기소개서를 평가하는 가장 큰 이유는 면접의 자료가 된다는 것입니다. 지원자의 가치관, 지원동기, 업무에 대한 장래성 등을 보기위해서 자기소개서를 보는 것이죠. 또한 자기소개서의 문장 구성을 통해서 지원자의 가치관과 논리력 등을 파악할 수 있습니다. 따라서 합격의 첫 관문인 자기소개서를 꼼꼼하게 준비하며 나에 대해 알아보는 시간이 가져봅시다.

Q 자기소개서 잘 쓰기 위한 공식이 있을까요?

❤ 임팩트 있는 소제목을 적어보세요.

식상한 소제목은 눈에 띄지 않아요. 자기소개서의 가장 처음에 오는 소제목으로 면접관의 마음을 사로잡아야 합니다. 호기심을 유발할 수 있는 소제목은 바쁜 면접관들의 이목을 끌기에 가장 좋은 방법이랍니다. 물론 내용의 핵심 주제와 연관이 있어야 하며, 절대로 '용두사미'가 되어서는 안 돼요!

❤ 두괄식으로 작성하세요.

소제목이 만들어졌다면, 하고 싶은 말을 앞에 서술하세요. 기승전결로 설명하는 자기소개서는 자칫 지루하게 느껴질 수 있기 때문입니다.

❤ 자신의 경험 과정을 구체적으로 서술하세요.

자신의 경험을 구체적으로 서술한다면 재미있는 스토리텔링이 될 것입니다. '봉사활동에서 여러 가지 감정을 느꼈습니다'가 아니라 봉사활동을 할 때 기억나는 일이 무엇인지, 감

정의 울림을 느꼈던 때는 언제인지, 나의 가치관에 변화를 주었는지, 성과가 어땠는지 등 구체적으로 서술하세요. 업무적인 내용의 경험은 수치화하여 숫자를 강조하며 작성한다면 더욱 신뢰도 높은 자기소개서가 됩니다.

❧ 근거를 작성하세요.

'저는 무슨 일이든 쉽게 포기하지 않습니다' 이렇게만 적어두면 확인이 어렵습니다. 이 말을 뒷받침해주는 근거를 함께 작성해주세요. 면접관은 아무것도 알지 못합니다. 면접관은 자기소개서를 통하여 지원자를 만날 뿐이니까요. 따라서 위의 질문에 대하여 '전공 공부를 하면서 아르바이트를 했으나, 휴학하지 않고 졸업했다'와 같이 자신이 주장한 내용에 확실한 근거를 작성하세요.

❧ 인재상과 직무와 연관하여 서술하세요.

지원 병원에 대하여 얼마나 알고 있나요? 병원이 원하는 인재상이 되어 작성하세요. 자기소개서 작성 전, 지원하는 병원정보 숙지는 필수입니다. 항목별 자기소개서를 서술을 할 때, 경험이나 활동 등도 직무와 최대한 연결 짓는 것이 중요해요. 연관이 없는 활동도 어느 하나에는 들어갈 수 있을 거예요. 다만, 병원의 인재상과 동떨어진 내용을 적는 것은 피하는 것이 좋습니다.

❧ 하나의 항목은 하나의 메시지만 전달하세요.

글자 수에 맞춰서 자기소개서를 작성하다 보면 하나의 질문에 너무 많은 말을 하게 됩니다. 하고 싶은 말이 무엇인지, 질문에 답은 무엇인지 길을 잃는 상황이 오곤 해요. 이 상황을 방지하기 위해 항목별 키워드만 정리해보세요. 그 다음, 정리한 키워드와 관련하여 내용을 써내려가는 것이 중요합니다.

❧ 부지런히 작성하고 퇴고하세요.

자기소개서 작성에는 왕도가 없는 것 같아요. 미리미리 작성해보고 나에 대해서 알아보는 것이 중요하답니다. 마감에 임박해서 작성하고 제출하다 보면 실수가 나오기 마련입니다. 자주 글을 써보면서 퇴고를 하는 것이 완성도 높은 자기소개서 작성의 기본 중의 기본! 가독성 좋은 글은 초고에 나오지 않으니까요.

Q 자기소개서 작성 시 주의할 점은 무엇인가요?

☯ 맞춤법을 확인해보세요.

맞춤법이나 띄어쓰기 실수는 자기소개서에 마이너스 요소가 됩니다. 기본적으로 단어와 어휘는 사전을 검색해보고 사용하세요. 특히, 한자어나 외래어는 문장을 고급스럽게 꾸며줄 수 있지만 잘못 사용하면 신뢰도를 하락시킬 수 있어요.

☯ 자주 본 것 같은 진부한 표현은 자제하세요.

인사담당자는 하루에 수십, 많으면 수백 개의 자기소개서를 봅니다. 인터넷이나 도서에 작성된 자기소개서는 이미 인사담당자가 봤을 확률이 높아요. 참고는 하되 자신만의 색을 담은 표현으로 신선하게 작성해야 합니다. '행복했다', '뿌듯했다' 등의 감상적인 표현이나 '다들 긍정적으로 평가했다', '병세가 호전되었다' 등 추상적인 단어를 사용하는 것은 신뢰도를 낮춥니다.

☯ 일관성 있는 표현으로 작성하세요.

1번 문항에서는 '본원에 지원한 이유는…' 작성했다가 2번 문항에서 'ㅇㅇ병원에 들어간다면…' 이런 식으로 혼용하여 사용한다면 자기소개서를 중복하여 사용한다고 생각할 수 있어요. 또한 종결형 어미, 존칭어의 표현도 하나로 통일한다면 일관성 있는 자기소개서 느낌을 받을 수 있습니다.

☯ 문장은 최대한 간결하게 작성하세요.

만연체는 내용을 헷갈리게 합니다. 한 문장에 한 가지 내용만 담는다는 것을 꼭 기억하세요. '그리고, 그래서' 등의 접속사나 부사어가 많이 사용된다면 문장 구성이 깔끔하지 않습니다. 불필요한 내용을 빼는 작업을 자주 하는 것이 중요합니다.

☯ 퇴고를 최대한 많이 하세요.

자기소개서 작성할 때 제일 중요한 것은 초고 작성 후 퇴고를 하는 것입니다. 확인없이 시간에 쫓겨서 글자 수만 맞춘 자기소개서로 지원한다면 어색한 문장의 자기소개서가 될 수 있어요. 뛰어난 작가들도 초고 수정에 많은 시간을 할애한답니다.

Q 주의해야 하는 맞춤법이 있을까요?

맞춤법! 아무리 강조해도 부족하지 않습니다. 자기소개서 작성을 다하고 나면 반드시 출력 후에 자기소개서에 작성한 맞춤법을 확인해보세요. 그중에서도 주의해야 하는 맞춤법은 다음과 같습니다.

✲ 맞춤법 이렇게 써도 '돼'나요?

'되었다', '됐었다' 많이 헷갈리고 많이 틀리는데요. 이를 쉽게 확인하기 위해서는 '돼'를 '되어'로 바꿔보세요. 바꿨을 경우 부자연스럽다면 '되'를 쓰면 됩니다. 저처럼요. 또 한 가지 더 쉬운 방법! '됐다'와 '됬다', '돼다'와 '되다' 많이 헷갈리는데, 이는 '도'를 'ㅎ'으로 살짝 바꿔주세요. 문법적으로 말이 되면 그대로 사용하면 됩니다.

> **예** 문제가 <u>됐</u>다 → 문제가 <u>했</u>다(O) → 문제가 <u>되었다</u>(O)
>
> 문제가 <u>됬</u>다 → 문제가 <u>핬</u>다(X)

✲ 이렇게 쓰면 '않됀'다.

'안 된다, 않 된다, 안된다, 않된다, 안됀다' 아주 많이 틀리는 맞춤법이기도 합니다. 우선, '않된다'는 '않'은 '아니하−'의 준말입니다. 적용했을 경우, 문법적으로 아예 없는 구성이 됩니다. 따라서 '춥지 않다', '기쁘지 않다', '하지 않았다' 등으로 사용합니다. '안 된다'의 '안'은 '아니'의 준말로 사용하며 띄어쓰기 사용을 잊지 마세요.

> **예** 말도 <u>안 되는</u> 문제야 → 말도 <u>아니 되는</u> 문제야(O)
>
> 말도 <u>않 되는</u> 문제야 → 말도 <u>아니하는</u> 문제야(X)
>
> 춥지 <u>않다</u> → 춥지 <u>아니하다</u>(O)
>
> 춥지 <u>안다</u> → 춥지 <u>아니다</u>(X)

✲ 그렇다면 '어떡해' 쓸까요?

먼저 '어떻게' = '어떠하게' / '어떠하게 해 = 어떻게 해 = 어떡해' 이 공식은 꼭 기억해둡시다. '어떻게'는 부사형으로 사용되므로 꾸며주는 역할을 합니다. 반면, '어떡해'는 준말로 곧 구어를 말합니다. 대부분 문장의 끝에 사용하게 되죠. 그리고 앞의 받침 자음과 그 다음에 오는 자음은 똑같이 올 수 없습니다. ㄱ+ㄱ 와 ㅎ+ㅎ 따라서, '어떡게, 어떻해'라는 말은 없다는 사실!

> **예** 통과하지 무하면 <u>어떻게</u>?(X)
>
> 통과하지 못하면 <u>어떡해</u>?(O)

❦ 간호사'로써'…? 간호사'로서'…?

'~로서'는 신분, 지위, 자격, 어떤 동작이 시작되는 것 등을 나타내는 말이에요. '~로써'는 어떤 일의 수단과 도구를 나타내거나 시간의 기준점으로 사용해요. 이 둘을 구분할 수 있는 방법 중에 하나는 '~로써' 자리에 '~를 이용하여'가 대신 올 수 있다는 점이에요. 그렇다면 '~로서'의 자리에는 어울리지 않겠죠?

> **예** 친구로서 충고해주는 거야 → 친구의 자격으로(O) 충고해주는 거야
>
> 말로써 문제를 해결하였다 → 말을 이용하여(O) 문제를 해결하였다

❦ 간호사로서 어떤 '역활'을 하고 싶은가요?

표준어는 역할! 역활은 없는 단어! 꼭 기억합시다. 자기소개서에서 가장 많이 틀리는 단어 중 하나라고 합니다. 역할은 자신의 직책 또는 계급에 따라 하는 일을 말해요.

> **예** 리더의 역할은 중요하다(O)

❦ 그 지원자와 나는 '틀리다'?

'틀리다'는 셈 또는 사실이 맞지 않거나 어긋난 것을 말해요. 비교가 아니라 그 자체만으로 평가할 수 있죠. '다르다'는 비교할 수 있는 두 가지 대상이 있어야 해요. 따라서 두 가지 대상이 서로 같지 않다는 것을 말합니다.

> **예** 저 꽃은 다른 꽃과 색이 틀리다(X) → 저 꽃은 다른 꽃과 색이 다르다(O)

❤ '몇 일'과 '며칠'

'몇일'은 '몇 일'은 없습니다. 몇과 일의 합성어가 아닌 한 단어로 '며칠'만 사용하고 있어요. 이는 소리대로 사용이 굳어졌기 때문이라고 합니다.

예 <u>며칠</u> 동안 잠을 자지 못했어요

❤ '든지'와 '던지'

'~든지'는 선택을 해야 하는 순간, 문장에서 사용합니다. 차이가 없는 둘 이상의 것을 나열하여 표현해요. '~던지'는 경험과 관련하여 쓰여요. 뒤에 오는 문장의 사실과 판단에 대한 추측을 나타낼 경우 사용한답니다. 또는 회상과 관련하여 지나간 일을 표현하기도 해요. 너무 어렵다면 '거나(건)'을 넣어서 확인해봅시다. 말이 된다면 '-든지'가 올 수 있다는 사실!

예 어찌나 춥<u>거나</u> 발이 꽁꽁 얼었어(X) → 어찌나 춥<u>던지</u> 발이 꽁꽁 얼었어(O)

　　사과<u>거나</u> 딸기<u>거나</u> 하나만 골라봐(O) → 사과<u>든지</u> 딸기<u>든지</u> 하나만 골라봐(O)

❤ 맡겨와 맞겨…맏겨…?

우선 맡겨의 기본형 맡다는 '책임을 가지고 담당하다, 보관하다, 차지하다' 등의 뜻입니다. 그리고 '맞겨, 맏겨'는 전혀 없는 말입니다. 없는 단어인 '맞겨'의 기본형 '맞다'는 '답이 틀리지 않다, 옷의 크기·맛·온도 등이 적당하다', '맏겨', '맏다'는 둘 다 없는 말입니다.

예 동아리 회계장부를 나에게 <u>맡겼다</u>(O)

　　그 옷은 작년에 나에게 딱 <u>맞았다</u>(O)

02 자기소개서 작성법

출제 유형에 따른 작성법입니다. 자기소개서 작성 시 확인해보세요.

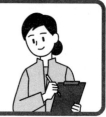

Q 합격 자기소개서를 참고해도 될까요?

합격자의 자기소개서와 비슷하게 쓴다고 해서 면접까지 붙을 수 있을까요? 실체가 없는 그림자만 될 뿐이에요. 그들의 경험을 지원자가 겪어보지 못했기 때문에 아무리 비슷하게 쓰려고 해도 잘 써지지 않죠. 문체와 문단의 구성, 지원자의 경험에 담을 수 있는 부분적인 것들만 참고하여서 자기소개서에 녹여내 보도록 해요.

Q 지원 병원에 대해서 얼마나 알아야 하나요?

'적은 것보다 넘치는 것, 먹다가 모자란 것보다 남기는 것이 낫다' 다들 이런 말 들어 보았나요? 이 말처럼 조금 아는 것보다 많이, 넘치게 알아봅시다. 각 병원 홈페이지에 들어가서 제일 먼저 병원장의 한마디를 읽어보세요. 병원이 원하는 포부와 자랑이 모두 적혀 있답니다.

Q 성장과정 관련 질문에 대해 알려주세요.

❤ 출제항목 예시

① 간호를 선택하게 된 성장과정을 서술해보시오.

② 성장과정에서 기억에 남는 일화를 서술해보시오.

③ 성장과정을 작성하시오.

❤ 질문 의도

성장과정을 통해서 면접에서는 알 수 없는 지원자의 배경을 알아보기 위한 질문입니다. 이를 통하여 지원자가 직무를 선택하게 된 과정 및 가치관을 확인할 수 있기 때문이죠.

❤ 작성방법

성장과정을 통해 간호사를 지원하게 된 이유를 설명하는 것이 좋아요. 몇 남 몇 녀, 몇째로 태어났다는 내용이 아닌 성장과정에서 직무와 관련된 경험과 사건으로 형성된 가치관을 표현하면 됩니다. 부모님의 말씀, 학창시절 경험으로 생겨난 가치관이 간호사를 선택하는 데 큰 기여를 했음을 표현하는 것처럼 여러 에피소드를 더할 경우, 면접관은 지원자의 성장과정을 충분히 볼 수 있을 것입니다.

> 키워드 수집하기
>
> \# _____ \# _____ \# _____

_____

_____

_____

_____

_____

_____

Q 성격 질문에 대해 알려주세요.

출제항목 예시

① 본인 성격 장점과 단점을 서술해보시오.

② 본인 성격의 장점과 직무와 연관성을 서술해보시오.

③ 스트레스를 어떻게 해결하는 편인가?

질문 의도

이 질문의 가장 중요한 의도는 '자신에 대하여 얼마나 알고 있는가' 입니다. 따라서 자신을 잘 이해하고 부족한 부분을 해결해 나아가는 점을 적는 것이 좋습니다. 또한, 업무강도가 센 간호업무를 잘 견뎌낼 수 있는지, 함께 일을 할 수 있는 사람인지도 파악하기 위한 의도를 가지고 있어요.

작성방법

물론 성격에 대한 정답은 없지만, 직무와 연관된 성격의 장점을 적는 것이 중요하겠죠. 힘든 간호 직무를 잘 견딜 수 있는 인내력과 참을성 있는 성격 등을 표현하는 것도 좋습니다. 단점을 도드라지게 나타낼 필요는 없어요. 단점을 작성해야 할 경우, 보완책과 이를 극복하여 장점으로 승화한 사례를 서술해야 합니다. 단, '심한 술버릇' 등의 너무 솔직하게 작성한 단점은 되려 마이너스 요소가 될 수 있으니 주의해주세요!

> 키워드 수집하기
>
> # _____ # _____ # _____
>
> _____
>
> _____
>
> _____
>
> _____
>
> _____
>
> _____

Q 경험 질문에 대해 알려주세요.

❀ 출제항목 예시

① 직무와 관련된 경험에 대해 서술해보시오.

② 대내외 주요 활동사항에 대하여 기술해보시오.

③ 협력을 통하여 팀의 성과를 창출했던 경험을 구체적으로 작성해보시오.

❀ 질문 의도

지금까지 살아오면서 여러 가지 경험을 가지고 있을 거예요. 대학 및 사회생활에 대한 경험을 통해 직무의 역량을 알기 위한 질문, 팀워크와 협력을 통한 경험으로 대인관계를 파악하기 위한 질문, 지원자가 목표 성취를 위하여 얼만큼의 열정을 가지고 있는지 알아보기 위한 의도로 성취나 성공에 대한 경험 등의 다양한 경험관련 질문이 있어요.

❀ 작성방법

경험관련 질문은 에피소드를 자기소개서에 어떻게 잘 녹여내는가가 중요합니다. 먼저 항목에서 말하는 경험, 에피소드를 주제별로 3 ~ 4문장 정리해 보세요. 그런 다음 지원하는 병원의 가치관과 맞는 에피소드를 추려낸 후 살을 붙여서 작성한다면 좋은 글이 될 수 있어요. 처음부터 길게 정리하려고 생각하다가 중심을 놓칠 수 있기 때문이에요.

> 키워드 수집하기
>
> # _____ # _____ # _____
>
> _____
>
> _____
>
> _____
>
> _____
>
> _____
>
> _____
>
> _____

Q 지원동기·포부 질문에 대해 알려주세요.

❤ 출제항목 예시

① 우리 병원에 지원하는 이유를 기술해보시오.

② 입사 이후 자신의 발전계획을 기재해보시오.

③ 입사 후 실천하고자 하는 차별화된 목표와 계획을 기술하시오.

❤ 질문 의도

지원한 병원에 진심인 것인지 명확하게 확인하기 위한 질문입니다. 사실 이곳, 저곳에 지원해보잖아요. 병원은 이렇게 그냥 넣어보는 지원자를 거르기 위함이 가장 크죠. 따라서 지원동기와 입사 후 포부에 대한 질문은 어느 병원에서나 등장하는 항목입니다.

❤ 작성방법

병원을 지원한 이유에 대해 설득력 있게 표현해봅시다. 모든 글에는 근거를 제시하여 설득력 있게 답합니다. 그러기 위해서는 병원에 대한 기본적인 정보는 필수로 알아야 하겠죠? 가장 큰 핵심은 병원의 가치관에 맞춰서 지원자가 어떻게 성장해 나아갈 것인지, 자신의 입사 후 포부를 계획적으로 보여줄 수 있어야 해요. 계획을 세우기 어렵다면 마인드맵을 통해서 직무 관점의 내 성장 경로를 먼저 그려보는 것도 좋은 방법이 될 수 있어요.

> 키워드 수집하기
>
> # _____ # _____ # _____
>
> _____
>
> _____
>
> _____
>
> _____
>
> _____
>
> _____

Q 가치관 질문에 대해 알려주세요.

가치관 출제항목 예시

① 직무와 관련하여 어떤 준비가 돼있으며 어떤 노력을 했는지 서술해보시오.

② 본원의 핵심가치 중 자신과 부합하다고 생각하는 가치가 무엇이라고 생각하는가?

③ 간호사로서 중요하다고 생각하는 덕목을 적어보시오.

질문 의도

성장과정의 연장선이라 할 수 있습니다. 지원자가 어떤 가치관을 가지며 중요하게 생각하는 가치란 무엇인지 파악하기 위한 의도의 질문입니다. 물론, 또한 병원의 가치관을 한번 더 들춰봐야 합니다. 직무능력이 뛰어난 사람이어도 병원의 구성원으로서 가치관이 맞지 않는다면 함께 일하기 힘들기 때문이에요.

작성방법

병원이 추구하는 비전, 인재상 등에 억지로 자신의 가치관은 끼워 맞추려 하기보다는 연결고리가 될 수 있는 구체적인 내용을 찾아서 적어보세요. 갑자기 생긴 가치관은 면접 시 질문을 받을 경우 꿀 먹은 벙어리가 될 수 있어요.

> **키워드 수집하기**
>
> \# _____ \# _____ \# _____
>
> _____
>
> _____
>
> _____
>
> _____
>
> _____
>
> _____

Q 취미 · 특기 질문에 대해 알려주세요.

❤️ **출제항목 예시**

① 취미나 특기에 대해 기술해보시오.

② 스트레스 해소를 하기 위해 하는 취미활동은?

③ 여가시간에 즐기는 취미는 무엇인가?

❤️ **질문 의도**

지원자의 진짜 취미와 특기를 파악하기 위해서 질문하기보다는 업무와 연관하여 자기개발에 도움이 되는 활동을 하고 있는가를 묻기 위한 질문입니다. 다양한 상황에서 받는 스트레스를 적절하게 해소하는 것을 제일 중요하게 여기는 만큼 업무상황에 적절한 정신건강을 유지하는 것에 도움이 되는 취미나 특기를 가지고 있는지 알아보기 위한 질문입니다.

❤️ **작성방법**

취미를 나의 모든 취미를 전부 알려주겠다는 마음으로 구구절절하게 나열하는 것은 마이너스 요소가 될 수 있습니다. 취미나 특기를 통해 업무능력에 반영할 수 있는 것을 보여주는 것이 좋습니다. 간호사 면접에서는 지나치게 활동적인 취미로 익스트림 스포츠를 적는 것은 업무능력에 영향을 미칠 수 있다고 생각하므로 피하는 것이 좋습니다.

키워드 수집하기

\# _____ \# _____ \# _____

_____

_____

_____

_____

_____

_____

_____

Chapter

03 자기소개서 List 작성

자기소개서를 작성하기 전에 문장 구성을 명확하게 하기 위해서 항목별로 간략하게
리스트를 작성해보면 유용합니다.

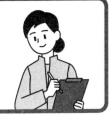

블라인드 채용 주의사항에 유의하며 적어봅니다. p.57

나의 가치관 알아보기

구분	내용
취미 및 특기	• • •
존경하는 인물	• 존경하는 인물 : • 존경하는 이유 :
좌우명	
목표	
직업 기치간	

❀ 나의 성격 알아보기

구분	상세내용
장점	[나의 성격의 장점 키워드] · · [이유]
단점	[나의 성격의 단점 키워드] · · [이유]
단점 극복 경험	

❀ 나의 성격 장점 예시

긍정적인	사교적인	열정적인	도전적인	논리적인
참을성	호기심	강한의지	공감력	주의깊은
융통성	자제력	실행력	끈기 있는	통찰력
성실한	깔끔한	세심한	신중한	단호한
학구적인	헌신적인	혁신적인	합리적인	이타적
체계적인	주도적인	진취적인	미래지향적	안정적

❤ 나의 성장과정 알아보기

구분	내용
인생 터닝 포인트	[인생의 터닝 포인트 순간]
소중한 추억	[성장과정에서 기억나는 에피소드와 감정]

❤ 나의 학창시절 알아보기

학교	기억나는 일화
초등학교	
중학교	
고등학교	

❤ 나의 대학교 활동 알아보기

학년	내용
1학년	• 활동 [경험과 당시 느낀점]
2학년	• 활동 [경험과 당시 느낀점]
3학년	• 활동 [경험과 당시 느낀점]
4학년	• 활동 [경험과 당시 느낀점]

❤ 나의 간호실습 경험담

실습 때 배운 것과 느꼈던 점을 기억나는대로 모두 상세하게 적어보세요.

일자	배운 것	느낀점

❤ 간호실습 기억에 남는 케이스

진단명	진단사항	느낀점

❤ 나의 동아리 활동 알아보기

동아리 명	동아리 활동

❤ 나의 대외활동 알아보기

활동명	활동기간	느낀점

참가 공모전	활동기간	수상경험 및 느낀점

❦ 나의 봉사활동 알아보기

봉사 기관	활동기간	활동내용 및 느낀점
		• 지원동기 : • 담당업무 : • 활동 당시 느낀점 :
		• 지원동기 : • 담당업무 : • 활동 당시 느낀점 :
		• 지원동기 : • 담당업무 : • 활동 당시 느낀점 :

I
자
기
소
개
서

✪ 나의 자격증 알아보기

자격증 이름	취득한 날	취득한 이유

✪ 나의 경력 알아보기

근무지	근무기간	업무내용
		• 담당업무 : • 활동당시 배운 것 :
		• 담당업무 : • 활동당시 배운 것 :
		• 담당업무 : • 활동당시 배운 것 :

💠 구체적으로 그려보는 5년·10년 후의 나의 모습

[5년 후 나의 모습]

[10년 후 나의 모습]

Chapter

04 자가점검표

좋은 글은 수정을 거쳐야만 나온답니다. 작성한 자기소개서를 확인해주세요.

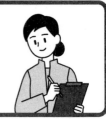

잊지 말아야 할 것! 퇴고를 많이 할수록 좋은 글이 만들어집니다. 자기소개서 작성을 마무리한 후 자가점검표를 활용해봅시다. 주관적으로 써내려가던 글을 제3자의 입장에서 확인할 수 있어요. 수정했을지라도 다시 자기점검표를 활용하여 놓친 부분을 바로잡아봅시다.

No.	질문	Y	N
1	질문에 명료하게 답을 하였는가?		
2	명칭이 정확하게 들어갔는가?		
3	지원하는 병원명이 정확하게 들어갔는가?		
4	맞춤법, 어법, 띄어쓰기가 정확하게 들어갔는가?		
5	문장 구성을 장황하지 않고 요점만 간결하게 작성하였는가?		
6	두괄식 구성으로 빠르게 내용을 파악할 수 있도록 작성하였는가?		
7	경험의 동기와 과정을 구체적으로 일관성 있게 작성하였는가?		
8	미사어구를 과하게 사용하여 문장을 꾸미지는 않았는가?		
9	작성한 내용이 일관성 있게 한 가지 메시지를 표현하는가?		
10	중복되는 문장이 2개 이상 들어가지 않는가?		

No.	질문	Y	N
11	정해진 분량에 맞춰 내용을 작성하였는가?		
12	문장이 매끄럽게 잘 읽히는가?		
13	나의 장점이 부각되는 글을 작성하였는가?		
14	작성한 경험이 지원하는 직무와 연관있는가?		
15	합격생의 자기소개서와 내용이 유사한 점은 없는가?		
16	소제목이 내용의 요점만 잘 들어갔는가?		
17	주장하는 내용의 근거를 작성하였는가?		
18	'행복하다, 뿌듯했다' 등 내용 없이 감정만 작성하지는 않았는가?		
19	타인에게 자기소개서 검수를 받았는가?		
20	자기소개서 퇴고를 하였는가?		

YES 15개 이상 ☺

자기소개서에 수정이 거의 없네요. 선택되지 않은 항목을 위주로 다시 확인한 후 접수하세요.

YES 08개 이상 ☺

완벽하다고 생각이 들었을 때 더 꼼꼼히 확인해야 하는 법! 퇴고가 더 필요해요.

YES 05개 이상 ☺

수정이 많이 필요해요. 자기소개서 수정 후 다시 점검표로 확인해주세요.

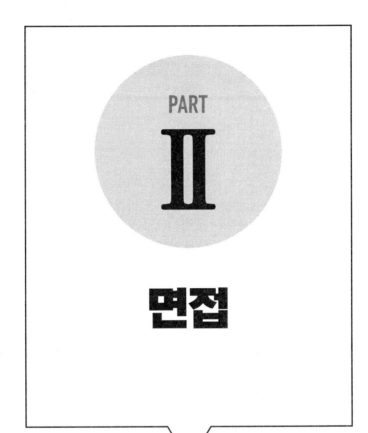

PART

II

면접

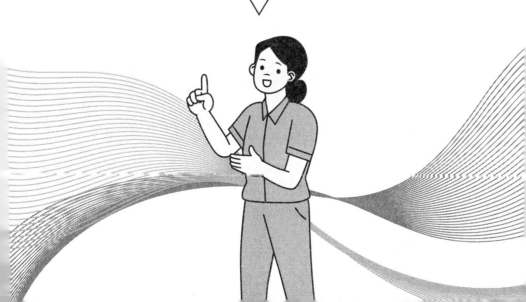

01 면접의 정의

지원자를 파악하기 위한 목적의 만남이라고 할 수 있는 면접은 자신의 능력을 최대한 보여줄 수 있습니다. 따라서 철저한 준비가 필요합니다.

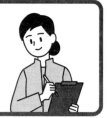

Q 면접, 왜 보는 것일까요?

면접이란 지원자의 잠재적인 능력이나 창의력 또는 업무수행력, 사고력 등을 알기 위한 것으로 지원자의 인품, 언행, 지식의 정도를 알아볼 수 있는 최종 구술시험입니다. 면접 시험에서 답변은 구체적이고 솔직하며 경험을 바탕으로 대답하는 것이 좋습니다.

Q 면접의 종류는 무엇이 있나요?

병원별로 다르지만 면접의 종류는 아주 다양합니다. 단독면접, 개인면접, 집단면접과 집단 토론 면접과 비대면 면접인 화상면접, AI 면접이 있습니다.

❦ 단독면접(1 : 1)

지원자와 면접관이 1대 1로 마주하는 형식으로 평소 1대 1로 대화하는 연습이 필요합니다.

❦ 개인면접(1 : 多)

개인면접은 지원자 한 명에 대해 여러 면접관이 질문하는 형식입니다. 질문을 건넨 면접관에게만 응시하며 답을 하는 태도는 좋지 않습니다. 면접관 전체를 향해 대답한다는 생각으로 모두를 번갈아 보며 답변하세요. 또한 개인면접에서는 다방면에 걸친 의외의 질문이 나올 수도 있기 때문에 당황하지 않고 답하는 연습도 필요합니다.

✿ 집단면접(多 : 多)

복수의 지원자들과 복수의 면접관들이 대면하는 방식으로 다른 지원자들과 비교가 가능하여 공정한 평가를 할 수 있는 방식입니다. 집단면접에서 본인보다 앞서 대답한 지원자와 동일한 대답을 했다고 하여 감점이 이루어지는 것이 아니므로 동일한 대답을 한다고 하여 걱정할 필요는 없습니다. 하지만 표현하는 방법을 다르게 하는 연습이 필요합니다. 또한 면접관은 말에 경청하는 태도까지 평가한다는 사실을 잊지 말아야 합니다.

✿ 집단토론

지원자 다수가 한 가지 주제에 대하여 서로 토론하는 모습을 면접관이 관찰하는 방식입니다. 지도성·표현력·순발력·분석력·조직력·협동심 등에 대해서 평가하며 부여된 주제에 대해 적당한 발언을 끝까지 성의있게 대답해야 합니다. 지나친 적극성은 좋지 못한 평가가 될 수 있으므로 필요 이상의 적극성과 소극성은 금물! 본인만 튀려고 하는 태도는 옳지 못하며 발언 횟수가 점수에 적용되는 것은 아니므로 토론의 주제를 잘 생각한 후 발언해야 합니다. 다른 지원자의 의견을 경청하는 자세 또한 중요합니다.

✿ 화상면접

화상면접은 개인, 집단, 토론 어느 형태든 다 가능합니다. 팬데믹 이후 비대면으로 면접을 진행하는 방식이 늘어나고 있습니다. 화상면접은 면접 전 준비가 철저해야 합니다. 인터넷 연결 상태, 화면의 비치는 모습과 마이크 준비 등이 필요합니다. 대면면접보다 긴장이 덜 된다는 장점이 있지만 그만큼 실수할 수도 있으니 주의하도록 합니다.

✿ AI 면접

비대면 사회로 AI 면접의 중요성이 커졌습니다. 면접의 보조 도구로서 실제 면접 전에 지원자의 역량을 파악하기 위해 사용됩니다. AI 면접은 시간과 장소의 제약이 없어서 원거리의 지원자들까지 수용할 수 있으며 기본면접, 성향분석, 상황 대처 등 여러 항목에 대한 평가가 가능합니다. 따라서 지원자의 음성과 영상정보로 인재상에 맞는 호감도·매력도·감정 전달 능력·의사 표현능력 등을 AI가 평가합니다.

Q 면접에서 질문 유형은 어떻게 되나요?

대부분 인성질문과 직무 관련 질문, 상황 대처에 관한 질문이 있습니다. 인성질문에서 가장 중요한 것은 작성한 자기소개서를 완벽히 숙지하는 것입니다. 거짓으로 지어낸 경험은 면접관이 쉽게 파악합니다. 직무 관련 질문과 상황 대처에 관한 질문에 설득력을 가지기 위해서는 다양한 경험과 사례를 바탕으로 대답하는 준비가 필요합니다.

Q 면접에서 대표적인 질문들은 무엇이 있나요?

❤ 자기소개와 지원동기

지원자의 열정과 각오를 나타낼 수 있어야 합니다.

❤ 자신의 장단점

병원은 지원자의 장단점을 자세히 알고 싶어 합니다. 병원이라는 조직에서 적응할 때 지원자의 성격을 아는 것은 중요한 부분이기 때문입니다. 본인 단점에 대한 것을 솔직하고 꾸밈없이 이야기하는 것은 중요합니다. 하지만 단점에 긍정적인 요소와 극복 방법까지 제시하며 의욕을 표현해주세요.

❤ 지원자를 뽑아야 하는 이유

면접의 단골 질문으로 기업 입장에서 던지는 가장 중요한 질문 중 하나입니다. 지원자의 강점, 실제 경험이나 활동 경력 등을 지원하는 직무와 연관지어 답변하는 것이 좋습니다. 여기에 끈기와 열정을 녹여내면 더 좋은 답변이 될 것입니다.

❤ 병원 관련 정보 · 관련 기사

지원하는 병원에 대한 관심과 열정을 확인하기 위한 질문입니다. 병원에 대해 자신이 알고 있는 것과 기억나는 기사들을 답변하면 됩니다. 너무 많은 내용을 전달하려 하기보다는 요점만 정리하여 모르는 부분은 솔직하게 답변하는 것이 좋습니다.

❤ 간호학과 선택 이유

간호학과 지원동기와 직업에 대한 지원자의 의견을 알아보기 위한 질문입니다. 자신이 생각하는 간호사라는 직업의 가치관, 간호사라는 직업의 매력과 봉사정신 등을 이야기 합니다.

가고 싶은 부서와 이유

단순히 어떤 부서를 말하기보다는 희망 부서와 이유를 구체적으로 답변하세요. 희망 업무를 밝히면서 해당 업무에 대한 자신감을 표현할 수 있고 왜 자신이 그 업무를 해야하는지 당위성을 밝힐 수 있습니다. 관련 부서에 대해 실습 경험을 살려 답변하는 것이 포인트입니다.

원하지 않는 부서에서 일하게 된다면?

지원자의 인내심을 간접적으로 알아보는 동시에 목표의식을 가지고 있는지 알아보기 위한 질문입니다. 만약 원하는 부서에 가지 못하더라도 다른 부서의 일을 배우는 것 또한 도움이 될 것이라는 답변을 해보세요.

실습 중 가장 기억에 남았던 점

실습으로 지원자가 어떠한 마음가짐으로 임했는지, 지원자의 직무상의 강점과 태도를 알 수 있는 질문인 동시에 취업 후 근태를 예상할 수 있는 질문입니다. 실습에서 겪은 사건과 경험을 자신의 지식과 역량 등으로 엮어서 답하는 것이 좋습니다.

간호사의 중요한 덕목

환자를 돌보며 인내심과 봉사심이 필요한 직업으로, 열정을 가지고 수행할 의지가 있는가 알아보기 위한 질문입니다. 자신의 간호 가치관을 생각해보고 지원하려는 병원의 비전과 가치와 같은 방향이라면 좋은 평가를 남길 것입니다.

5년 후, 10년 후 자신의 모습

지원자의 비전과 인생목표를 알아보고자 하는 질문입니다. 자신이 개인적으로 이루고 싶은 목표를 말하고 스스로 동기부여를 하여 앞으로 나아가는 사람이라는 것을 어필해보세요!

Q 최근 면접 경향은 어떤가요?

多:多 면접이 대부분 이뤄지고 있습니다. 화상면접은 면접자 1 : 多로 진행 하는 곳도 있습니다. 면접 방식은 다양하게 진행하고 있으므로 병원별 확인이 필요합니다.

❤ **병원별 면접전형**

국립대학병원	보훈병원	국립암센터
화상면접 개인면접 집단면접 AI면접	집단면접	개인면접 집단면접
국민건강보험공단	근로복지공단	적십자병원
집단면접	집단면접	집단면접

*2024년도 채용기준

Q 면접 전에는 어떤 준비를 해야 할까요?

❤ **자기소개서**

작은 경험이어도 하나하나 정리해 보는 것이 중요합니다. 어떤 상황에서 어떠한 역할로 행동을 하였는지, 그 결과는 어떻게 되었는지에 대한 경험을 순서대로 작성해보시기 바랍니다. 합격자들의 자기소개서에서 문체와 구성을 참고해보는 것도 좋은 방법 중 하나입니다. 가장 중요한 것은 작성한 자기소개서를 완벽히 숙지하는 것입니다. 면접 시 질문에 대한 대답이 자기소개서와 다르면 안 되겠지요?

❤ **카메라로 내 모습 파악하기**

면접에 있어 평가의 시작점은 첫인상입니다. 카메라로 촬영하며 자신의 모습을 파악해 보세요. 단정한 옷을 입고 머리를 정돈하고 액세서리를 하지 않고, 타투를 가리는 등 이 모든 것은 의료인으로서 신뢰감을 주기 위한 방법입니다. 촬영된 자신의 모습을 확인하면서 잘못된 행동을 고치고 웃음 띤 얼굴과 공손하고 예의바른 태도를 갖춘다면 좋은 첫인상을 남길 수 있습니다.

❤ **시선처리**

시선처리 연습도 해야 합니다. 눈동자의 움직임은 생각보다 큽니다. 당황할 경우 눈동자가 흔들릴 수 있는데 이러한 모습이 상대에게 어떻게 보이는지 사전에 점검해보도록 합니다.

❀ 1분 자기소개 연습하기

핵심만 간단하게 하여 나를 알리는 것입니다. 길고 장황한 설명은 오히려 감점이 될 수 있습니다. 또한 자기소개서 내용을 다 알고 있어도 자연스럽게 이어서 설명하기 어려운 경우가 있습니다. 이를 극복하기 위해서는 자기소개서를 소리내어 읽고 발음연습을 합니다. 면접 때 말이 꼬이지 않도록 철저히 준비합니다.

Q 면접 복장은 어떻게 입어야 하나요?

대부분의 병원은 자율복장으로 하고 있으며, 지원하는 병원마다 다릅니다. 너무 격식을 차린 정장차림을 보다는, 비즈니스 캐쥬얼을 선호하는 병원도 있습니다. 무엇보다 중요한 것은 깔끔하고 단정한 복장입니다. 아무리 자율복장이어도 무엇을 입느냐에 따라 자신의 첫인상이 결정될 수 있기 때문입니다.

Q 헤어나 메이크업은 어떻게 하나요?

❀ 남성

장발이어도 청결함과 깔끔함을 강조할 수 있는 머리스타일로, 눈과 이마가 드러나도록 앞머리를 왁스나 스프레이 등을 활용하여 정리합니다. 염색은 자연스러운 갈색 외에는 피하는 것이 좋습니다. 면도는 필수입니다.

❀ 여성

헤어스타일은 자연스러우면서 단정한 모양이 좋습니다. 심한 웨이브나 밝은 계열의 염색은 피하는 것이 좋습니다. 긴머리는 묶는 것이 좋으며, 짧은 머리의 경우 흘러내리지 않도록 반 묶음하여 깔끔하게 준비합니다. 너무 크거나 화려한 액세서리는 오히려 불쾌감을 초래하므로 주의하도록 합니다. 화장은 자연스럽고 밝은 이미지의 연출을 한다면 좋은 인상을 줄 수 있으나 그 반대로 진한 화장을 한 경우에는 인상이 강해 보일 수 있으므로 피하도록 합니다.

Q 면접 스피치 어떻게 연습하면 좋을까요?

❦ 스터디공부

대면과 비대면으로 나눠서 진행할 수 있습니다. 오픈채팅으로 스터디 원을 모집하여 매일매일 질문과 답변하는 형식으로 연습을 하기도 하며 화상채팅을 통해 실제 면접관에게 면접을 보듯이 진행하기도 합니다. 화상채팅은 당황하면 나오는 버릇, 표정, 억양 등 부족한 부분을 즉각적으로 보완해주기 힘들다는 단점이 있습니다. 반면, 대면 스터디는 즉각적인 피드백이 가능하며 다른 사람들이 답변할 때의 반응을 살펴볼 수 있습니다. 많은 인원이 싫다면 간호사를 준비하는 친구와 1 : 1 스터디를 진행하는 것도 좋은 방법입니다. 각자 면접관과 지원자가 되어 역할을 번갈아 가면서 대답해보며 예상 꼬리 질문에 대한 답변도 준비해봅시다.

❦ 혼자 면접을 준비할 경우

동영상을 찍어 자신의 모습을 직접 모니터링하는 것입니다. 면접장과 같은 분위기를 위해 복장 준비부터 입실과 퇴실까지 실전처럼 연습해보는 것도 좋은 방법입니다. 또는 거울 앞에서 자신의 모습을 보면서 연습하거나, 가족들 앞에서 연습하는 방법도 있으니 자신에게 맞는 방법으로 준비해보세요!

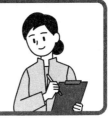

Chapter

02 면접의 준비

면접 준비 과정에 대해서 하나부터 열까지 차근차근 알아봅시다.

Q 자기소개 관련 질문은 무엇인가요?

간호사 취업 합격을 위해 가장 중요한 부분은 면접입니다. 취미, 특기 등 자신의 역량에 관한 질문들은 병원 인재상에 적합한 사람인지 알아볼 수 있으며, 대외활동에 대한 질문을 통하여 특정분야에 대한 열정과 조직적응력 등을 확인할 수 있습니다. 지원자의 성향과 인간관계 등을 파악할 수 있기 때문에 자주 출제됩니다.

① 자기소개는 보통 30초 ~ 1분가량 진행되며 자기소개 외의 것을 물어보기도 합니다.

② 직접적인 자기소개 대신 자신을 표현할 수 있는 단어, 별명, 좌우명 등을 대신 물어볼 수 있습니다.

③ 자기소개서 내용을 숙지합니다. 자기소개서와 다른 답변을 할 경우 심층 질문을 받을 수 있으며 감점의 요인이 됩니다.

④ 자기발전에 대한 중장기적 계획을 세우고, 자기 역량을 파악합니다. 부족한 부분은 어떻게 보완할 것인지 해결방안을 제시하는 것도 중요한 포인트입니다.

⑤ 대외활동 중 봉사활동 경험을 통해 나눔과 배려, 희생정신 등의 간호사가 지니는 성품과 인성을 드러낼 수 있습니다.

⑥ 나의 인간관계를 나타낼 수 있는 경험을 말합니다. 자신의 리더십을 통해 어려움을 이겨낸 경험, 친구들과 있을 때 솔선수범했던 경험을 살려보는 것도 좋습니다.

Q 면접을 준비할 때 무엇을 공부해야 하나요?

직무와 관련된 기출은 꼭 많이 보고 내것으로 정리해두시기 바랍니다. 인성 관련 기출 공부는 키워드를 중심으로 준비하는 것이 좋습니다. 생각보다 기출 외의 질문이 많기 때문입니다. 많이 보는 것도 중요하지만 어떻게 준비하는가가 포인트입니다. 면접의 기본은 나를 아는 것에서부터 시작합니다. 나 자신에 대해서 잘 생각해보고 의견을 정리한나면 보다 수월하게 답변할 수 있을 것입니다.

Q 어떤 마음가짐으로 면접을 준비해야 할까요?

면접은 자신의 평가를 위한 것이지만, 혼자 이야기하는 일방적인 상황은 아닙니다. 면접관의 질문을 받으면 그에 대한 답을 하고, 다시 면접관은 질문합니다. 이를 면접이 아닌 대화라고 생각하고 임해보는 것은 어떨까요? 한결 마음이 편해질 거예요. 많이 긴장하게 되면 머릿속이 하얘지고 실수를 할 수 있지만, 너무 차분한 상태로 면접장에 입장하게 되면 의욕이 없어 보일 수 있다는 점을 기억해야 합니다. 따라서 적당한 긴장감을 가지고 임해야 합니다. 또한 실수했을 경우 대처할 수 있는 자신만의 호흡이 필요하므로 염두에 둡시다.

Q 학업과 관련된 질문은 어떻게 준비하나요?

면접관들은 지원자들에게 간호학과 지원 이유에 대한 질문으로 간호업무에 대한 관심도와 업무수행 의지를 확인합니다. 또한 실습관련 질문을 통해 실제 현장에서 일을 어떻게 수행할 것인지 가늠할 것입니다.

> ① 간호사를 꿈꾸던 첫 순간을 기억합니다.
> ② 직업에 대한 자신의 신념과 가치관을 정해둡니다.
> ③ 실습 중 자신이 조직의 일원으로 어떠한 역할을 하였고, 어떤 성과를 냈는지 자신의 장점을 꼽아서 실습에서 겪은 경험을 이야기합니다.
> ④ 지원하는 병원의 핵심가치, 비전, 언론 보도자료를 확인하고 자신이 인재상에 적합함을 어필하도록 합니다.
> ⑤ 단순히 실습 업무를 나열하는 것보다는 업무수행 중 힘들었던 일과 이를 극복하기 위해 했던 일을 예로 들어 간호사로서의 역량을 갖춘 지원자임을 적극적으로 표현합니다.

Q 면접을 준비할 때 시사이슈 꼭 알아야 하나요?

지원자의 사회 관심도를 알아볼 수 있는 질문입니다. 의료 뉴스 기사를 통해서 올해 있었던 의료계 이슈 내용을 확인하고 내 생각을 정리하는 것이 좋습니다. 면접에서 시사이슈를 바탕으로 토론 면접을 진행하는 경우도 있기 때문에 이슈 관련 질문을 하는 병원의 경우에는 필수로 준비를 해야 하며, 그렇지 않더라도 다른 답변에서 중요한 정보가 될 수 있으므로 시간 내어 정리하도록 합니다. 답변할 때 사실에 근거하여 논리적으로 말하여야 합니다.

Q 직무 관련 질문은 어떻게 준비하나요?

간호사가 가지는 신념과 가치관, 업무수행 의지를 확인하기 위한 질문으로 도덕적 태도, 기본 윤리에 관한 질문이 자주 출제됩니다. 또한 근무 상황과 관련한 질문을 통하여 업무의 책임감과 지원자의 대처 능력을 확인할 수 있습니다.

> ① 현장에서 겪을 수 있는 상황에 대한 질문을 통해 윤리의식을 확인할 수 있습니다. 따라서 간호 윤리 및 철학을 공부합니다.
> ② 뚜렷한 자신만의 간호 가치관을 확립하여 지원하는 병원의 가치관과 연결하여 답변하는 것이 좋습니다.
> ③ 자신의 역량이 병원의 발전에 어떻게 기여할 것인지 병원정보를 통해 준비하도록 합니다.
> ④ 곤란한 상황을 질문함으로써 지원자가 근무환경에 얼마나 적응할 수 있는지 알아볼 수 있습니다. 병원 일에 치우치는 답변보다는 합리적인 답변을 준비합니다.

Q 병원 관련 질문은 어떻게 준비하나요?

지원자는 자신이 지원하는 병원에 대하여 이해하고 파악하고 있어야 합니다. 지원하는 병원의 방향성과 나의 목표가 일치하는지, 시간이 흐른 후의 나의 역량은 얼마만큼 성장할 수 있으며 어떻게 병원에 기여할 수 있는지를 생각해보고 정리하는 시간을 갖습니다.

> ① 병원에 대한 관심을 갖고 있으며 자신의 목표와 병원의 목표가 일치하다는 것을 적극적으로 표현하여 지원 병원에 대한 열정을 보여줍니다.
> ② 10년 후 모습에 대한 질문이 자주 등장하므로 단계별 자신의 목표를 세워두는 것이 좋습니다. 병원 안에서 자신의 모습을 구체적으로 설계해보는 것이 좋습니다.
> ③ 지원하는 병원에 대한 정확한 정보 숙지는 필수입니다. 최신 보도자료, 병원의 비전, 미션 인재상을 꼭 기억하도록 합니다.
> ④ 업무 스트레스, 노조 및 이직에 대한 질문 등이 출제되므로 의료계의 흐름 확인이 필요합니다. 답변 시 이유와 해결방안을 신중하게 제시하는 것이 좋습니다.

Q 화상면접이 있는데 어떻게 준비해야 할까요?

복장, 화면, 음성, 인터넷 연결 등의 체크가 필요합니다.

> ① 환한 인상을 위해 밝은 조명을 켜두는 것이 좋습니다.
> ② 지원자 뒤의 배경도 중요하므로 깔끔한 벽 앞에서 진행하도록 합니다.
> ③ 촬영 각도 또한 신경 써야 할 부분 중 하나입니다. 배꼽 위 상반신만 나오게 하고, 촬영 각도는 카메라가 정면보다 조금 위에 올 수 있도록 하며 지원자는 카메라 렌즈를 바라볼 수 있어야 합니다.
> ④ AI와는 다르게 상대방의 목소리까지 잘 들을 수 있도록 사전음질을 체크해야 합니다.
> ⑤ 답변할 때 평소보다 크게 말하는 것이 좋으며, 오디오가 겹치지 않도록 2초 후 차분하게 답변하는 것이 중요합니다.

Q 면접 답변 시 주의해야 할 사항이 있을까요?

❤ 대답

어눌하거나 용두사미의 답변을 절대 주의합니다. 질문에 대한 답은 내용이 조금 빈약하더라도 당당하게 이야기해야 합니다. 만일 질문에 대해 전혀 모를 경우 얼버무리지 말고 '모르겠습니다'라고 정직하게 답변하는 것이 바람직합니다.

❤ 악습관

버리기 위해 많은 연습을 합니다. 대화할 때 은연중 자신만이 갖고 있는 독특한 버릇이 나타날 수 있습니다. 따라서 의식적으로라도 양손을 무릎 위에 단정히 놓고 자세를 바르게 하며, 평소 자기에게 무슨 버릇이 있는지 가족이나 가까운 친구들에게 조언을 얻어 고치도록 노력해야 합니다.

❤ 과장과 거짓된 대답

압박하면 반드시 허점으로 드러납니다. 질문사항에 대한 거짓이나 과장은 절대 금물! 모르는 것은 큰 죄가 되지 않지만, 모르면서도 아는 척하는 것은 낙방을 자초하는 일이 됩니다.

경청

귀를 열어 다른 지원자의 이야기를 경청합니다. 면접관이 말할 때는 입술을 바라보며 진지하게 듣고 있다는 표정을 지으며, 다른 지원자의 이야기도 경청하는 자세를 보여줍니다. 간혹 다른 지원자의 질문이 본인에게 돌아오는 경우가 있습니다. 잘 듣고 있다가 대답까지 완벽하게 한다면 면접관에게 큰 점수를 받을 수 있을 것입니다.

Q 면접 답변 시 어떤 태도를 유지해야 하나요?

자세

앉아있는 자세에서 지원자의 태도가 나옵니다. 허리를 세우고 불필요한 움직임은 최소화하는 것이 좋습니다. 면접관이 여러 명일 경우, 한 분에만 시선을 집중하는 것보다는 번갈아 가며 시선을 두는 것이 좋습니다. 질문을 받는 경우가 아닐 때에는 다른 지원자의 답을 경청하는 자세 또한 중요합니다.

목소리

면접은 주로 면접관과 지원자의 대화로 이루어지므로 목소리가 미치는 영향 또한 매우 큽니다. 목소리는 부드러우면서도 활기차고 생동감이 있어야 상대방에게 호감을 줄 수 있습니다. 콧소리나 날카로운 목소리는 답변의 신뢰성을 떨어뜨리거나 불쾌감을 초래하므로 주의하여야 합니다. 긴장을 하거나 당황하더라도 자신감을 가지고 긍정적이며 확신에 찬 어조로 답해보는 연습을 해야 합니다.

Q 면접 준비 시 알아두면 좋은 팁이 있나요?

❤ 장소 확인

면접 장소 위치를 한 번 더 확인하고, 이동 경로와 방법, 시간을 꼼꼼하게 체크합니다. 면접 전 차분한 마음을 유지하기 위해 이동시간은 넉넉히 잡고 움직이는 것이 좋으며, 필수 서류 및 준비물과 간단한 소지품은 미리 준비해 둡니다. 혹시 모를 경우를 대비하여 지원 병원의 전화번호를 알아두는 것도 하나의 tip입니다.

❤ 탈의실

지원하는 병원마다 탈의실을 사용할 수 있는 곳도 있습니다. 이를 확인한다면 면접 복장을 입고 면접장까지 가는 불편함을 해소할 수 있습니다.

❤ 대기시간 활용

생각보다 대기시간이 길어질 수 있으므로 마음을 차분히 가지고 준비하는 것이 중요합니다. 핸드폰을 수거하므로 단어장과 같은 면접 노트, 면접 질문을 적어둔 카드 등을 준비하는 것도 좋습니다.

❤ 마인드 컨트롤

면접 준비를 아무리 많이 해도 면접장에 들어가면 잊어버릴 수 있습니다. 조급해하지 말고, 욕심내지 말고 준비한 것은 다 보여주자는 마음으로 답변합니다.

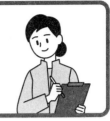

Chapter

03 1분 자기소개

지원자를 파악할 수 있는 가장 기본적인 자기소개형식입니다. 1분 내로 나를 표현할 수 있는 방법을 찾아보세요.

Q 1분 자기소개 준비하는 방법?

1분 동안 나를 설명해야 한다고? 처음에는 길다고 생각할 수 있지만, 하나하나 얘기를 하다 보면 정말 짧은 시간이라는 것을 느낄 수 있어요. 면접관은 그 짧은 1분 안에 첫인상을 파악하는 것이죠.

자기소개는 자기소개서가 아니다

구체적인 경험을 장황하게 늘어놓고 본인의 역량을 증명했다가는 낭패를 본답니다. 그야말로 나 자신을 소개하며 인사하는 거예요. 따라서 귀에 쏙쏙 들어올 수 있도록 깔끔하게 정리된 대답을 준비해야 합니다.

시간 정하기

1분 자기소개지만 30초를 기준으로 준비해보세요. 준비를 했어도 말을 더하거나 호흡이 느려져서 시간이 늘어날 수 있기 때문입니다.

자기소개에 질문 하나를 줄여보자

1분 자기소개에 지원동기 또는 입사포부 등을 함께 넣어 대답한다면 질문 하나는 덜어낼 수 있습니다.

참신한 키워드로 자기소개하기

사실 키워드가 가장 중요합니다. 키워드를 중심으로 소개하되, 면접관이 한 번 더 고개를 늘게 만드는 참신한 키워드를 넣어서 대답해보세요. 자신의 이름을 풀어서 설명하는 것도 한 가지 방법입니다.

① 안녕하십니까. 저는 OO병원의 소나무가 되고 싶은 지원자 OO입니다. 저는 당황스러운 상황에도 대처할 수 있는 침착함과 소나무처럼 항상 그 자리에서 맡은 바를 다할 수 있는 우직함을 가지고 있습니다. 이를 바탕으로 병원에서 저의 역할을 다 할 것입니다.
② 안녕하십니까. 보조배터리와 같은 OOO입니다. 힘들어하는 환자들과 동료들에게 항상 밝고 긍정적인 에너지를 충전해줄 수 있는 사람입니다.

Q 1분 자기소개에서 제일 중점을 둬야하는 부분은 뭘까요?

1분 자기소개를 시키지 않는 곳도 있지만 대부분의 병원에서는 1분 자기소개를 진행합니다. 면접관은 이미 자기소개서로 만난 지원자의 첫 인상을 결정할 수 있는 부분이니까요. 따라서 면접 준비의 가장 기본 중의 기본! 자기소개서 숙지입니다. 1분 자기소개에 중점을 두어야 할 부분도 자기소개서에 있습니다. 자기소개서에서 자기를 소개할 수 있을만한 짧고 임팩트있는 키워드를 뽑아내야 합니다. 자기소개 후 뒤에 올 수 있는 꼬리 질문에 대한 예상 답변도 항상 생각해 두어야 한다는 사실을 기억해둡시다.

Chapter

04 AI 면접

AI 면접이 점점 늘어나는 추세입니다. AI로 면접의 준비사항을 들여다봅시다.

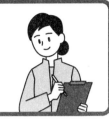

Q AI 면접은 어떻게 준비해야 할까요?

복장

깔끔하게 준비하는 것이 좋습니다. 가장 무난한 면접 복장으로 흰 셔츠를 추천하며, 하의는 편안한 복장이어도 상관없습니다. 머리카락이 움직이면 부정적으로 인식을 할 수 있기 때문에 머리는 하나로 깔끔하게 묶는 것이 좋습니다. 잔머리가 없도록 앞머리에 핀으로 고정하는 방법도 추천합니다. 화장은 인상이 또렷해 보일 수 있도록 하는 편이 좋습니다. 남성의 경우에도 깔끔하게 보이도록 준비합니다.

인터넷 연결 상태 체크

매우 중요합니다. 유선의 환경에서 진행하는 것이 좋으며, 무선연결 시 미리 연결을 확인해야 합니다. 무선으로 이용 시 다른 전자기기의 와이파이 연결을 해제하고 인터넷창도 면접창만 띄워두는 것을 추천합니다.

마이크 테스트

영상통화로 유선이어폰, 무선이어폰, 노트북 마이크 테스트를 해보고 나에게 맞는 마이크를 사용합니다. 동영상 촬영 후 확인하는 것이 효과적입니다. 외부 출력 스피커를 사용할 경우 하울링(소리증폭현상)이 발생할 수 있습니다.

✿ 면접 지원 시간

가족 또는 옆집의 소음이 없는 시간을 택합니다. 또한 충분히 준비하고 마감 전날 또는 전전날 새벽에 응시하세요. 마감일에는 사람들이 몰려서 많이 끊길 수 있기 때문입니다. 기한이 넘어가면 끝이기 때문에 미리 보는 것을 추천합니다.

✿ 녹음

AI 면접을 진행할 경우, 녹음하는 것을 추천합니다. 대면면접에서 면접관이 심층대화 및 공통질문 부분을 확인하고 질문할 수 있으므로 녹음 후 답변을 정리하고 오프라인 면접을 준비합니다. 다만, AI 면접 내용 캡처나 동영상 촬영 및 유출은 법적인 책임을 물을 수 있으므로 주의합니다.

Q AI 면접에서는 공통질문에서 무엇을 물어보나요?

자기소개, 지원동기, 장단점입니다. 이 세 가지 질문은 순서를 바꾸어도 바로바로 나올 수 있도록 연습하는 것이 좋습니다. 생각할 수 있는 시간은 30초, 답변 시간은 20초에서 90초 정도입니다. 20초 안에 다시 시작이 가능하지만 20초가 지나면 다시하기는 불가능합니다. 여기서 지원동기는 가장 원하는 직무에 대한 지원동기, 병원 지원동기, 간호사 지원동기, 원하는 부서 지원동기 등 모두 가능합니다.

✿ 인성검사

문항에 대한 답으로 '매우 그렇다 – 전혀 그렇지 않다'까지의 6점 척도 중 자신에게 맞는 답을 솔직하게 선택을 하는 것입니다. 앞에서 나온 질문이 뒤에서도 나오기 때문에 일관성을 유지하는 것이 중요하며 페이지마다 시간제한이 있으니 시간 분배를 잘하여 체크하는 것이 중요합니다.

✿ 대처질문

제시된 상황에 실제상황처럼 대답해야 하며, 준비 시간은 30초, 답변 시간은 1분 정도입니다. 한마디로 역할극이라 할 수 있으며 주로 갈등 상황, 문제 해결 유형이 나오므로 침착함, 순발력, 약간의 연기력이 필요합니다. 예를 들면, '먼저 환자분 상황에 공감해주는 말을 해야 합니다'가 아닌, '환자분, 많이 힘드셨겠어요. 죄송하지만…'처럼 직접 얘기하듯이 대답합니다.

심층대화

인성검사에서 답변한 것을 바탕으로 질문합니다. 약 20,000개의 질문 중에서 어떤 질문이 나올지 모르기 때문에 임기응변이 가장 중요합니다. 첫 번째로 '예, 아니오'를 묻는 질문이 나오며, 답변 후에는 이어서 이유와 추가 꼬리 질문이 들어옵니다. 이는 오프라인 면접에서 나올법한 질문이므로 기억해두는 것이 좋습니다.

Q AI 면접에서 무엇을 중요하게 생각해야 하나요?

태도

AI는 답변 내용을 인식하지는 못하지만 표정, 어투, 빠르기를 일정하게 유지하는 것이 중요합니다. 또한 면접관들이 AI 영상을 기반으로 한 질문을 할 수도 있으므로 심층면접에 대한 답, 자기소개와 장단점, 지원동기는 외워두어야 합니다.

시선 집중

답변 시에는 활짝 웃으면서 시선을 한 곳에 집중합니다. 카메라에서 눈을 떼거나 흔들리지 않는 것이 포인트입니다.

욕설 주의

AI 면접 시 게임문제는 녹화되지 않지만, 녹음이 된다고 하니 욕설에 주의해야 합니다. 게임문제를 통해 반영되는 가장 중요한 사항은 의사결정 유형과 정보 활용 유형 그리고 집중력 패턴입니다.

Q AI 면접 상황질문은 어떻게 나오나요?

특정한 상황에 대한 질문으로 업무관련, 대인관계에서 특별한 상황에 대한 자신의 생각을 진솔하게 답변합니다.

① 친구와 함께 여행을 간다. 여행 도시는 정해졌으나 서로가 가고 싶은 목적지가 다르다. 어떻게 친구를 설득할 것인가?

② 업무회의 중 맡게 된 업무의 양이 너무 많아 시간이 터무니없이 부족하다. 현재 회의 중이고 이때 어떻게 말할 것인가?

Q AI 면접 심층질문은 어떻게 나오나요?

① 주변인의 말을 잘 듣는가?   (Y/N)

> **1.1** 과제 중 내가 생각하는 방향과는 완전히 다른 방향으로 조언하는 사람이 있으면 어떻게 하시겠습니까?

② 주변사람들의 말을 듣고 후회한 적이 있습니까?   (Y/N)

> **2.1** 어떤 일이었습니까?

③ 상황이나 분위기에 맞춰 행동합니까?   (Y/N)

> **3.1** 상대방이 기분이 안 좋을 때 어떻게 행동하십니까?
>
> **3.2** 나에게 상황에 맞지 않게 행동을 하던 사람이 있었습니까? 그때 어떤 행동을 했습니까?

Chapter

05 블라인드 면접

편견 없이 지원자를 파악하기 위한 면접형식입니다.

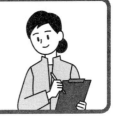

Q 블라인드 채용이란 무엇인가요?

서류지원 시 신체조건·학력·가족사항 등 기재하지 않음으로써 인사담당자가 가질 수 있는 차별적 요소와 선입견을 배제할 수 있는 채용 형식입니다. 공기관을 시작으로 사기업까지 블라인드 채용이 확대되었으며, 병원 또한 블라인드 채용을 시행합니다.

Q 블라인드 채용의 특징은 무엇인가요?

채용의 모든 과정에서 면접관의 편견이 개입되면 안 됩니다. 출신지·가족관계·학력 등의 항목은 편견과 차별을 야기할 수 있기 때문에 직무능력평가만으로 인재를 채용합니다. 면접에서도 지원자의 스펙보다는 마음가짐을 중요한 기준으로 삼습니다. 지원자가 병원에 어떻게 기여할 수 있는지를 보여주는 것이 가장 중요한 부분이겠죠?

Q 그럼 어떻게 평가하나요?

병원마다 그 기준은 다르지만 소통·공감, 헌신·열정, 창의·혁신, 윤리·책임 등의 기준으로 평가합니다.

지원동기와 입사 후 목표

자기소개서와 면접에서 가장 기본이 되는 문항입니다. 병원에 지원하기 위하여 무엇을 준비하였고, 입사 후 자신의 역량으로 어떻게 실천할 것인지 구체적으로 대답합니다.

✿ 예상치 못한 문제나 어려움에 직면하였을 경우

지원자의 문제해결능력을 평가하기 위함이라고 할 수 있습니다. 적절한 대안을 제시하고 문제해결을 위한 구체적인 노력과 행동에 대한 답을 해야 합니다.

✿ 스트레스 관리 방법

대인관계에서 받은 스트레스를 통제할 수 있는지 의지력과 발전가능성을 알아보기 위한 질문입니다. 평상시 스트레스 관리법으로 현실가능한 수준의 대답을 하는 것이 좋습니다.

Q 블라인드 채용의 준비사항은 어떤 것이 있나요?

병원마다 블라인드 기준이 다릅니다. '유추가 가능한 상황을 빼고 설명하시오'와 같이 애매하다고 느껴질 수 있는 부분이 있어요. 어느 범위까지 가능한 것인지 모를 때에는 채용공고에 있는 번호로 직접 확인해보세요. 예의바르게 질문한다면 다들 친절하게 대답해주실 거예요. 그래도 정말 모르겠다 싶을 경우! 위험한 내용은 과감히 삭제하는 것을 추천합니다.

Q 블라인드 면접 주의사항!

① 출신지나 학교 등 학력사항을 언급하지 말 것
② 가족관계, 나이를 언급하지 말 것
③ 자격증, 토익 성적 등의 스펙을 언급하지 말 것

Q 블라인드 면접에서는 어떤 질문이 나오나요?

① 특별히 우리 병원에 지원한 이유를 말해보시오.

② 우리 병원의 장점과 단점을 말해보시오.

③ 우리 병원에 오기 위해 본인이 노력한 것은 무엇인가?

④ 자신의 성격 장·단점을 말해보시오.

⑤ 간호사를 직업으로 확신하게 된 계기가 있다면 말해보시오.

⑥ 간호학과·간호사를 직업으로 선택하고 보람 있었던 일을 말해보시오.

⑦ 간호사 워라밸을 상·중·하에서 선택해 보시오.

⑧ 간호학과 재학 중 힘들었던 순간과 극복 방법을 말해보시오.

⑨ 가치관이 다른 사람과 갈등이 생겼을 경우 어떻게 해결할 것인가?

⑩ 환자와 갈등이 생길 경우 어떻게 해결할 것인가?

⑪ 상사에게 부적절한 말을 들었을 때 어떻게 대처할 것인가?

⑫ 태움을 당할 경우 어떻게 대처할 것인가?

⑬ 여가시간에는 주로 무엇을 하면서 시간을 보내는가?

⑭ 본인은 어느 부서와 잘 어울린다고 생각하는가?

06 면접의 실전

실전을 위한 면접 노하우들을 확인하고 면접에 들어갑니다.

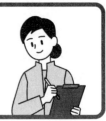

Q 면접장에 입장할 때 유의해야 할 사항이 있나요?

본인 순서가 호명되면 대답을 또렷하게 하고 입실하도록 합니다. 문을 여닫을 때에는 소리가 나지 않게 조용히 하며 공손한 자세로 인사를 한 후 면접관의 지시에 따라 본인의 자리에 착석합니다. 착석할 때에는 의자의 끝에 걸터앉지 말고 안쪽으로 깊숙이 앉아 무릎 위에 양손을 가지런히 올리는 것이 좋습니다.

Q 면접장을 주도하기 위해서 어떻게 하는 것이 좋을까요?

면접관의 질문이 나를 향하도록 이끌어냅니다. 즉, 호기심을 끌 수 있도록 나를 소개하는 것입니다. 하지만 허무맹랑한 대답이 아닌 명확한 대답을 할 수 있도록 하는 것들을 자기소개에 녹여서 표현하도록 합니다. 토의면접을 진행하는 곳도 있습니다. 순서 없이 대답하는 경우, 양보의 미덕을 보여줄 수도 있지만 그러다 자칫 자신의 질문 기회를 놓칠 수 있으므로 기회를 잘 보고 대답해야 합니다.

Q 옆 사람을 쳐다본다거나 제스처를 사용하는 것도 괜찮을까요?

앉아서 보는 면접에서는 되도록 사용하지 않는 것이 좋습니다. 면접관은 대답을 듣고 지원자를 판단해야 합니다. 지원자가 제스처를 하게 되면 면접관의 시선이 분산될 수 있기 때문입니다. 또한, 다른 지원자가 대답할 경우 시선은 앞을 향하는 것이 좋습니다. 언제 면접관의 질문을 받을지 모르기 때문입니다. 다른 지원자의 답변을 경청하되, 면접관의 눈을 바라보면서 다음 질문을 기다리고 있다는 모습을 보여주는 것이 바람직합니다.

Q 돌발성 질문에 대해서 어떻게 대처해야 할까요?

어렵다고 느껴질 수 있는 질문 중 하나입니다. 하지만 너무 깊게 생각하지 말고 평소 생각을 솔직하게 표현해보세요. 면접에는 정답이 없어요. 나의 생각을 인사담당자에게 보여주는 것이니까요! 어떤 곳은 면접관이 분위기를 풀어 주기 위해서 가벼운 질문을 하시기도 합니다. 하지만 전혀 생각지도 못한 질문이어서 깜짝 놀랄 수도 있습니다. 예를 들면, '지역의 특산품을 소개해보시오'와 같은 질문들입니다. 당황하지 말고 편안하게 대답해보세요.

Q 면접장에서 실수할 것 같아요. 면접울렁증 어떻게 극복하나요?

실수를 방지하기 위해서는 면접 전날 충분한 준비가 필요합니다. 단, 단기간에 하는 준비가 아니라 '나는 잘 할 수 있다'라는 마인드 컨트롤을 말합니다. 이를 위해서는 당일에 집중할 수 있도록 충분한 수면으로 컨디션을 유지가 필요합니다. 면접 전날 가벼운 스트레칭, 따뜻한 차를 마시는 등의 방법을 통하여 숙면을 취합니다. 정답을 궁금해하지 말아야 합니다. 인성질문의 답은 자신의 이야기가 정답입니다. 좋은 평가를 받기 위해서 과장하거나 허위로 지어내는 것은 그 긴장감을 더할 수 있으므로 이것은 실수로 이어질 것입니다. 지어낸 답변은 꼬리를 무는 질문에 대처하기 힘들기 때문에 스스로 불리한 상황을 만들지 않아야 합니다.

Q 면접에서 중요한 것은 무엇인가요?

❀ 자신감과 자연스러움

면접은 제일 긴장하는 단계 중 하나입니다. 떨리기도 많이 떨리죠. 자신감 있는 모습을 당당하게 말하는 것이 좋은 인상을 주는 중요한 요소라고 생각합니다.

❀ 좋은 답변

최대한 많은 기출을 직접 써보고 답해보면서 말을 준비하는 것이 중요해요. 어떤 질문이든 자신의 생각을 자유롭게 펼치고 싶다면 다양한 질문에 답해보면서 자신의 가치관을 정립하는 겁니다. 자신만의 생각을 표현한다면 깊은 인상을 줄 수 있습니다.

Q 면접 마무리는 어떻게 하나요?

모든 일은 마무리가 중요함을 잊지 말아야 합니다. 면접관이 '이제 마치겠습니다. 수고하셨습니다'라고 면접을 끝내면 '감사합니다'라는 정중한 인사를 한 후 자리에서 일어나 면접관을 향해 다시 한 번 인사합니다.

Q 면접장에서 퇴장할 때 유의해야 할 사항이 있나요?

퇴실할 때에는 문을 열 때까지 조용히 행동하며 비록 면접에서 만족스럽지 못한 것에 문을 확 열거나 화를 내며 나가는 일이 없도록 주의하여야 합니다. 퇴실 후 복도에서 대기 중인 다른 지원자들과 면접에 대해 이야기하거나 질문을 알려주는 일도 삼가야 합니다.

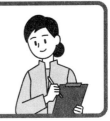

Chapter

07 면접 합격 TIP

면접 시 유의사항과 면접관이 중점적으로 보는 부분을 확인해 봅시다.

Q 면접관이 중점적으로 체크하는 것은 무엇인가요?

❖ 진실성과 신뢰성

면접에서 면접관은 서류를 진실하게 쓴 사람인지 확인하며, 지원자의 진실을 바탕에 둔 경험과 설득력을 중점적으로 볼 것입니다.

❖ 긍정적인 이미지와 성실성

같이 일을 하고 싶은 인상을 주는 사람인지 확인합니다. 어딘가 그늘이 있고 어두운 사람보다는 밝고 명랑한 사람이 발전적이라는 평가를 받습니다. 항상 밝을 수는 없지만, 매사에 부정적이거나 의지가 약해 힘이 없어 보이는 경우에는 모든 원지 않을 것이기 때문입니다.

❖ 성실성·진실성·협조성

말하는 태도나 표정을 보면 그가 얼마나 진지하고 성실한가를 파악할 수 있습니다. 지원자가 아무리 임기응변이 뛰어나고 언어표현력이 좋아도 면접관은 그가 진실을 담아 자기의 의지를 표현하는가를 알 수 있습니다.

❖ 조직적응력과 판단력

특이한 성격과 습관으로 인해 조직적응력이 약한 사람이 있습니다. 그래서 더욱 복잡한 질문을 던져 정확한 답을 요구하고 좀 더 어려운 상황을 만들어 해결방안을 이끌어 내고자 합니다.

Q 면접관은 어떤 답변을 싫어할까요?

❤ 기계적인 답변

자기소개, 지원동기 등 국어책 읽듯이 영혼 없이 외운 대답, 불필요한 설명을 장황하게 늘어놓는 경우를 싫어합니다. 모두 핵심을 앞에 두고 지원자의 경험과 관련하여 준비하세요.

❤ 현실성 없는 답변

유추할 수 있는 대답과 병원 인재상에 지원자를 끼워 맞춘 것 같은 대답, '언제까지 다닐 것인가'라는 질문에 뼈를 묻을 것이라는 현실성없는 아부발언은 오히려 독이 됩니다. 따라서 구체적으로 자신의 열정을 보여주는 대답이 필요합니다.

❤ 불필요한 추임새

'아... 음... 그게...' 추임새로 시간을 끌지 말아야 합니다. 답변할 시간이 줄어들 뿐만 아니라 준비되지 않은 지원자로 낙인찍힐 수 있습니다.

Q 면접관이 선호하는 지원자는 어떤 유형인가요?

① 긍정적이고 밝은 사람

② 적극적이고 능동적인 사람

③ 협동심이 있고 최선을 다하는 사람

④ 지원동기에 대해 뚜렷한 주관이 있는 사람

⑤ 성실하고 주변 사람들을 배려할 줄 아는 사람

⑥ 입사에 열망이 있고 자신을 적극적으로 어필하는 사람

⑦ 용모와 복장이 단정한 사람

⑧ 발전 가능성이 있고 패기가있어 보이는 사람

⑨ 자신의 생각을 조리 있게 말할 수 있는 사람

Q 면접관이 기피하는 지원자는 어떤 유형인가요?

① 시간약속을 지키지 못하는 사람

② 지원하는 병원에 대하여 아무 정보도 모르는 사람

③ 질문의 요점을 모르고 동문서답하는 사람

④ 현실을 직시하지 못하고 수동적인 사람

⑤ 자기중심적이고 단체에 부합되지 못하는 사람

⑥ 합격해도 그만, 안 해도 그만인 태도로 성의 없는 답변을 하는 사람

⑦ 발전 가능성이 없고 패기가 없는 사람

⑧ 발을 포개거나 팔짱을 끼는 등의 태도를 보이는 사람

⑨ 자신의 생각이 아닌 모범답안을 외워서 말하는 사람

Chapter

08 알아두면 유용한 TIP

아무도 알려주지 않았던 정보들을 확인해보세요.

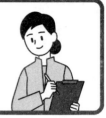

Q 병원마다 면접장 분위기가 다르다고 하는데, 너무 떨려요.

병원마다 다르기도 하고, 면접장에 들어가서 어떤 면접관을 만나는가에 따라서도 그 분위기가 천차만별일 것입니다. 지원자들 모두 똑같이 느끼고 있을 것이라는 생각으로 임해봅시다. '나만 떨고 있는 것이 아니다, 다 나와 똑같다' 한결 편안해지지 않을까요?

Q 원티드 부서 솔직하게 말하는 것이 좋을까요?

'원하는 부서가 어디인가' 이 질문은 면접관이 지원자가 간호사로서 목표를 가지고 있는가 생각해 볼 수 있는 질문입니다. 원하는 부서를 솔직하게 말하되, 그 이유를 뚜렷이 제시해야 합니다. 이때, 자신의 실습 경험과 연결하여 말하는 것도 하나의 방법입니다. 원하는 부서를 제시할 경우, 그에 맞는 직무 관련 질문을 받을 수 있습니다. 따라서 자신이 지원하고 싶은 부서에 대한 충분한 공부가 필요합니다.

Q 면접 진행시간은 몇 분인가요?

대부분 짧으면 10분, 평균 20 ~ 30분 정도입니다.

Q 인성질문이랑 전공질문 비중이 얼마나 될까요?

병원별로 출제 비율이 다르기 때문에 가능한 많은 기출문제를 보고 가시길 바랍니다. 병원에 따라서 1차 직무, 2차 인성질문을 하는 경우도 있으며 평균적으로 인성문제가 직무보다 출제 비율이 높습니다.

Q 면접 스크립트 준비해야 하나요?

'외우려고 하면 더 면접을 망칠 것 같아요. 면접 스크립트 써야 할까요?' 네. 스크립트가 없는 상태에서 자신 있게 면접장에서 들어가게 될 경우를 생각해 보셨나요? 긴장해서 말이 길어지거나 할 말이 생각나지 않거나. 이 두 가지 경우 중 하나로 면접의 쓴 맛을 보게 될 것입니다. 나를 믿을 수 없다면, 무조건 스크립트는 써봐야 합니다.

① 수집한 면접 키워드로 스크립트를 작성해봅니다.
② 핵심이 될 수 있는 키워드를 중심으로 스크립트의 구조에 맞게 간추려봅니다.
③ 스크립트는 없다고 생각하고, 키워드만 머릿속에 남겨놓고 말해봅니다. 녹음은 필수!
④ 대답에서 문어체를 사용할 수 있으므로 녹음한 내용을 꼭 들어보고 자연스럽게 수정해봅니다.

Q 남자 지원자들이 받는 질문이 따로 있나요?

있습니다. 첫째는, 군복무와 관련된 질문으로 어느 부대와 어떤 보직을 맡았으며 그에 대한 경험을 물어봅니다. 둘째는 간호학과 재학 중 남자라서 힘들었던 경험에 대한 질문입니다. 근무환경에 잘 적응할 수 있는가, 조직 적응력을 알아봅니다. 간호사는 대부분 여자 간호사가 많고, 남자 간호사가 적은 직업이므로 이러한 근무환경에 잘 적응할 수 있는지, 문제의 상황일 경우 어떻게 대처할 것인지에 대한 질문을 많이 받을 수 있습니다.

Q 선배님, 혹시 저희에게 해주고 싶은 이야기가 있나요?

가장 중요한 것은 자신감과 겸손함! 그리고 지원자의 역량을 마음껏 펼칠 수 있는 준비성, 미처 준비하지 못한 상황에도 대처할 수 있는 순발력 등을 가지고 면접장에 들어갑시다. 막상 들어가면 하얗게 잊을 수도 있습니다. 앞서 얘기한 모든 것들을 마음에 담아두고 면접에 임해주세요. 조바심 내지 말고, 차근차근 생각해내어 면접에 꼭 합격하시기를 바랍니다.

면접 기출문제를 직무면접·인성면접(평정요소별)로 구분하여 확인하기 쉽도록 하였습니다. 최근에는 블라인드 면접을 기반으로, 인성면접의 비중이 높아지는 추세입니다. 특히 소통과 공감능력을 알아보는 질문은 매년 빠짐없이 출제되고 있으며, 직업윤리 의식과 책임감을 알아보는 질문이 근래 많이 출제되고 있습니다.

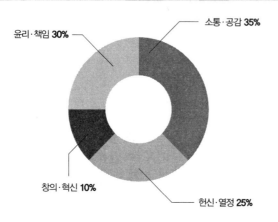

- 소통·공감 : 소통하고 공감하는 능력을 평가하기 위해 조직 친화력, 리더십, 대인관계능력, 사회성 등에 관련된 질문이 출제됩니다.
- 헌신·열정 : 직무에 대한 헌신과 열정을 평가하기 위해 간호사로서 자질 등 병원인의 기본 자세에 관련된 질문이 출제됩니다.
- 창의·혁신 : 창의성과 혁신을 이끄는 능력을 평가하기 위해 사회 이슈뿐만 아니라 병원과 관련된 질문이 출제됩니다.
- 윤리·책임 : 직업윤리 의식과 책임감을 평가하기 위해 가치관뿐만 아니라 간호사로서 윤리관, 청렴성, 공익성, 전문성 등에 관련된 질문이 출제됩니다.

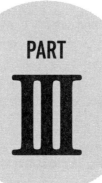

PART

III

평정요소별
면접기출

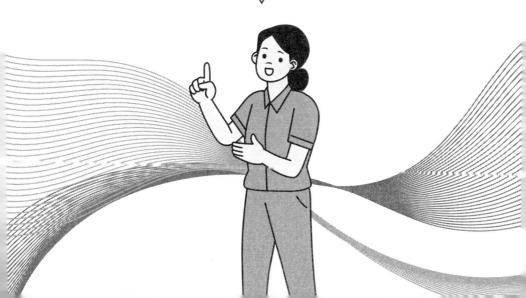

01 직무면접

출제빈도 ●●●●○
키포인트 직무와 관련된 문제와 상황, 케이스에 관한 질문이 출제됩니다.

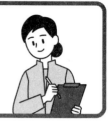

기본 01 간호과정과 기록

2023 · 2022인천성모병원 2021국민건강보험공단 2020 · 2018동아대 2017인하대

01 □□ **간호기록지를 작성하는 이유에 대하여 말해보시오.**

간호기록지는 의료진과의 의사소통 뿐만 아니라 환자의 사정 및 간호계획, 의사결정 자료, 연구와 교육의 도구, 법적 증거, 간호의 질적 향상, 역사적 문서로 활용되기 때문입니다.

2021의정부성모병원

02 □□ **간호기록 작성 원칙에 대하여 말해보시오.**

간호기록은 사실성, 정확성, 완결성, 동시성, 조직성, 보완성을 원칙으로 삼습니다.

2019울산대

03 □□ **SOAP 간호기록에 대하여 말해보시오.**

SOAP 간호기록은 문제중심의 기록으로 경과기록을 할 때 주로 사용합니다. S는 주관적 자료로, 환자의 주 호소 및 반응을 기록하며 O는 객관적 자료로 활력징후, 검사결과 등을 기록합니다. A는 주관적 · 객관적 자료를 바탕으로 진단을 내리고, P는 간호중재계획을 기록합니다.

2020단국대 2018강남성심병원 2016아산대 2016신촌 · 원주세브란스 2016삼성서울병원

04 □□ **간호과정 단계에 대하여 말해보시오.**

간호과정은 간호사정→간호진단→간호계획→간호수행→간호평가 단계를 거칩니다.

2017중앙보훈병원

05 □□ **HR, BP, RR, PR의 Full Term을 말해보시오.**

① HR(Heart rate)
② BP(Blood pressure)
③ RR(Respiratory rate)
④ PR(Pulse rate)

더 알아보기 활력징후 정상범위

혈압(mmHg)	맥박(회/분)	호흡 수(회/분)	체온(℃)
120/80	60	18	36.5

더 알아보기 의학용어

① 체온 : BT(Body Temperature)
② 수축기 혈압 : SBP(Systolic Blood Pressure)
③ 이완기 혈압 : DBP(Diastolic Blood Pressure)
④ 맥압 : PP(Pulse Pressure, SBP-DBP)
⑤ SpO_2 : Room air 또는 산소 적용 중, 산소 적용 중이라면 Nasal prong, mask 등을 적어야 합니다.

2019양산부산대 2016인하대

06 □□ **혈압을 측정하면 안 되는 부위를 말해보시오.**

투석환자의 AV fistula, 팔 또는 어깨수술, 유방절제술을 받은 쪽에서는 측정하면 안 됩니다. 또한 부종이 심하거나 상처가 있는 경우, A-line 소지 중인 곳, 뇌졸중으로 약해진 사지에도 혈압을 측정하면 안 됩니다.

2016경북대

07 □□ **웨버검사 시행 방법과 이유에 대하여 말해보시오.**

웨버검사(Weber test)는 소리굽쇠(음차)를 진동시켜 이마 가운데 놓고, 양쪽 귀 소리를 비교합니다. 이는 감각신경성 난청과 전도성 난청의 감별을 위해서 입니다.

더 알아보기 감각신경성 난청과 전도성 난청

① 감각신경성 난청 : 달팽이관이나 청신경(제8뇌신경)의 문제
② 전도성 난청 : 외이, 중이의 질환으로 발생하는 문제

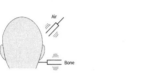

▲ Rinne test

▲ Weber test

더 알아보기 웨버검사(Weber test)

정상	감각신경성	전도성
양쪽 같음	병변 쪽 소리가 더 안 들림 (음전달 못함)	병변 쪽으로 더 잘 들림 (통로의 폐쇄로 진동↑)
▲ 정상	▲ 신경청력 손실	▲ 전도청력 손실

더 알아보기 린네검사(Rinne's test)

정상	감각신경성	전도성
공기전도 2배 오래 강함 > 골전도	공기전도 > 골전도	병변 쪽으로 공기전도 < 골 전도(통로의 폐쇄로 진동↑)

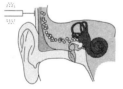

▲ 골도청력 검사

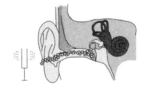

▲ 공기청력 검사

08 ☐☐ **유방암 촉진 방법에 대하여 설명해보시오.**

① 1단계 서서 거울보기

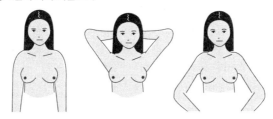

- 유방의 윤곽과 모양을 점검합니다.
- 양팔을 내린 편한 자세로 양쪽 유방을 관찰합니다.
- 양손을 머리 뒤로 깍지를 끼고 팔에 힘을 주면서 가슴을 앞으로 내밉니다.
- 양손을 허리에 짚고 어깨와 팔꿈치를 앞으로 내밉니다. 이때 가슴에 힘을 주고 몸을 앞으로 숙입니다.

② 2단계 유방 촉진

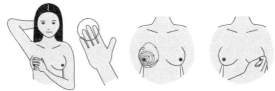

- 로션이나 젤을 이용하여 서거나 앉아서 촉진합니다.
- 검진하는 유방 쪽 반대편 손의 손가락 2, 3, 4번째 첫 마디 바닥면을 이용합니다.
- 유방 주위 바깥쪽 상단 부위에서 원을 그리며 유방 안쪽에서 쇄골 위·아래와 겨드랑이 밑 부분까지 시계방향으로 원을 그리며 촉진합니다.
- 유방 바깥쪽으로 원을 그리고 작은 원을 그리며 한 부위에서 3개의 원을 만들며 촉진합니다.
- 유두의 위아래와 양옆, 안쪽까지 짜보고 비정상적인 분비물을 확인합니다.

③ 3단계 누워서 촉진
- 자세를 변경하여 다시 촉진합니다.
- 편하게 누워서 검사하는 유방 쪽 밑에 타월을 받칩니다.
- 팔을 위로 올리고 2단계와 같이 원을 그리면서 유방을 촉진합니다.

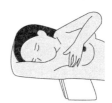

09 ☐☐ **고열환자가 경련할 때 목격한 경우 어떤 간호를 제공할 것인가?**

경련 시에는 흡인 예방을 위해 고개를 옆으로 돌립니다. 그리고 V/S, 산소
포화도(SpO_2)를 측정하면서 경련 양상 확인 등 환자 사정 후 즉시 담당의
에게 보고합니다. 처방대로 시행합니다. 응급상황을 대비하여 옆에 산소
를 준비하고 안전한 주변 환경을 조성합니다. 개인 프라이버시 및 주변 안
정을 위해 커튼을 칩니다. 증상이 멈출 때까지는 지속적으로 주의 깊게 사
정합니다.

 선배들의 **TIP**

> 특히 소아환자들이 경련을 많이 일으킵니다.
> 보통 커서는 없어지는 증상이나 간질 등의 신경학적 이상 소견이 있을 수 있어요. 단
> 일 열성경련, 복합 열성경련 등 신규가 구분하기 어려워요. 바로 담당의가 와서 경련
> 양상을 확인하는 것이 좋지만, 그러지 못할 경우에는 보호자 동의하에 병원 내규에
> 따라 동영상 촬영 등으로 경련양상을 담당의에게 보여주는 것이 좋습니다.

10 ☐☐ **설사와 탈수 관련된 간호진단 세 가지를 말해보시오.**

설사와 탈수로 인한 체액부족 위험성, 영양결핍 위험성, 수분 - 전해질 불
균형 위험성을 초래할 수 있습니다.

11 ☐☐ **전해질 불균형 시 나타날 수 있는 문제에 대해 말해보시오.**

전해질은 수분 조절, 산 - 염기 조절, 신경자극 전달, 혈액 응고 등에 관여
합니다. 전해질 불균형이 오면 현기증 같은 가벼운 증상부터 부종, 구토,
부정맥, 호흡곤란, 의식장애 등이 나타날 수 있습니다.

더 알아보기 나트륨과 칼륨

① **고나트륨혈증 증상** : 갈증, 피로, 건조, 빈맥, 저혈압
② **저나트륨혈증 증상** : 피로, 식욕부진, 의식장애, 경련
③ **고칼륨혈증 증상** : 피로, 부정맥
④ **저칼륨혈증 증상** : 말초신경 지각이상, 부정맥, 심정지

2022서울시의료원 2021은평성모병원

12 □□ **혈압측정 시 오류가 발생하는 경우를 말해보시오.**

커프가 너무 좁거나 느슨하게 감을 경우 혈압이 높게 측정됩니다. 팔이 심장 높이보다 아래에 위치할 때도 높게 측정되며, 반대로 팔이 심장의 높이보다 위에 위치하면 혈압이 낮게 측정됩니다. 커프 공기를 너무 천천히 뺄 경우 이완기압이 높게 측정되며 커프 공기를 너무 빨리 빼면 수축기압은 낮게, 이완기압은 높게 측정됩니다.

2012아주대

13 □□ **아이와 성인의 고막체온을 다르게 측정하는 이유를 말해보시오.**

아이는 귓바퀴를 후하방으로 당겨 체온을 측정하고, 성인은 귓바퀴를 후상방으로 당겨 측정합니다. 이도를 일직선으로 만들어 체온 측정을 정확하게 하기 위해서입니다.

2023일산백병원

14 □□ **맥박의 정상 범위를 말해보시오.**

유아의 경우 분당 80 ~ 130회가 정상 범위이며 청소년, 성인, 노인의 경우 분당 60 ~ 100회가 정상 범위입니다.

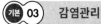

2018경북대

01 □□ **병원감염에 대하여 설명해보시오.**

병원감염은 입원 당시에는 감염이 없었거나 혹은 잠복하지 않았던 환자가 입원 기간 중 혹은 퇴원 후에 발생한 감염을 뜻합니다.

2015대구보훈병원

02 □□ **병원감염예방을 어떻게 해야 하는가?**

감염예방에 있어서 가장 효과적인 방법은 '손 위생'입니다. 그리고 격리가 필요한 경우 각 지침에 따라 시행해야 합니다. 처치에 사용되는 기구 및 물품은 필요에 맞게 소독과 멸균을 적절한 방법으로 시행합니다. 감염과 관련된 지침은 동일한 규정에 의해 같은 방법으로 병원 전 직원이 시행해야 하며, 이를 숙지하기 위해서는 정기적인 교육이 필요합니다.

2023인천성모병원 2023은평성모병원 2023강동경희대 2020일산백병원 2019인하대 2018서울시의료원

03 □□ **격리와 역격리를 설명해보시오.**

① 격리 : 전염성 질환을 가지고 있는 환자 및 보균자를 격리하는 것입니다. 예를 들어 공기매개감염인 결핵 등이 있습니다.

② 역격리 : 감염 감수성이 큰, 감염에 대해 취약한 환자를 외부 감염으로부터 보호하기 위해 격리하는 것입니다. 예를 들어 백혈병, 방사선 치료 환자 등이 있습니다.

더 알아보기 격리지침의 4가지 유형

표준주의(Stanard precautions), 공기주의(Airborne precautions), 비말주의(Droplet precautions), 접촉주의(Contact precautions)

2023국민건강보험공단

04 □□ **역격리를 시행하는 경우는 언제인가?**

질병이나 상처, 면역억제제 사용으로 신체 방어력이 감소한 환자에게 필요합니다.

05 ☐☐ **양압병실과 음압병실에 대하여 설명해보시오.**

① 양압병실은 대기압보다 병실 내 기압이 높은 상태인 병실입니다. 그래서 바깥 공기가 병실 안으로 들어오지 못하도록 격리하는 병실입니다.

② 음압병실은 대기압보다 병실 내 기압이 낮은 상태인 병실입니다. 환자가 호흡한 병실 내의 공기를 외부로 나가지 못하도록 격리하는 병실입니다.

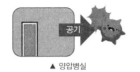
▲ 양압병실

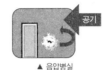
▲ 음압병실

 선배들의 **TIP**

어떤 환자들이 격리되죠?

양압병실에는 역격리로 면역력이 저하된 환자들이 들어가요. 음압병실은 격리로 전염력이 있는 환자가 들어간답니다. 지난 팬데믹 때 음압병실이 부족하다는 뉴스 기사 많이 읽어보셨죠? 음압병실은 타인에게 전파될 가능성이 있는 전염병 환자를 격리하는 곳입니다. 이렇게 외워보세요. 면(역력 저하)역(격리)양(압)! 전(염력)격(리)음(압)!

06 ☐☐ **표준감염지침에 대해 말해보시오.**

표준주의는 모든 환자의 혈액, 체액, 분비물이 오염되어 있을 것이라고 가정하에 지침을 지키는 것입니다.

① 손 위생 : 환자 처치 후 다른 환자를 처치할 경우에도 손을 씻어야 하며, 동일한 환자일지라도 다른 부위 처치 시에는 손을 씻어야 합니다. 장갑은 손 위생을 대신 할 수 없습니다.

② 장갑 : 혈액, 체액, 분비물, 손상된 피부 등의 접촉 시 착용하며, 처치 시 매번 교환하고 사용 후에는 벗고 즉시 손을 씻습니다.

③ 마스크, 보안경, 안면 보호대 : 혈액, 체액, 분비물, 배설물이 튈 가능성이 있는 처치 시에 착용합니다.

④ 가운 : 피부나 옷이 오염될 가능성이 있을 때 착용하며, 가운이 오염된 경우 즉시 벗고 손을 씻습니다.

⑤ 환경 관리 : 병실, 침상, 침상 난간 등 환자 주위 환경을 깨끗이 청소하고 필요시 소독합니다.

⑥ 린넨물 : 오염된 경우 따로 분리하여 운반 및 처리합니다.

07 ☐☐ **비말감염 환자의 증상을 말해보시오.**

비말감염의 증상은 기침, 재채기나 무증상인 경우도 많습니다. 이를 예방하는 방법은 표준주의 격리방법에 비말주의 격리를 시행하는 것입니다. 대표적인 질환으로는 인플루엔자(Influenza), 풍진(Rubella), 유행성이하선염(Mumps)등이 있습니다.

> **더 알아보기** 비말주의 감염원
>
> 감염균을 가진 큰 입자(5μm 이상)가 단거리(1미터 이내) 내에서 비말접촉으로 감염

> **더 알아보기** 표준주의와 함께 다음의 추가조치 시행
>
> ① 병실 : 가능한 1인실 → 코호트 격리 → 타인과 1m 이상 간격 유지
> ② 마스크 : 환자와 1m 이내에서 접촉할 경우에 착용
> ③ 환자이동 : 가능한 최소화, 불가피할 경우 마스크 착용

08 ☐☐ **공기매개감염의 대표적인 질환과 예방법을 말해보시오.**

공기매개감염의 대표적인 질환으로는 수두(Varicell), 홍역(Measles), 활동성 호흡기 결핵(Tuberculosis)등이 있습니다. 이를 예방하는 방법은 표준주의 격리방법에 공기주의 격리를 시행하는 것입니다.

> **더 알아보기** 공기주의 감염원
>
> 감염을 유발하는 작은 입자(5μm 이하)가 비말 또는 공기 중의 먼지 입자와 함께 떠다니다가 흡입하여 감염

> **더 알아보기** 표준주의와 함께 다음의 추가조치 시행
>
> ① 병실 : 음압이 유지되는 1인실, 출입 시 복도 쪽 문은 반드시 문 닫기
> ② 마스크 : 직원이나 보호자 등은 병실 들어가기 전 N95 마스크 착용, 병실을 나온 후 겉면에 손이 닿지 않게 벗은 후 손을 씻기
> ③ 환자이동 : 가능한 최소화, 불가피할 경우 환자에게 수술용 마스크 착용

더 알아보기 N95 마스크

① **착용 법** : 손 위생 → 위 머리밴드 고정 → 아래 머리밴드 고정 → 코 고정 → 마스크 감싸고 공기누설 여부 확인

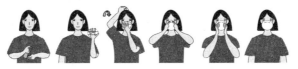

② **벗는 법** : 손 위생 → 아래 머리밴드를 뒤에서 끈을 잡고, 머리 위로 당겨 벗음 → 위 머리밴드도 같은 방식으로 제거 → 끈만 잡고 버리기 → 손 위생

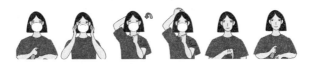

 선배들의 **TIP**

마스크 어떻게 사용해요?
공기매개주의 환자를 간호할 경우에는 N95 마스크를 착용하며 호흡기 증상인 경우 KF80 이상의 마스크를 착용합니다.

2020계명대동산 2018서울시의료원 2017서울대 2014서울적십자병원

09 ☐☐ **접촉감염의 대표적인 질환과 예방법을 말해보시오.**

접촉감염의 대표적인 질환은 다제내성균(MDR), 클로스트리디움 디피실(Clostridium difficile), 로타바이러스(Rotavirus), A형 간염(Hepatitis A)등이 있습니다. 이를 예방하는 방법은 표준주의 격리방법에 접촉주의 격리를 시행하는 것입니다.

더 알아보기 표준주의와 함께 다음의 추가조치 시행

① **병실** : 가능한 1인실 → 코호트 격리 → 감염관리 전문가 자문 의뢰
② **장갑** : 병실에 들어갈 때 착용한다. 병실에 나오기 전 벗고 손 위생
③ **가운** : 처치 시 감염원(체액, 분비물이 많을 경우)과 접촉하여 오염될 가능성이 있는 경우 착용, 처치 후 환자 병실을 떠나기 전 탈착
④ **환자이동** : 가능하면 제한, 이동 시 주위 환경을 오염시키지 않도록 주의
⑤ **물품** : 매일 깨끗이 청소, 청진기 · 혈압계 등은 환자 전용으로 마련, 재사용 물품이나 퇴원 후 사용하던 물품은 적절한 방법으로 소독

2016서울시의료원

10 ☐☐ **감염관리에서 가장 중요한 것을 말해보시오.**

감염안전에서 가장 중요한 것은 사후대처가 아닌 사전 예방입니다. 이를 위한 효과적인 방법은 '손 위생'입니다. 의료인뿐만이 아니라 병원 전체 직원, 환자 및 방문객들의 협조가 필요합니다. 따라서 정기적인 교육이 필요하며, 포스터, 안내문 등을 활용한 자료도 활용해야 합니다.

2021성남시의료원 2020제주대 2020일산백병원 2017울산대 2016경북대

11 ☐☐ **내과적 손 씻기에 대해 말해보시오.**

① 손이 팔꿈치보다 아래에 위치합니다.

② 깨끗하고 흐르는 미지근한 물에 손을 적신 후 비누를 사용합니다.

③ 걸리는 소요 시간은 40 ~ 60초 이상(손을 문지르는 시간은 15초 이상)입니다.

④ 일회용 티슈로 손을 말린 후, 사용한 티슈를 이용하여 수도꼭지를 잠급니다.

> **더 알아보기** 손 위생(Hand hygiene)에 대한 모든 것
>
> 손 위생은 손 씻기(Hand washing), 물 없이 적용하는 손 소독(Anti septic hand rubbing), 외과적 손 위생(Surgical hand antisepsis or Surgical hand preparation)을 말합니다.
>
> ① **물과 비누를 이용한 손 위생이 필요한 경우(손 씻기)**
>   • 손에 혈액이나 체액이 묻거나 눈에 보이는 오염이 있는 경우
>   • 화장실을 이용한 후
>   • Clostridium difficile 등 아포를 형성하는 세균에 오염되었을 가능성이 있는 경우(눈에 보이는 오염이 없다면 손 소독제를 이용하여 손 위생 가능)
>
> ② **알코올 젤을 이용한 손 소독(물 없이 적용하는 손 소독)**
>   • 걸리는 소요 시간 : 건조될 때까지(20 ~ 30초 이상)
>   • 단계는 손 씻기 단계와 같다.
>   • 알코올 젤의 개봉 후 유효 기간은 1년이다.
>   • 알코올 젤을 펌핑 시 끝까지 누른 것이 1회 분량이다.
>
> ③ **외과적 손 위생**
>   • 걸리는 소요 시간 : 2분 이상(일반적으로 2 ~ 5분 정도)
>   • 손을 팔꿈치보다 위로 하여 적절한 손 소독제를 이용한다.
>   • 손톱 밑, 각 손가락, 손바닥, 손등, 손목, 전완부, 팔꿈치 위 5cm까지 순차적으로 씻는다(되돌아가거나 다시 만지면 안 됨).

2023·2020삼성창원병원 2023인천성모병원 2023한양대 2023을지대 2023국제성모병원 2023의정부성모병원 2023건강보험공단 2022서울순천향대 2021성남시의료원 2021대구가톨릭대 2021신촌세브란스

12 ☐☐ **손 위생이 필요한 경우는 언제인가?**

환자 접촉 전·후, 환자에게 치료적 행위(청결·무균시술) 시행 전, 환자의 신체 부위에서 접촉하고 다른 신체 부위 접촉 전, 체액 및 분비물 접촉 후 또는 노출되었을 가능성이 있는 행위 후, 환자의 주변 환경(의료장비 포함) 접촉 후, 장갑을 벗은 후, 투약과 음식 준비 전·후입니다.

2014서울대

13 ☐☐ **환자에게 약을 주려고 한다. 손 씻는 시점을 말해보시오.**

손 씻는 시점은 투여 약물 준비 전, 환자 접촉 전, 환자 접촉 후, 물품 정리 후입니다. 내과적 손 씻기를 준수하여 시행합니다.

> **더 알아보기** 손 씻는 시점의 다른 예시(IV line 잡으면서 주사제 투여 시)
>
> 처방 확인 → 손 위생 → 투약원칙을 확인하면서 주사제 준비 → 필요한 물품을 가지고 환자에게 가서 환자확인 및 담당간호사임을 설명하면서 손 위생 → 토니켓 묶고 혈관 사정 등 후 → 손 위생 → 투약원칙 재확인 후 IV insert, 투여 → 손 위생 → 물품 정리 → 손 위생 → 차팅

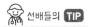 선배들의 **TIP**

손 위생 습관 들이기!
환자 침상 옆에 손 소독제가 있습니다. 들어오고 나갈 때, 무조건 누르는 습관을 들입니다. 그리고 임상에서 원칙대로 하는 손 씻는 시간은 엄청 깁니다. 그래서 저는 보통 손 위생을 하면서 그 시간 동안 환자에게 설명하거나 상태를 물어보고 눈으로 확인하는 편입니다.

2016서울대

14 ☐☐ **필요한 멸균물품이 구석에 있는 것을 발견하였다. 어떻게 할 것인가?**

① 그 장소가 비멸균과 구분된 장소인지 확인합니다.

② 만약 비멸균 장소라면 해당 물품은 재소독을 내리고 대체할 수 있는 물품을 찾습니다. 병동 내에 없다면 상급자 보고 후 타 병동에서 빌립니다.

③ 멸균 장소에 보관되어 있었다면 포장 손상 여부 및 유효기간, 작동 여부 등을 확인 후 사용합니다.

15 ☐☐ **MRSA의 Full Term과 간호중재를 말해보시오.**

메티실린내성황색포도알균(Methicillin-resistant Staphyloco -ccus aureus)입니다. 다제내성균으로 접촉주의에 해당하는 격리를 시행하면서 간호를 합니다. 즉, 1인실이나 코호트 격리로 분리하며 혈압계·체온계 등의 물품은 개별 사용 후 퇴원 시에는 적절한 소독 방법을 시행합니다. 오염이 우려 되는 경우에는 장갑과 가운을 착용하며, 병실에 나오기 전에는 벗고 나와야 합니다. 손 위생에 주의를 기울여야 하며, 병실 등의 주변 환경은 매일 소독하고 관리합니다.

더 알아보기 의료관련 다제내성균 감염병의 6종류

① 반코마이신내성황색포도알균 감염증 : VRSA, Vancomycin-Resistant Staphylococcus Aureus

② 반코마이신내성장알균 감염증 : VRE, Vancomycin-Resistant Enterococci

③ 메티실린내성황색포도알균 감염증 : MRSA, Methicillin-Re sistant Staphylococcus Aureus

④ 다제내성녹농균 감염증 : MRPA, Multidrug-Resistant Pseu domonas Aeruginosa

⑤ 다제내성아시네토박터바우마니균 감염증 : MRAB, Multidrug-Resistant Acinetobacter Baumannii

⑥ 카바페넴내성장내세균속균종 감염증 : CRE, Carbapenem-Re sistant Enterobacteriaceae

16 ☐☐ **면역억제제를 투여받는 환자의 간호를 말해보시오.**

① 면역이 크게 억제되므로 손 씻기 등 손 위생을 철저히 지킵니다.

② 침습적 처치는 최소화하되 시행 시에는 무균술을 철저히 지킵니다.

③ 주변 환경을 항상 깨끗하게 유지합니다.

④ 병원에서 나온 식사를 섭취할 수 있도록 사식을 제한합니다.

⑤ 방문객을 제한합니다.

⑥ 거부반응 및 감염증세에 대한 교육을 하고 약물 부작용이 나타날 시 바로 간호실에 알리도록 교육합니다.

2022의정부성모병원 2020계명대동산 2020성균관대 2016경북대 2016서울대 2014부산대

01 □□ **욕창이란 무엇인가?**

욕창은 신체에 압력이 가해져 모세혈관 순환 장애가 발생하여 피부조직에 괴사가 일어난 상태를 뜻합니다. 따라서 욕창은 사전 예방과 사후 악화 방지 및 회복이 중요합니다.

더 알아보기 욕창 호발 부위

① 측와위(Lateral position)

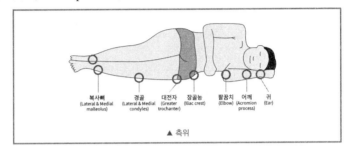

▲ 측위

② 복와위(Prone position)

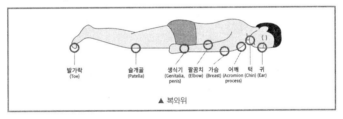

▲ 복와위

③ 앙와위(Supine position)

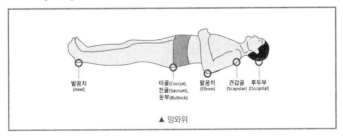

▲ 앙와위

III

평정요소별 면접기출

02 □□ **욕창 단계별 간호에 대하여 말해보시오.**

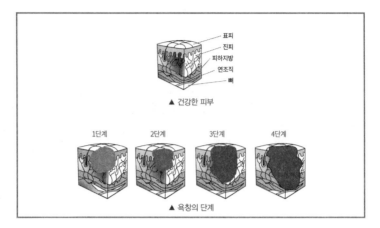

▲ 건강한 피부

▲ 욕창의 단계

① **욕창 1단계** : 국소적인 비창백성 홍반으로 피부 손상은 없는 상태입니다. 압박이 30분 이상 제거 후에도 홍반은 지속됩니다. 하지만 체위변경 등의 예방적 조치만으로도 회복이 될 수 있으므로 관련 교육과 에어 매트리스 사용 등을 시행합니다.

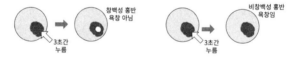

② **욕창 2단계** : 표피와 진피 일부의 부분적 손상이 있습니다. 통증, 물집, 찰과상 등이 관찰됩니다. 상태에 맞는 소독을 시행하고 욕창 관리를 지속합니다. 2단계부터 주 1회 이상 욕창 사정 및 치유 정도를 기록합니다.

③ **욕창 3단계** : 표피, 진피를 지나서 피하지방조직까지 손상된 상태입니다. 궤양이 발생하며 통증은 없습니다. 처방에 따라 항생제를 투여할 수도 있습니다.

④ **욕창 4단계** : 뼈, 인대, 근육 등의 노출, 심하게는 뼈까지 손상이 일어난 상태입니다. 수술적 치료가 필요합니다.

> **더 알아보기** 욕창 환자 공통 간호
>
> ① 부동 등 위험성이 높은 환자는 욕창 발생 전 체위를 자주 변경하여 예방하며 관련 내용을 교육합니다. 이때 반좌위 또는 90° 측위 등 압력이 증가하는 자세를 피해줍니다.
>
> ② 욕창 발생 환자에게는 욕창 악화와 추가발생 가능성을 인지시킵니다.

③ 균형 잡힌 식이와 충분한 수분을 제공하며, 활동량을 증가시킵니다.

④ 피부 상태를 사정하고 실금 등을 관리하여 피부를 건조하고 청결하게 유지합니다.

⑤ 상처 부위 오염을 주의 깊게 보고 뼈 돌출부위는 직접 닿지 않도록 하며 베개 등으로 지지해 줍니다.

⑥ 감염예방을 위해 표준주의지침 및 손 위생을 준수합니다.

03 □□ **욕창위험사정도구에 대해 설명해보시오.**

가장 많이 쓰이는 도구는 'Babara braden의 Braden scale' 입니다. 감각 인지, 습기, 활동, 움직임, 영양상태, 마찰·전단력의 여섯가지 요소로 구성되어있습니다. 점수 범위는 6 ~ 23점이고, 낮을수록 욕창 위험이 증가됩니다. 18점 이하부터 욕창 위험군으로 분류합니다.

더 알아보기 Braden scale 욕창 위험군 분류

분류	중증도	점수
욕창발생 고위험군	초고위험군	9점 이하
	고위험군	10 ~ 12점
욕창발생 위험군	중위험군	13 ~ 14점
	저위험군	15 ~ 18점

더 알아보기 욕창 사정 시점(병원 내규마다 다름)

① 입원 시 : 24시간 이내에 욕창 초기평가를 실시하고 간호기록에 피부 상태를 확인하여 기록

② 정기적 : 중환자실(최소한 24시간마다), 일반병동(주 1회, 고위험군 또는 욕창 환자의 경우 24시간마다)

③ 수술 후, 전동 시

④ 대상자의 상태 변화 시

04 □□ **부동환자 간호에 대해 말해보시오.**

① 위축, 구축, foot drop 등을 예방하기 위해 잦은 체위변경 및 ROM 운동 등을 시행해 줍니다.

② 부종, 욕창 등을 예방하기 위해 잦은 체위변경과 피부 사정, 에어매트리스 사용 등을 시행합니다.

③ 호흡기계 합병증 예방으로 EDBC 교육, 위상관세 및 비뇨기계 합병증 예방을 위해 I/O 사정, 수분 섭취 격려 등이 필요합니다.

한눈에 확인하기

계통	합병증	예방
근골격계	• 위축, 구축 • Foot drop(피부, 힘줄, 인대의 수축 및 탄력 저하, 근육 손실) • 골다공증 • 고칼슘혈증	• 잦은 체위변경 • ROM(Range of motion) 운동
피부계	• 피부손상, 욕창 • 부종 • 감각상실	• 잦은 체위변경 • 피부 상태 사정 • 에어매트리스 사용
호흡기계	• 초기 : 느린 호흡 (대사 감소로 산소 요구량 감소) • 후기 : 폐렴, 무기폐(폐의 팽창 및 효율 저하)	EDBC(Encourage deep breath and cough) 교육 등
위장관계	• 변비 • 식욕감소 • 영양실조 • 빈혈 • 비만	I/O 사정 등
비뇨기계	요로감염(UTI)	수분 섭취 격려

2014국민건강보험공단

05 □□ **Contusion이 무엇인지 설명해보시오.**

Bruise, 멍·좌상·타박상을 일컫는 말입니다. 외부 상처는 없지만 피부 밑의 혈관 및 조직 손상으로 출혈과 부종을 보입니다. 초기 하루 이틀 정도는 냉찜질로 출혈과 부종 감소시키고, 이후에는 온찜질로 재흡수 되도록 합니다.

더 알아보기 뇌진탕(Concussion)과 뇌좌상(Contusion)

① 뇌진탕 : 일시적인 신경학적 기능이상

② 뇌좌상 : 뇌 실질 손상이 일어난 경우

더 알아보기 염좌(Sprain)와 좌상(Strain)

① 염좌 : 뼈와 뼈 사이의 인대(Ligament) 손상

② 좌상 : 뼈와 근육 사이의 힘줄(Tendon) 손상

③ 치료 : RICE(Rest, Ice, Compression, Elevation)

06 ☐☐ **소양증에 대하여 말해보시오.**

소양증은 피부가 가려운 증상을 말합니다. 다양한 피부질환 또는 내과질환으로 나타납니다. 대표적인 피부질환으로는 아토피, 두드러기, 습진 등이 있으며 내과적 질환으로는 간경변증, 당뇨병, 만성신부전증 등이 있습니다.

더 알아보기 소양증 예방법

① 몸에 달라붙는 옷이나 금속 장신구를 피하고, 얇고 가벼운 면제품의 옷과 침구를 사용해야 합니다.

② 피부를 긁지 말아야 합니다.

③ 시원하게 하면 도움이 되고 필요시 냉찜질을 적용합니다.

④ 미지근한 물에 씻고 보습제를 충분히 바릅니다.

⑤ 카페인과 술, 콜라 등은 증세를 악화시키므로 자제합니다.

⑥ 스트레스 억제를 위해 안정을 취합니다.

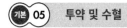

2023강동경희대 2021인하대 2021·2020연세대의료원 2020대구의료원 2018·2016서울시의료원 2015경북대 2014인천광역시의료원 2014중앙보훈병원

01 □□ **5Right에 대하여 말해보시오.**

5right는 투약 시 확인해야 하는 다섯 가지를 말합니다. 정확한 환자(Right patient), 정확한 약물(Right drug), 정확한 용량(Right dose), 정확한 시간(Right time), 정확한 경로(Right route)입니다.

더 알아보기 6R과 7R

① 6R : 5R + 정확한 기록(Right record)

② 7R : 6R + 정확한 교육(Right education)

 선배들의 **TIP**

> **5R은 쉬운데, 6R, 7R을 자꾸 잊어버려요!**
> 저의 주관적인 생각으로 외운 방법입니다. 기존 5right에서 추가된 이유는 아무래도 소송이지 않을까요? 5right 확인 후 정확히 투약을 해도 기록이 틀리면 '오투약'인 거죠. 그래서 정확한 기록이 추가된 것이고 '줬다'는 기록만 있으면 뭐합니까, 환자가 주의사항을 못 듣고 부작용이 나타나서 고소하겠다고 하는데요. 그래서 교육, 정확히 말해서 복용 방법 및 부작용 등등을 '교육했다!'는 차팅이 추가된 것이지요.

2014중앙보훈병원

02 □□ **투약오류에 대해 말해보시오.**

투약오류는 5right 미준수를 비롯하여 유효기간 지나거나 불순물이 포함된 의약품, 잘못된 의사처방, 투여 전 적절한 환자상태 파악 등 확인하지 않고 투약을 시행하였을 경우 나타나는 오류입니다.

2014인천광역시의료원

03 □□ **투약오류를 줄이기 위해서 어떻게 해야 하는가?**

① 5right 확인하고, 환자확인 시 개방형 질문으로 질문합니다.

② 헷갈릴 수 있는 비슷한 발음, 비슷한 모양과 용량이 다양한 약물은 미리 숙지하고 주의합니다.

③ 투약을 정확하게 수행하기 위한 기술을 습득합니다.

④ 환자를 개별적으로 사정합니다.

⑤ 투여 전 유효기간을 비롯한 약상태를 확인합니다.

⑥ 처방이 부정확한 경우 의문을 제기합니다.

⑦ 잘 모르거나 확실하지 않은 약은 반드시 확인 후에 투약합니다.

2023인하대 2023서울순천향대 2015서울대

04 □□ **AST(After skin test) 목적에 대해 말해보시오.**

피부반응 검사(AST)는 약물에 대한 반응을 확인하기 위해 피부에 미리 검사하는 것입니다. 이는 알레르기 가능 여부를 감별하여 아나필락시스 반응을 예방하기 위해서입니다.

더 알아보기 AST(피내주사) 가능 부위

전완의 내측면, 상완의 측후면, 흉곽의 상부, 견갑골 부위

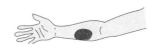
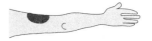

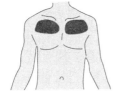
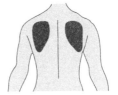

2023인하대 2014국민건강보험공단

05 □□ **AST 시 바늘 G와 몇 cc주사기를 사용하는가?**

1cc 주사기, 26G 바늘입니다.

더 알아보기 주사기와 주사바늘

① 1cc 주사기 : 26G needle

② 3cc 주사기 : 23G needle

③ 5cc 주사기 : 23G needle

④ 10cc 주사기 : 21G needle

⑤ 26G needle : 피하주사 및 피내수사 시 사용

⑥ 23G needle : 근육주사 시 사용

2023인하대 2014국민건강보험공단

06 □□ **AST를 시행해야 하는 항생제 이름을 말해보시오.**

AST를 하는 항생제는 보통 페니실린계, 세팔로스포린 계열입니다.

더 알아보기 AST 검사를 진행하는 항생제 성분명(제품명)

① 페니실린계 : 암피실린나트륨(오구멘틴주, 오구멘틴정, 오구멘틴시럽), 설박탐
  나트륨+암피실린나트륨(유바실린주, 유박탐주, 암박탐주), 타조박탐+피페라
  실린(타조신주, 타박신주)

② 세팔로스포린 1세대 : 세프테졸나트륨(세프테졸주), 세파제돈나트륨(세파제돈
  주, 파지돈주), 세파졸린나트륨(세파졸린주), 세프라딘수화물(메가세프캡슐)

③ 세팔로스포린 2세대 : 세프메타졸나트륨(메타키트주), 세포테탄(세포테탄주),
  플로목세프나트륨(후루마린주), 세포티암염산염(곰티암주), 세파클러수화물
  (세파클러캡슐)

④ 세팔로스포린 3세대 : 세프트리악손나트륨(뉴락손주), 세포탁심나트륨(세포탁
  심주), 세픽심수화물(포세프캡슐), 세프타지딤수화물(세프타지딤주, 딤세프
  주, 딤세프캡슐)

 선배들의 **TIP**

입사를 하게 되면!
입사하자마자 항생제는 페니실린계, 세팔로스포린 세대별 등의 계열별 약품명, 제품
명 정도는 공부합시다. 경구 약도 포함해서요. 또한 주의사항, 금기사항도 같이 요약
해서 적어두는 것이 좋습니다.
예 퀴놀론계 항생제 : 근무력증 악화 위험성, QT연장 위험성, 간질 환자 금기, 티자니
  딘·케토프로펜 투여환자 금기

2023은평성모병원 2023인하대 2021가천대길병원 2014국민건강보험공단

07 □□ **AST 검사방법을 설명해보시오.**

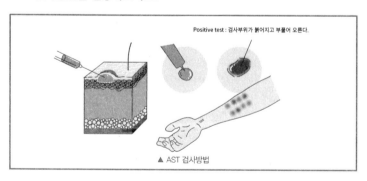

Positive test : 검사부위가 붉어지고 부풀어 오른다.

▲ AST 검사방법

① 의사처방이 나면 5right를 확인합니다.

② 손 위생 후 AST 약품을 준비합니다.

③ 환자에게 다가가 손 위생을 하면서 개방형 질문으로 환자 확인 후, 자기소개와 투약 목적, 방법을 설명합니다.

④ 피부 사정을 시행 후 다시 5right를 재확인합니다.

⑥ 손 위생 후 알코올 솜으로 피부를 소독하고, 엄지와 검지를 이용하여 주사할 부위의 피부를 팽팽하게 당깁니다.

⑦ 주사기 바늘의 사면이 위를 향하도록 하고 5 ~ 15° 각도로 5 ~ 10mm 수포가 형성 되도록 0.1mL 이하의 약물을 주입합니다.

⑧ 바늘 제거 후 볼펜으로 표시하고 약간 떨어진 곳에 시간 및 약물이름을 씁니다.

⑨ 15분 뒤 확인 설명 후 손 위생을 하면서 나옵니다.

⑩ 15분 뒤 AST 주입 주위를 확인합니다.

선배들의 TIP

다 같은 방법이 아닌 것을...!

AST하는 항생제의 종류, 희석 농도, 만드는 직경 크기, 판독 크기 및 시간 등의 기준은 병원마다 다를 수 있습니다. 그리고 AST하여 사용했던 항생제라도 장기간 입원 환자일 경우 다시 항생제를 시작하는 경우가 있습니다. 다시 AST를 해야 하는지에 대해서도 병원 내규마다 다르므로(보통 마지막 항생제 투여 후 1 ~ 2주 경과 시 시행) 입사 후 숙지가 필요합니다.

2023은평성모병원 2023 · 2014국민건강보험공단

08 ☐☐ **AST 양성을 어떻게 확인하는가?**

10mm 이상의 발적이나 팽진 시, 어지러움 · 오심 · 두통 · 이명 등의 이상 증세 발생 시에 양성 판정을 내립니다. 발적 경계가 모호하거나 알 수 없는 경우 담당 의사에게 보고 후 처방대로 시행합니다.

더 알아보기   AST 판독 기준(병원 내규마다 다름)

① 양성 : 10mm 이상의 발적이나 팽진 시, 이상 증세가 나타날 시

② 의양성 : 6 ~ 9mm 발적이나 팽진 시 → N/S 대조검사 시행

③ 음성 : 5mm 이하의 발적이나 팽신 시

09 □□ **Nacl 수액 주입 시 주의사항을 말해보시오.**

반드시 희석 후 사용해야 합니다. 정맥 자극을 최소화하기 위해서 되도록 작은 바늘을 사용하여 큰 정맥을 통해 주입합니다. 순환기·신장 장애, 저단백혈증 환자에게는 신중하게 투여를 결정합니다.

더 알아보기 NaCl에 대한 거의 모든 것

① **투여 시 주의사항** : 단독사용 불가, 희석 후 사용

② 정맥자극 최소화를 위해 작은바늘 사용하여 큰 정맥을 통해 투여

③ 순환기 기능 장애, 신장애, 저단백혈증 환자는 신중히 투여 결정

④ **투여 농도** : 수액에 희석하여 전해질 부족정도에 따라 사용

⑤ 전해질, 수분균형, 혈당 등 모니터링 후 용량 조절

⑥ **최대 투여 속도** : < 1mEq/kg/hour

⑦ **최대 투여량** : 100 ~ 150mEq/day

10 □□ **Nacl 수액을 고용량 주입했을 경우 나타나는 증상과 간호중재를 말해보시오.**

고나트륨혈증은 의식장애, 두통, 혼미, 경련 등의 신경학적인 증상을 보입니다. 이때, 즉시 투여를 중단합니다. 활력징후와 환자상태를 측정하고 담당 의사에게 알립니다. 모니터링하며 처방대로 시행합니다. 수분공급을 하며 이뇨제 또는 염분 없는 수액, 5%포도당으로 보충합니다. 농도를 너무 빠르게 낮출 경우 뇌부종, 경련 등이 발생할 가능성이 있으므로 처방에 맞춰 교정합니다.

11 □□ **칼륨 약물 투여 시 주의사항을 말해보시오.**

① 반드시 희석 후 사용합니다.

② 40mEq/L 이상 시 Infusion pump를 사용하며 80mEq/L 초과 시 정맥염 예방을 위해 중심정맥으로 투여합니다.

③ 일혈 시 괴사 위험성이 큰 약물이므로 주입 전 혈관을 확인합니다.

④ 혈관통과 정맥염을 유발할 수 있으므로 IV insert site 및 증상에 대해 자주 사정합니다.

KCl에 대한 거의 모든 것

① 투여 시 주의사항 : 단독사용 불가, 희석 후 사용

② 일혈 시 괴사 유발 가능성이 높아 혈관 개존성 및 혈액 역류 반드시 확인

③ 국소동통, 정맥염 발생 가능이 높아 IV insert site 수시 확인

④ 40mEq/L 이상 시 Infusion pump 사용

⑤ 80mEq/L 초과 시 중심정맥으로 투여(정맥염 예방)

⑥ 최대 희석 농도 : 중심정맥 150mEq/L, 말초정맥 80mEq/L

⑦ 최대 투여 속도 : 중심정맥 최대 20mEq/hr, 말초정맥 10mEq/hr미만

⑧ 최대 투여량 : 100 ~ 300mEq/day

⑨ 과량투여 시

- 고칼륨혈증 : 근육마비, 심전도 변화 등의 위험성
- 즉시 투여 중단 및 활력징후 측정 후 담당 의사에게 보고
- 모니터링하며 처방대로 시행(주로, 주입 중인 fluid stop 및 line remove, 다른 line 확보 후 N/S hydration)

12 ☐☐ **헤파린(Heparin)에 관하여 설명해보시오.**

① 고위험약물인 헤파린(Heparin)은 미개봉 시 실온보관하며 개봉 시 냉장보관(15일)합니다.

② 투약 전 : aPTT결과 확인 및 처방에 따라 aPTT 모니터링하며 출혈징후 발생 가능성에 대한 교육을 하고 주의 깊게 관찰합니다. 동통, 자극, 혈종위험이 있으므로 근육주사는 피합니다.

③ 투여 시 주의사항 : 지속적 정맥주입 시 Infusion pump 사용합니다.

④ 과량투여 시

- 이상출혈 등 부작용이 발생할 경우 즉시 투여를 중단합니다.
- 활력징후를 측정 후 담당 의사에게 보고합니다. 이후, 모니터링하며 처방대로 시행합니다.
- 보통 해독제(황산프로타민)를 헤파린 1,000unit당 1 ~ 1.5mL(10 ~ 15mg)을 100 ~ 200mL의 5% DW나 N/S에 희석하여 10분 이상 천천히 정맥에 투여합니다.
- 필요시 추가 lab검사를 시행할 수 있습니다.

2015국민건강보험공단 2015국립암센터

13 ☐☐ **모르핀 투여 전 대상자에게 사정야 할 것은 무엇인가?**

호흡 수입니다. 모르핀은 이산화탄소에 대한 호흡중추의 민감성 감소로 호흡억제가 가능하기 때문입니다. 투여 전 12회/분 이하일 경우 담당 의사에게 보고합니다.

2021서울의료원 2015대구보훈병원

14 ☐☐ **항암주사 시 주의사항을 말해보시오.**

① 항암제는 항암제임을 표시하여 다른 약품과 구분하여 보관하고 투약 준비 시 무균조제대(BSC, Biologic safety cabinet)에서 준비합니다.

② 항암제 투여 동의서를 확인하고 48시간 이내 시행된 검사 결과를 확인합니다.

③ 투여 전 손을 씻고 마스크, 장갑(필요시 가운, 보안경)을 착용 후 5Right에 맞게 항암제를 투여합니다.

④ 혈관 내로 항암제 투여 시 혈관의 개방성 확인을 위해 주입 중 주기적으로 혈액역류를 확인하고 항암제 과민반응이나 일혈 발생여부를 주의 깊게 관찰합니다.

⑤ 주입 종료 시 생리식염수를 충분히 관류하고 엎지르거나 파손될 경우를 대비하여 spill kit를 준비해둡니다.

⑥ 항암제 투여 종료 시 항암제용 폐기봉투에 담아 의료폐기물 전용용기에 폐기합니다.

2014인천광역시의료원

15 ☐☐ **환자가 알고 있는 혈액형과 전산상의 혈액형이 달라 혈액검사를 진행해야 한다. 시간이 오래 걸릴 것으로 예상될 때 병동에 올라온 혈액은 어떻게 해야 하는가?**

① 이미 병동으로 올라온 혈액은 혈액의 보관방법에 따라 실온보관이 필요한 경우 실온보관, 냉장 보관이 필요한 경우 병동 내 혈액전용 냉장고가 있다면 냉장보관 합니다.

② 혈액은행에 연락 후 즉시 간호 보조 인력을 통해 혈액은행에 반납합니다. 병원 내 혈액 반납 시스템을 통해 혈액을 반납하고 만약 혈액 반납 기준에서 벗어나는 경우 병원 내 절차에 따라 폐기합니다.

더 알아보기 혈액 반납 기준

혈액제제	반납 기준
WB, RBC	냉장보관(1 ~ 6℃), 불출 24시간 내, 실온노출 30분 미만
PC, Plt, Pheresis	실온보관, 불출 2시간 내
FFP	냉장보관(1 ~ 6℃), 불출 2시간 내

2020전남대 2019양산부산대 2017국립중앙의료원

16 ☐☐ **IV를 거듭 실패한 후 환자가 화를 내며 다른 간호사를 부를 경우 어떻게 대처할 것인가?**

죄송하다고 사과합니다. 지혈을 취해준 후 다른 선생님이나 IV 전담팀이 있는 경우에 전담팀에게 연락을 취합니다.

 선배들의 **TIP**

신규로서 IV 부탁 시 주의사항을 알려줄게요!

일단 세팅은 완벽하게 준비해주세요. 몇 번 실패했으며 왜 실패했는지(혈관이 좋은데 찌르자마자 터졌다, 움직여서 안 들어가 피도 나오지 않았다 등), 환자 성향은 어떤지, 어떻게 응대했는지도 함께 알려주세요! 선임 간호사도 마음의 준비가 필요하잖아요. 도착하면 빠르고 정확한 피드백을 해줄 수 있답니다. 사실 제일 중요한 것은 '거듭'이 안 된다는 것이에요. 한 번만 묶어보고 혈관이 잘 안보이면 환자에게 말을 건네보세요. '이 전에는 어디에 놨나요?', '혈액검사는 어디서 했나요?' 예민하거나 혈관을 찾기 힘든 사람이라면 바로 대답이 나옵니다. 그럼 try! 자신 있으면 해보고 아니라면 바로 도움을 요청하세요.

2015충북대

17 ☐☐ **수액에 항생제를 믹스하여 투여 중, 뒤늦게 다른 항생제를 투여한 사실을 알았다. 어떻게 대처할 것인가?**

즉시 투여 중단합니다. 환자상태를 사정합니다. 상급자 및 담당 의사에게 보고하고 병원 내규에 맞춰 진행합니다.

 선배들의 **TIP**

투약오류 정말 많아요.

같은 환자와 같은 약인 경우에도 투약오류가 일어납니다. 왜? 포장지에 적혀있는 아침 약과 저녁 약을 반대로 주는 것 때문이죠. 부작용이 있든 없든 투약오류가 발생한 경우에 대한 질문은 위와 같이 답변합시다.

18 □□ **나이트 근무 중 수액이 원래 들어 가야할 양보다 적게 주입된 것을 발견하였다. 어떻게 대처할 것인가?**

정맥주입 경로를 사정합니다. 문제점을 해결 후 처방된 수액 속도로 계속 유지합니다. 다음 근무자에게 인계합니다. 이후에는 담당 의사에게 보고 후 처방대로 시행할 것입니다.

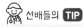 선배들의 **TIP**

> **처방속도대로…!**
> 근무를 하다 보면 수액 속도가 잘 맞지 않아 난감할 때가 있어요. 그렇다고 임의로 환자상태와 약물 별로 처방된 최대 속도를 넘게 주면 안 됩니다. 처음 라운딩 시 주의 깊게 보세요. 어느 환자가 방향타는 곳에 주사를 가지고 있는지, 살짝 full drop 하면서 개존성 사정 시 약간 미심쩍은 환자가 누구였는지, 그리고 정확한 I/O 및 주의 약물을 달고 있는 환자들은 수시로 확인해야 합니다.

19 □□ **1세대 항생제 처방이 나서 이미 환자에게 항생제를 주입하였다. 그런데 의사가 갑자기 1세대 항생제 처방을 D/C 하고 3세대 항생제를 처방하였다. 이 경우 어떻게 대처할 것인가?**

이미 1세대 항생제가 투약되었음을 의사에게 알리고, 새로 추가된 3세대 항생제는 언제부터 투약할 것인지를 확인합니다. 또한 위 상황을 간호기록으로 남기고 교대근무 시 다음 간호사에게 인계합니다. 환자에게는 항생제가 변경되었음을 알리고 약 설명문을 제공합니다.

20 □□ **자가 인슐린 투약환자가 실수로 용량을 2배 투여하였을 경우 어떻게 대처해야 하는지 말해보시오.**

환자상태를 사정 후 담당 의사에게 보고합니다. 추가 보고 내용으로는 기저질환, 검사 결과, 사용하는 약물, 증상, 식사량 등이 있습니다. 처방대로 시행합니다. 환자에게 저혈당 증상에 대한 교육 후 응급상황에 대비하여 침상을 준비(50% D/W, IV insert 준비물) 합니다. 주의 깊게 저혈당 증상 유무를 관찰합니다.

21 ☐☐ **약물 부작용으로 환자가 약을 끊으려고 한다면 어떻게 대처할 것인가?**

부작용 증상을 사정합니다. 그리고 임의로 약물 중단하면 안 될 것과 이상 증세 시 간호사실에 즉시 알리도록 교육한 후 담당 의사에게 보고합니다. 이후 처방대로 시행합니다. 보통 약물 변경 혹은 부작용 완화 약물을 추가 처방합니다.

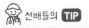 선배들의 **TIP**

> **약물 투약 시 교육은 철저히!**
> 처음 투약 시 설명이 중요합니다. 간단하게 설명하더라도 만약 복용 후 평소와 다른 증상이 나타나면 임의로 끊지 말고 바로 알리면 조치를 취해드린다고 교육을 하면, 퇴원을 하더라도 임의로 끊지 않고 병원을 방문하겠지요. 특히 필수로 복용해야 하지만 부작용이 빈번한 항생제, 천천히 감량해야 하는 스테로이드제 등의 약물에는 반드시 교육이 필요합니다.

22 ☐☐ **수혈의 목적을 말해보시오.**

수혈은 혈액 손실의 상황에서 순환 혈액량을 보충하고 산소운반 능력을 증가시키며 질환 등으로 인한 혈액 결핍 성분을 보충하기 위함입니다. 또한 급성 혹은 만성 빈혈 시 적혈구 수 증가 및 혈색소를 유지시키기 위해 시행합니다.

23 ☐☐ **수혈의 종류를 말해보시오.**

전혈(WH), 농축적혈구(P−RBC), 농축혈소판(PC), 신선동결혈장(FFP), 동결침전제제)(CRYO)가 있습니다.

24 ☐☐ **수혈 부작용 증상을 말해보시오.**

수혈 부작용으로는 발열, 알레르기 반응, 호흡곤란, 급성 용혈반응이 있습니다. 이 중 가장 흔한 증상은 발열입니다.

III

평정요소별 면접기출

25 ☐☐ **수혈 전·중·후 간호에 대하여 말해보시오.**

① 수혈 전 간호

- 수혈 전 환자의 ABO, Rh type 검사를 시행합니다.
- 수혈을 위한 정맥 Route(18G~20G)를 확보합니다.
- 환자에게 과거 수혈 받은 경험 및 수혈 부작용 유무, 환자가 알고 있는 혈액형을 확인합니다.
- 활력징후를 측정하여 발열 유무를 확인합니다.
- 혈액은행에서 혈액을 수령한 후 의료인 2인 이상이 수령한 혈액을 확인해야 합니다.

② 수혈 중 간호

- 수혈 여과장치가 있는 수혈세트를 사용합니다.
- 생리식염수 이외에 수혈 중인 정맥로에 다른 수액제제를 같이 주입하면 용혈반응을 유발할 수 있으므로 따로 주입합니다.
- 수혈 시작 후 첫 15분 이내에 대부분의 부작용이 발생한다. 부작용 여부를 관찰하고 발생하면 즉시 수혈을 중단하고 의사에게 보고합니다.
- 수혈기록지에 수혈 시작 시간, 종료시간, 부작용 발현 유무, 이상반응 등을 기록합니다.

③ 수혈 후 간호

- 수혈 종료 후 Clamp를 잠그고 생리식염수(30~50ml)를 주입합니다.
- 활력징후를 측정하며 수혈 시간, 양, 혈액 종류 등을 기록합니다.

26 ☐☐ **수혈 과정에 대하여 말해보시오.**

① 수혈 처방과 수혈동의서를 확인합니다.

② 혈액은행에서 수령한 혈액을 의료인 2인이 확인하고 서명합니다.

③ 적십자 혈액원 스티커와 후면의 본원 혈액 부착 스티커에 기재된 환자의 이름, 성별, 나이, 등록번호, 혈액제제, 혈액고유번호, 혈액형, 방사선 조사 유무, 교차검사 결과, 유통기한, 혈액의 상태(혼탁도, 색깔이상 등)을 확인합니다.

④ 손을 씻은 후 필요한 물품을 준비합니다.

⑤ 환자를 확인한 후 혈액형을 말하도록 하여 준비한 혈액과 환자가 동일한 지 확인합니다. 이때 의료인 2인이 직접 실시합니다.

⑥ 환자에게 과거 수혈 여부, 수혈 부작용 여부를 확인하고 수혈의 필요 목적 및 부작용을 설명합니다.

⑦ 수혈세트와 혈액백을 연결합니다.

⑧ Drip Chamber에 2/3 ~ 3/4 이상 혈액을 채운 후, 수혈세트의 공기를 완전히 제거합니다.

⑨ 수혈을 시작하면서 수혈 첫 15분 동안 15 ~ 20gtt/min 속도로 주입합니다.

⑩ 수혈 직후 15분간 주의 깊게 관찰합니다.

⑪ 사용한 물품을 정리한 후 손을 씻습니다.

⑫ 간호기록지에 혈액 종류, 혈액형, 방사선 조사 유무, 혈액 주입 시작 시간과 주입 속도, 수혈 전·중·후 활력징후, 수혈 부작용 발생 유무 등을 기록합니다.

2023분당차병원 2023일산백병원 2023국민건강보험공단 2023연세대의료원 2020인하대 2020부산대 2020경상대 2018·2017 서울대 2017강원대 2016서울시의료원 2015경북대 2014광주보훈병원

27 ☐☐ **수혈 부작용이 일어났을 경우 증상에 따른 간호를 말해보시오.**

① 발열은 처방에 따라 해열제 투여 및 배양검사를 진행하게 됩니다. 예방을 위해서는 수혈 시 손 위생과 침습적 처치 시 무균적으로 시행합니다.

② 알레르기 반응으로 가려움, 두드러기, 부종, 발진, 호흡곤란 등을 호소할 수 있습니다. 처방에 따라 항히스타민제, 에피네프린 등을 투여합니다.

③ 체액 과부담으로 인한 호흡곤란에 대한 처치는 적절한 주입속도를 준수하는 것입니다. 처방에 따라 산소 공급 및 이뇨제를 투여합니다.

④ 급성 용혈반응은 오한, 발열, 혈압 하강, 옆구리·등 통증, 혈뇨 등을 호소합니다. 예방으로는 보통 부적합 수혈로 유발되므로 수혈 원칙 확인을 잘 해야 합니다. 처방에 따라 N/S hydration, 검사, 이뇨제 투여, foley cath. 삽입, I/O 등을 시행합니다.

2023천안순천향대 2021부산대 2014인천광역시의료원

28 ☐☐ **수혈 시 준비한 혈액과 환자가 말하는 혈액형이 다른 경우 어떻게 대처할 것인가?**

환자에게 혈액형을 다시 묻고 전산상의 환자의 혈액형과 일치하는지 확인합니다. 진단검사의학과에 문의를 합니다. 준비된 혈액형이 맞을 경우 담당의에게 보고 후 재검사 여부 등의 처방을 받습니다.

① 환자가 알고 있는 혈액형과 전산상의 혈액형이 일치할 경우 : 즉시 혈액은행에 연락합니다. 혈액을 반납하고 혈액을 재요청하여 수혈을 진행합니다. 안전사고 재발을 막기 위해 간호 상급 관리자에게 보고하고 병원 내 환자안전사고 보고시스템에 보고합니다.

② 환자가 알고 있는 혈액형과 전산상의 환자의 혈액형이 다를 경우 : 혈액형 검사를 재시행합니다.

더 알아보기 수혈사고 예방하기

① 수혈처방 후 채혈 시 두 가지 지표를 사용한 개방형 질문으로 환자 확인합니다.

② 채혈 후에 환자 자필 서명을 합니다.

③ 혈액형 결과가 나오면 환자가 알고 있는 혈액형과 비교 후 일치하지 않은 경우 재검사를 의뢰합니다.

④ 출고된 혈액은 의사와 간호사가 이중으로 확인합니다.

⑤ 수혈 직전, 의료인 2명이 개방형 질문으로 환자 확인을 다시 합니다.

2017중앙보훈병원

01 ☐☐ **장관 튜브의 종류를 말해보시오.**

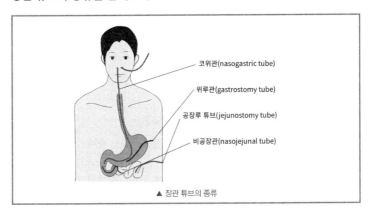

코위관(nasogastric tube)

위루관(gastrostomy tube)

공장루 튜브(jejunostomy tube)

비공장관(nasojejunal tube)

▲ 장관 튜브의 종류

코에서 시작하여 연결부위에 따라 나뉘어 집니다. 위까지 연결해주는 비위관(Nasogastric tube), 장까지 연결해주는 비장관(Nasoenteric tube)이 있습니다. 비장관은 비십이지장관(Nasoduodenal tube)과 비공장관(Nasojejunal tube)이 있습니다. 가장 대표적으로 많이 쓰이는 것은 비위관의 Levin tube입니다.

2023한양대 2023은평성모병원 2023인하대 2023부산백병원 2023국민건강보험공단 2016경북대

02 ☐☐ **L-tube의 사용 목적에 대하여 말해보시오.**

연하곤란 등으로 인해 구강섭취가 어려운 환자에게 영양분을 공급하고 투약의 경로를 확보하기 위함입니다. 또한 위장 내의 가스 감압이나 내용물 제거, 독성물질 섭취 후 위세척을 위해 삽입합니다. 진단적 검사 또는 상부 위장관 출혈 확인 등의 모니터링을 위해 삽입할 수도 있습니다.

2019인하대

03 ☐☐ **L-tube 사용 시 흡인 예방법은 무엇인지 말해보시오.**

30분 ~ 1시간 동안 상체를 들어올린 자세를 취하여 흡인을 예방합니다.

2023국민건강보험공단 2019인하대

04 □□ **L-tube 삽입 길이 측정과 위치 확인 방법에 대하여 말해보시오.**

튜브 끝에 주사기를 꽂아 위액을 흡인하고, 흡인한 위액 산도를 측정합니다. 이때, 위액 산도는 pH0 ~ 4여야 합니다. 튜브 끝에 주사기를 연결 후 공기를 10 ~ 20ml를 주입하면서 청진기로 상복부를 청진하면서 방사선 영상을 통해 튜브의 위치를 확인합니다. 위장에 위치하면 '휙'하고 공기가 위장으로 들어가는 소리가 나는데, 트림이 발생하면 튜브가 식도 내에 위치한 것입니다.

2023한양대

05 □□ **TPN의 목적에 대하여 말해보시오.**

질병으로 충분한 영양을 흡수할 수 없는 환자에게 영양을 공급합니다. 신경성 식욕부진이나 오심, 구토 및 설사 등 위장관 흡수가 방해를 받는 환자에게 영양을 공급하고, 궤양성 장염 등의 위장관 손상 치료를 위해 사용합니다.

2023서울순천향대 2023·2019인하대 2021아주대의료원 2018서울아산병원

06 □□ **TPN의 Full Term과 간호중재에 대하여 말해보시오.**

TPN이란, Total Parenteral Nutrition으로 총 비경구 영양요법을 의미합니다. TPN을 주입하는 수액세트는 24시간마다 교체하여 감염의 위험을 예방하고, 사용 직전에 개봉하고 필터를 사용하여 미생물, 침전물 및 오염을 예방합니다. 또한 고농축 약물이므로 말초혈관으로 주입하는 경우 혈관 자극이 있을 수 있으므로 환자의 혈관상태를 살피고, 당뇨 환자의 경우 TPN 주입으로 인한 혈당의 변화를 확인하도록 합니다. TPN 시 감염, 고혈당, 수분 과다, 공기색전에 주의해야 합니다.

2015중앙보훈병원

07 □□ **위관영양 시 주의사항을 말해보시오.**

① 유동식은 적정온도로 준비합니다.
② 주입 전 환자의 상태를 확인합니다. 필요시 기도분비물을 흡인할 수 있습니다.
③ 상체를 좌위 혹은 반좌위를 취해주고 목에 수건을 대줍니다.
④ 위관의 내용물을 흡인하여 위관 위치 및 소화 양상을 확인합니다. 만약 흡인된 내용물이 100cc 이상이거나 이전 식사량의 1/3 ~ 1/2 이상인 경우 담당 의사에게 보고합니다.

⑤ 주입 전후로 20cc 정도의 물을 주입합니다.

⑥ 유동식은 처방된 속도로 천천히 들어가도록 합니다.

⑦ 이상 증세 호소 시 정도에 따라 속도를 줄이거나 중단하고 담당 의사에게 보고합니다.

2017서울대

08 ☐☐ **비장관 삽입의 목적에 대해 말해보시오.**

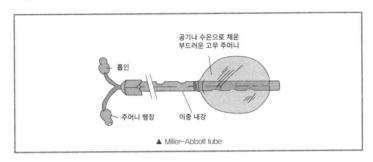

▲ Miller-Abbott tube

보통 장폐색 환자에게 기계적 장폐색의 일시적 치료나 장내 압력 감소를 위해 시행합니다. 지속적인 흡인을 위해 곰코 흡인기(Gomco suction)를 연결할 수 있습니다. 흡인의 위험이 비위관보다 적습니다. 영양 공급을 위한 목적으로 사용하며 흡인의 위험이 높은 경우, 위무력증이나 식도 연류가 있는 경우에 시행합니다.

> **더 알아보기** 장폐색 시 많이 쓰이는 비장관 (Miller-Abbott tube)
>
> 비장관은 비위관보다 흡인의 위험성이 작지만, 덤핑증후군의 위험성은 더 높다.

2023아주대의료원 2022대구가톨릭대 2022경북대 2021계명대 2019인하대 2014인천광역시의료원

09 ☐☐ **덤핑증후군(Dumping Syndrome)이 무엇인지 설명해보시오.**

덤핑증후군이란 위에 있던 다량의 음식물들이 소장에 급속이동 하면서 발생하는 증상입니다. 보통 위절제술 후 합병증으로 나타납니다. 증상은 복부팽만, 복통, 오심, 구토, 빈맥, 어지러움, 발한 등이 있습니다.

> **더 알아보기** 덤핑증후군의 증상
>
> ① 조기 덤핑증후군(식후 30분 ~ 1시간)
> - 소화기증상(장의 팽창) : 복부팽만, 복통, 오심, 구토
> - 탄수증상(혈액량 감소) : 빈맥, 어지러움, 발한
>
> ② 후기 덤핑증후군(식후 1시간 반 ~ 3시간) : 저혈당 증상(탄수화물 흡수, 혈당 ↑, 인슐린분비 상승)으로 인한 발한, 어지러움, 빈맥, 혼미

10 ☐☐ **덤핑증후군 간호중재에 대하여 말해보시오.**

덤핑증후군은 사전 예방을 위한 교육이 중요합니다. 관련된 식이 교육을 진행 후 제공합니다. 또한 나타날 수 있는 증상과 호출 방법에 대해서도 교육을 합니다.

더 알아보기 덤핑증후군 예방을 위한 식이 교육

① 적게 자주 먹기(소량의 아침, 점심, 저녁 외 2 ~ 3회 이상의 간식)

② 식사 시 천천히 씹기

③ 식간 사이에만 물 섭취(속도 지연)

④ 저탄수화물, 저수분, 고지방, 고단백 식이

⑤ 찬 음식 피하기(위 운동 증가)

⑥ 식사 시 횡와위, 반횡와위, 식사 후 누운자세(속도 지연)로 30분간 휴식

2023국민건강보험공단 2022울산대 2019인하대

01 ☐☐ **ABGA의 Full Term을 말해보시오.**

ABGA란, Arterial Blood Gas Analysis으로동맥혈 가스분석을 말합니다.

2023가천대길병원 2022동아대 2019양산부산대

02 ☐☐ **ABGA의 목적을 말해보시오.**

호흡능력을 나타내는 지표로, 동맥혈을 채취하여 산소포화도와 산·염기 불균형을 평가하기 위한 검사입니다. 폐의 가스교환 능력을 알아보는 것으로 중환자를 평가하고 관리하는 데 가장 기본적인 검사입니다.

2022가천대길병원 2022울산대 2022의정부을지대 2019인하대 2015경북대

03 ☐☐ **ABGA 정상수치를 말해보시오.**

ABGA(Arterial blood gas study)의 pH 정상수치는 7.35 ~ 7.45, PO_2 80 ~ 100mmHg, $PaCO_2$ 35 ~ 45mmHg, HCO_3 22 ~ 26mEq/L입니다.

2016경북대 2016서울시의료원

04 ☐☐ **ABGA 검사보고 판단 및 증상설명을 해보시오.**

① 산 염기 균형

증상	pH	PCO_2	HCO_3^-
대사성산증	감소	정상	감소
호흡성산증	감소	증가	정상
대사성알칼리증	증가	정상	증가
호흡성알칼리증	증가	감소	정상

② ABGA 정상범위

구분	정상범위
pH	7.35 ~ 7.42
PCO_2	35 ~ 45mmHg
PO_2	80 ~ 100 mmHg
HCO_3^-	22 ~ 26Eq/L

③ 호흡성산증
- 원인 : 호흡기 질환, 호흡중추 억제 등의 이유로 폐포의 산소와 이산화탄소 교환 장애 시 이산화탄소가 축적되어 발생합니다. 체내 이산화탄소 농도가 증가하고 보상기전으로 신장의 수소이온 배출 증가, 중탄산염 생산이 증가합니다.
- 증상 : 빈맥, 불안정, 흥분, 허약, 심실세동
- 간호 : 기도유지 및 환기

④ 호흡성알칼리증
- 원인 : 고지대 저산소증이나 과호흡 등으로 이산화탄소가 과잉배출되어 발생합니다. 이산화탄소 농도가 감소하고 보상기전으로 신장에서 중탄산이온의 배출이 증가합니다.
- 증상 : 근경련, 입주위 감각이상, 무감각, 저림, 하복부통증

⑤ 대사성산증
- 원인 : 신부전, 설사, 당뇨 등의 이유로 산이 증가하거나 중탄산염이 부족하면 발생합니다. 보상기전으로 호흡중추는 호흡수와 깊이를 증가시키고 신장은 수소이온 배출, 중탄산염을 보유하며 수소와 소듐이온은 세포 내 이동, 포타슘은 세포외 이동합니다.
- 증상 : 오심, 구토, 복통, 허약감
- 간호 : 중탄산나트륨 공급 및 근본적인 원인 치료

⑥ 대사성알칼리증
- 원인 : 구토, 제산제 과다사용 등의 이유로 산이 감소하거나 중탄산염이 증가하면 발생하고 보상기전으로 호흡수와 깊이가 감소합니다. 신장은 수소이온 형성을 억제하여 중탄산염 배설이 증가합니다.
- 증상 : 식욕부진, 오심, 구토, 강직, 저칼륨혈증

2022전북대 2022울산대 2020·2018경상대
05 ☐☐ **기관 내 흡인 다섯 가지 중요 사항을 말해보시오.**

① 흡인은 정기적으로 하지 않고 필요성을 사정 후 시행합니다.
② 흡인 시간은 10 ~ 15초 미만이며 총 흡인 시간은 5분 미만으로 유지합니다.
③ 분비물이 제거될 때까지 3 ~ 4회 정도 반복합니다.
④ 흡인 후 적절한 시간(20 ~ 30초)을 유지합니다.
⑤ 식후 흡인은 금지하며 보통 식전에 시행합니다.

[더 알아보기] 다섯 가지 외의 주의사항
① 삽입 시 카테터 구멍을 막지 않는 이유 : 막아둔 상태일 경우 점막손상과 저산소증 유발 가능성 증가합니다.

② 흡인 시 카테터를 빙글빙글 돌리면서 제거하는 이유 : 점막이 들러붙는 것을 방지하기 위함입니다.

③ 카테터 삽입길이 확인 : 저항이 느껴지는 지점에서 1 ~ 2cm 빼낸 깊이 (기관절개 환자의 경우 10 ~ 15cm, 기관 내 삽관 환자는 25 ~ 30cm로 거의 카테터 전체 길이), 더 깊을 경우 기관분지 미주신경 자극을 자극하고 서맥을 유발합니다.

06 ☐☐ **기관절개관 소독 절차를 설명해보시오.**

① 준비물 : Tracheal clean up set, 소독솜, small Y-거즈, 과산화수소, 생리식염수, N/S 소독솜(병원마다 다름), 멸균면봉, 거즈, 고정용 끈, 멸균 장갑, 멸균폴리글러브, 흡인용품

② 절차

- 손 위생을 하고 준비물을 준비합니다. 환자에게 다가가 손 위생을 하면서 자기소개 및 목적, 절차에 대해 설명합니다. 손 위생 후 멸균 장갑을 착용합니다.
- 흡인을 시행 후 손 위생을 합니다.
- 환자 베개를 제거 후 서있는 반대쪽 어깨에 수건 등을 받쳐 기관절개관이 잘 보이도록 합니다.
- 손 위생 후 멸균폴리글러브를 낍니다. 기관절개관 아래의 거즈를 제거합니다.
- 내관이 있는 tube의 경우에는 한손으로 테두리를 잡고, 반대 손으로 내관을 잡은 후 돌려 빼냅니다.
- 내관을 과산화수소에 담가 두고 멸균 장갑으로 바꾸어 착용합니다.
- 면봉에 거즈를 감싸 내관 내부를 닦아내고 생리식염수로 씻어냅니다. 마른 거즈로 물기를 제거 후 내관을 다시 끼웁니다.
- N/S 소독 솜으로 상처를 닦아 낸 후 하단에 다시 새로운 small Y-거즈를 대줍니다.
- 필요시 고정용 끈을 교환합니다. 끈 부분의 피부상태를 관찰하면서 너무 조이거나 느슨하지 않은지 사정합니다.
- 내관이 없는 경우 흡인 후 멸균 장갑으로 바꾸어 착용 한 후 소독 솜으로 상처를 닦아 낸 후 하단에 다시 새로운 small Y-거즈를 대줍니다.

07 ☐☐ **기관절개관을 가진 환자의 간호를 말해보시오.**

① 분비물이 있을 경우 필요시 흡인, 드레싱 교환 및 피부 간호를 시행합니다.

② 기관절개 부위(Tracheostomy site) 피부상태, 분비물·출혈 양상 등을 관찰합니다.

③ 드레싱의 경우 진물(Oozing)이 나올 경우 감염의 원인이 될 수 있기 때문에 자주 소독합니다(병원 내규마다 다르지만 보통 매일, 하루 한 번 + prn 으로 하는 편).

④ 커프가 있는 경우(인공호흡기 사용 시) 공기의 압력을 매일 측정하며, 누출 여부를 확인합니다.

⑤ 기도와 후두 손상 예방을 위하여 20 ~ 25mmHg 압력을 유지합니다.

2018강원대

08 □□ **산소요법 진행 중, 대상자가 답답하다고 한다. 어떻게 대처할 것인가?**

산소포화도(SpO_2)를 비롯한 환자상태를 사정합니다. 호흡하기 편한 자세 (반좌위)를 취해준 후 담당 의사에게 보고합니다. 필요시 산소 및 흡인 준비를 미리 해놓습니다. 처방대로 시행합니다.

 선배들의 **TIP**

산소 공급은 언제해?
산소분압이 55mmHg 미만, 산소포화도가 88% 이하일 때 합니다. 이 경우가 아니라도 환자 증상이 있을 경우 담당의 판단하에 적용할 수 있습니다.

2022전북대 2020부천순천향대 2017서울대 2015 경북대

09 □□ **기관절개관이 갑자기 빠진 환자를 발견하였다. 어떻게 대처할 것인가?**

① 산소포화도(SpO_2) 및 환자상태를 사정합니다. 필요시 흡인을 시행합니다. 반좌위를 취해준 후 바로 담당 의사에게 보고합니다.

② 사정 상태 및 증상을 고려합니다. 증상이 없을 경우 구멍에 멸균 처리된 겸자를 사용하여 구멍이 패쇄되지 않도록 넓혀줍니다. 증상이 있다면 구멍 부위를 멸균거즈로 막은 후 앰부 백(Ambu bag)으로 산소를 제공합니다.

 선배들의 **TIP**

해결해봅시다!
가장 좋은 해결 방법은 바로 다시 삽입하는 것입니다. 그러나 삽입 후 시간 얼마 지나지 않았을 경우 절개부위가 다물어질 수 있습니다. 이러한 예방을 위해 겸자를 사용하여 넓혀주는 것이고요. 하지만 증상이 있을 경우 제일 중요한 것은 호흡 유지입니다. 멸균거즈로 막고 앰부 백을 이용합니다. 다시 삽입을 위한 준비를 할 때에는 이전에 사용하던 기관절개관과 크기가 같거나, 작은 것(피부가 다물어졌을 가능성이 있으므로)을 함께 준비해서 바로 넣을 수 있도록 합니다.

2022국민건강보험공단 2015경북대

01 ☐☐ **단순도뇨의 목적을 말해보시오.**

단순도뇨의 목적은 첫째, 요정체 등으로 자연 배뇨가 불가능한 경우 방광을 비우기 위함입니다. 둘째, 무균적 소변검사를 위해서도 시행합니다. 마지막으로 자연 배뇨 후 남아 있는 잔뇨량을 측정하기 위해 시행합니다.

더 알아보기 임상술기 p.268

2016경북대

02 ☐☐ **유치도뇨의 적응증을 말해보시오.**

① 급만성 요정체 등(요관, 방광, 요도의 손상 위험 예방)
② 중환자실에 정확한 소변량 측정이 필요한 경우
③ 비뇨생식기계 수술과 같은 특정 수술 시(요도의 확장과 지혈 등)
④ 장시간의 수술이 예상되는 경우(방광팽만 및 손상 예방)
⑤ 수술 중 소변량의 확인이 필요한 경우
⑥ 유치도뇨 외 대안이 없는 실금 또는 욕창(감염 및 피부손상 예방)
⑦ 방광세척 및 약물주입

더 알아보기 금기증

급성 전립선염, 요도손상이 있거나 의심되는 경우

2023분당차병원 2023인천성모병원 2015국민건강보험공단

03 ☐☐ **유치도뇨 시 카테터가 방광에 들어간 것을 어떻게 확인하는가?**

방광으로 삽입이 되었다면 소변이 카테터를 통해 배출됩니다.

 선배들의 **TIP**

이런 경우!
① 만약 소변줄이 빠진 후 다시 삽입해야 하는 경우 : 바로 소변이 배출되지 않을 수 있습니다. 이런 경우 살짝 방광 위치의 복부를 눌러보세요. 약간이라도 나옵니다.
② 카테터 주위로 소변이 새는 경우
• 소변 줄이 빠져있는지 확인해보세요. 소변 줄이 꺾이거나 clamp가 잠겨있지는 않은지도 확인합니다.
• 공기주입(ballooning)을 재시행해 보세요. 이때에는 멸균 증류수의 양을 확인해 보고 약간 더 많은 양으로 시행합니다.
• 이런 중재에도 불구하고 지속적으로 누출될 경우 기대터를 제거 후, 새로운 카테터(직경이 더 큰 카테터 고려)로 재삽입합니다.

2014국민건강보험공단

04 ☐☐ **유치도뇨 소변백이 낮게 위치해야 하는 이유를 말해보시오.**

방광으로부터의 소변 배출을 용이하게 하고, 방광으로의 역류를 막아 감염을 예방하기 위함입니다.

2023중앙대 2022은평성모병원 2021분당차병원 2019인하대

05 ☐☐ **유치도뇨관 환자 간호 시 주의할 점을 말해보시오.**

수분 섭취를 권장하고 소변량을 증가시켜 도뇨관 내에 침전물 축적을 억제시켜야 합니다. 도뇨관 삽입 부위에 분비물이 축적되면 감염의 원인이 되므로 도뇨관이 꼬이거나 접히지 않게 관리하며 소변주머니는 항상 방광보다 낮게 하되, 바닥에 닿지 않도록 주의해야 합니다. 또한 이동 시에는 소변주머니 안에 소변을 다 비우고 배액관을 잠근 상태에서 이동하게 해야 합니다.

2023인하대 2023의정부성모병원 2021은평성모병원 2020이화의료원 2015경북대

06 ☐☐ **관장의 종류를 말해보시오.**

관장은 대표적으로 두 가지입니다. 대장에 용액을 주입하여 5 ~ 10분 후 즉시 배출하는 배출형 관장과 30분 정도의 일정 시간 대장 내에 용액을 보유하게 하는 정체형 관장이 있습니다. 이 밖에 용수관장(Finger enema), 연동운동을 자극하고 장내가스를 배출하기 위한 역류관장 등 추가로 구별합니다.

> **더 알아보기** 배출형 vs 정체형
> ① 배출형 관장의 종류 : 생리식염수 관장, 비눗물 관장, 글리세린 관장 등
> ② 정체형 관장의 종류 : 구풍관장, 투약관장, 구충관장, 영양관장 등

2015경북대

07 ☐☐ **관장 방법에 대해 설명하시오.**

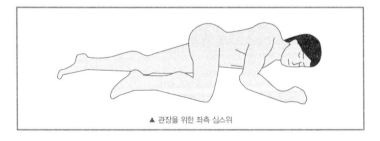

▲ 관장을 위한 좌측 심스위

① 손 소독을 시행하고 물품을 준비합니다. 환자에게 다가가 커튼을 칩니다.

② 손 위생을 하면서 자기소개, 환자확인, 목적, 절차를 설명합니다.

③ 환자의 자세(좌측 심스 체위)를 잡아줍니다. 움직이면 안 된다고 설명 후 준비물을 펼칩니다.

④ 손 위생 후 장갑을 착용합니다. 관 끝에 윤활제를 바르고, 배꼽 쪽으로 집어 넣으면서 심호흡을 격려합니다.

⑤ 10 ~ 15cm 정도 삽입 후 천천히 용액을 주입합니다. 이상 증세가 보일 경우 즉시 주입을 중단합니다.

⑥ 주입 후 준비된 휴지로 항문을 막으면서 관을 제거합니다.

⑦ 주의사항에 대해 재설명합니다.

⑧ 장갑을 벗은 후 물품 및 주변을 정리하고 손 위생을 합니다.

2023인천성모병원 2020이화의료원 2015경북대

08 ☐☐ **관장의 목적에 대해 설명해보시오.**

관장의 가장 큰 목적은 변의 배출입니다. 변이 배출되어야 하는 이유는 심한 변비 뿐 아니라, 검사·수술 전의 장 준비, 특정 물질의 배출 등을 위해서입니다. 또한 약물·조영제 주입이나 영양을 공급하기 위해서도 시행되기도 합니다.

2021울산대 2017서울대

09 ☐☐ **간경변(Liver cirrhosis) 환자는 어떤 관장을 해야 하는가?**

환자는 간의 손상으로 체내에 독성물질인 암모니아가 축적되어 간성 혼수가 발생할 수 있습니다. 이를 예방하기 위해서는 대변으로 암모니아를 배출하여 제거해야 합니다. 따라서 정체관장의 일종인 Lactulose 관장을 합니다.

 선배들의 **TIP**

어떤 약물을 왜?

Lactulose 약물을 사용하는 이유는 산성화하여 박테리아의 성장을 억제하고 배설을 돕기 때문이에요. 하지만 관장은 설사를 유발하고 탈수가 심해지면 오히려 간성혼수가 진행될 수 있기 때문에 주의해야 합니다.

더 알아보기 정체관장에 사용되는 약물

① 카리메트 : 고칼륨혈증 시

② 락툴로오스 : 장내 독성물질 제거 시

2021인하대 2018서울의료원 2014인천광역시의료원

01 □□ **낙상의 의미를 말해보시오.**

낙상은 떨어지거나 다치는 것을 말합니다.

> **더 알아보기** 낙상의 정의
>
> ① 세계보건기구(WHO) : 갑작스럽게 바닥, 마루, 또는 낮은 위치에 놓이게 되는 것으로 가구, 벽, 또는 다른 물건에 기대기 위해 의도적으로 체위를 변경한 경우는 제외합니다.
> ② 미국보건의료관리청(CMS) : 실무자 중재에 의한 것이 아니라면 대상자가 균형을 잃고 쓰러진 모든 에피소드를 말합니다.

> **더 알아보기** 모스낙상척도(Morse fall scale)
>
> 낙상 위험 사정도구인 모스낙상척도는 3개월 동안의 낙상 경험, 이차 진단, 보행 보조기구, 수액요법 여부, 보행·이동 장애, 정신상태 등 6가지 평가를 통하여 낙상 위험을 평가하는 도구입니다. 51점 이상은 고위험, 25 ~ 50점은 저위험, 0 ~ 24점은 위험 없음을 나타냅니다.

구분	평가 항목	점수
과거 낙상 경험 (지난 3개월간)	있음	25
	없음	0
이차적인 진단	있음	26
	없음	0
보행 보조 기구	기구를 잡고 이동	30
	목발/지팡이/보행기 사용	15
	보조기구 없음/침상안정 /휠체어사용	0
정맥 수액요법 / heparin lock	있음	20
	없음	0
걸음걸이	장애가 있음	20
	허약함	10
	정상/침상안정/부동	0
의식상태	자신의 기능수준을 과대평가하거나 잊어버림	15
	자신의 기능수준에 대해 잘 알고 있음	0

2022은평성모병원 2022의정부성모병원 2020제주대 2018경북대 2017·2016서울대

02 ☐☐ **낙상사고 발생 시 대처방법에 대해 설명해보시오.**

① V/S을 포함하여 환자 사정을 합니다. 사정 내용에는 의식상태, GCS를 비롯한 신경학적 내용, A(Airway), B(Breathing), C(Circulation) 등이 있습니다.

② 만약 경추 손상의 경우 움직이지 않도록 하고 즉시 담당 의사에게 보고합니다. 환자가 움직여도 된다는 판단이 들 때까지 옮기지 않습니다.

③ 관찰 가능한 손상, 호소하는 증상이 없더라도 침상안정을 취하도록 합니다.

④ 상급자 및 담당 의사에게 보고하고 추가검사 처방 시 시행합니다.

⑤ 낙상예방에 대해 재교육을 시행합니다.

⑥ 보호자에게 연락하여 환자상태에 대해서 설명하고 주의 깊게 지속적으로 사정을 합니다.

2023아주대 2018강원대

03 ☐☐ **휠체어 낙상예방활동에 대하여 말해보시오.**

① 잘 보이는 곳에 '낙상주의' 표시를 부착합니다.

② 휠체어 사용방법에 대한 설명문을 부착합니다.

③ 고정장치와 바퀴상태를 수시로 점검합니다.

④ 환자의 손에 닿는 곳에 휠체어를 위치하도록 합니다.

⑤ 휠체어로 타고 내릴 때에는 반드시 바퀴를 고정합니다.

⑥ 휠체어를 타면 발판을 올리고 등을 밀착시킵니다.

⑦ 경사진 곳에 세워두지 않습니다.

⑧ 수액줄·소변줄 등이 걸리거나 당겨지지 않도록 정리하여 주의합니다.

2023국민건강보험공단 2023은평성모병원 2023인천성모병원 2023울산대 2021인하대 2018서울의료원 2020제주대 2018경북대 2017·2016서울대

04 ☐☐ **낙상 예방법에 대하여 말해보시오.**

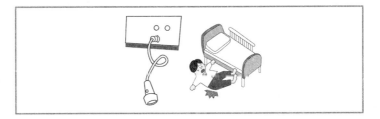

가장 중요한 낙상 예방 방법은 '교육'입니다. 입원 시 낙상 예방 교육을 시행합니다. 또한 낙상 평가 후 고위험군에게는 EMR 표시 및 위험표지판을 설치해 관련 정보를 직원들이 알 수 있도록 공유해야 합니다.

① 호출기는 바로 누를 수 있는 곳에 두고 교육합니다.

② 설치된 난간 안전성 확인 후 늘 침상 난간을 올려둡니다.

③ 침상 바퀴는 잠금 상태인지 확인합니다. 침상안정 시 침대 높이는 낮게 유지합니다.

④ 취침 전 화장실 다녀오도록 교육합니다.

⑤ 밤에는 야간 조명을 켜두고, 이동 시에는 보조 조명 등을 사용합니다.

⑥ 병실 바닥은 깨끗하고 물기 없이 건조하게 유지합니다.

⑦ 미끄럽지 않는 신발을 착용하도록 합니다.

⑧ 환자 주변 환경을 정돈된 상태로 유지하며 개인 물품은 손에 쉽게 닿을 수 있는 곳에 둡니다.

⑨ 바짓단, 수액줄 등은 바닥에 닿지 않도록 정리합니다.

⑩ 보행 중 엘리베이터나 점자블록 등 울퉁불퉁한 곳은 조심합니다.

더 알아보기 낙상고위험군 환자별 추가 주의사항

① **공통** : 보호자와 함께 교육시킵니다. 또한 평상시에는 커텐을 열어두어야 하며 이동 시에는 반드시 도움을 요청하도록 교육합니다.

② **노인 환자의 경우** : 지속적인 교육이 필요합니다.

③ **소아환자인 경우**

• 환아를 혼자 두지 않도록 합니다. 만약 자리를 잠깐이라도 비울 경우 도움을 요청해야 합니다.

• 특히 침대에 일어서거나 난간에 기대어 장난하거나 뛰지 않도록 합니다.

• 이동식 수액걸이에 올라타지 않도록 합니다.

• 유모차나 휠체어 사용 시 안전띠를 항상 착용하도록 합니다.

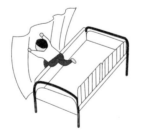 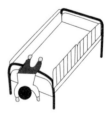

2023영남대 2022용인세브란스

05 ☐☐ **억제대를 적용하는 목적에 대하여 말해보세요.**

환자의 움직임을 제한하여 환자 자신이나 타인의 손상을 예방합니다.

2023강동경희대 2023부천순천향대 2022은평성모병원 2020충북대 2016경북대

06 ☐☐ **억제대 적용 환자 간호중재에 대하여 말해보시오.**

① 순환 상태, 피부상태, 운동·감각기능을 평가합니다.

② 환자의 섭취 및 배설 등의 욕구를 확인 후 충족시킵니다.

③ 욕창 예방을 위해 체위 및 억제대 위치를 2시간마다 사정하며 변경시킵니다.

④ 꽉 조이게 고정하지 않고 손가락 2개 정도의 공간을 확보합니다.

⑤ 뼈가 돌출된 부위에는 패드 등의 조치를 취합니다.

⑥ 침상 난간이 아닌 침대 틀에 고정하며 응급상황 시 바로 제거 할 수 있도록 준비합니다.

더 알아보기 억제대 사정 시간(병원 내규마다 다름)

① 억제대 부위 순환 상태 사정 : 2시간마다

② 억제대 부위 피부 상태 사정 : 2시간마다

③ 억제대 유지 필요성 사정 : 4시간마다

※ 억제대는 반드시 의사처방과 동의서가 필요합니다.

2023아주대 2021대구파티마 2021계명대동산

07 ☐☐ **ABR의 Full Term을 말해보시오.**

ABR이란 Absolute Bed Rest로 절대 침상 안정 즉 머리, 등, 하지 모두가 침상에 닿아 누워있는 상태를 말합니다.

2015서울대

08 ☐☐ **ABR인 상태의 환자가 어디까지 움직일 수 있는지 물어본다면 어떻게 대답할 것인지 말해보시오.**

앉는 자세도 금지하며, 필요시 앉는 각도는 담당의사의 별도 처방이 필요합니다. 그러므로 식사나 개인위생 등은 침상에서 옆으로 돌아누워서 도움을 받아야 합니다. 대소변은 침상용 변기나 기저귀를 사용합니다.

09 ☐☐ **임종의 5단계에 대하여 말해보시오.**

죽음의 선고를 받은 사람들 대부분 이를 인지하고 받아들이기까지의 과정을 5단계로 구분한 것으로 '부정 → 분노 → 협상 → 우울 → 수용'의 단계를 거칩니다.

더 알아보기 임종의 5단계

미국의 심리학자 엘리자베스 퀴블러-로스가 '죽음과 죽어감'(On Death and Dying, 1969)에서 선보인 모델로 다브다(DABDA)모델이라고 불립니다.

① 부인(Denial) : 아니야, 나는 아닐거야.

② 분노(Anger) : 왜 나야!

③ 협상(Bargaining) : 이렇게 하면 더 살 수 있을 거야.

④ 우울(Depression) : 하고 싶은 일이 많은데 할 수 없다니….

⑤ 수용(Acceptance) : 그래, 떠날 준비를 하자.

10 ☐☐ **임종환자의 신체적 변화를 말해보시오.**

임종환자의 특징적인 신체 변화는 점점 쇠약해져 침상에서만 생활하고 조금만 움직여도 피로감을 호소하는 것입니다. 대부분 시간을 수면으로 보내며 깨어나도 의식과 지남력이 저하되어 있습니다. 식사와 수분 섭취가 감소하여 대소변량도 감소합니다. 호흡 양상의 변화가 오고 잡음과 분비물이 증가합니다. 피부는 건조하고 차가우며 창백합니다. 가끔 불수의적으로 손이나 다리, 얼굴을 떨기도 합니다.

11 ☐☐ **임종환자의 간호에 대하여 말해보시오.**

① 임종환자 간호목표는 통증을 최소화하고 편안하도록 돕는 것입니다. 따라서 통증은 적극적으로 해결합니다.

② 탈수 증세와 흡인 위험성을 사정하고 수분 섭취를 격려합니다.

③ 정기적인 구강 간호를 시행합니다.

④ 환기를 통해 공기를 순환시키고 공감적 경청, 안정된 환경, 이완 요법 등 정서적 지지를 취해줍니다.

2022 · 2015경북대

12 ☐☐ **복부 수술 환자가 통증척도 8점 호소 시 간호에 대하여 말해보시오.**

V/S 및 환자상태 사정합니다. 통증 자가 조절 장치(PCA, Patient controlled analgesia)가 있는데 누르지 않았다면 사용법을 재교육합니다. PCA 사용 후에도 경감되지 않으면 담당의에게 보고하고 처방대로 진통제를 투여합니다.

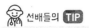 선배들의 **TIP**

> **확인하기!**
> 일반적으로 통증척도 4점 이상일 때 중재 후 결과 확인이 필요합니다. 주사제라면 30분 후, 경구약이라면 1시간 후 effect 확인!

2021삼성창원병원 2019인하대 2016경북대

13 ☐☐ **통증사정도구에대해 말해보시오**

아동 통증사정도구는 FLACC(Face, Legs, Activity, Cry, Consolability), 성인통증사정도구는 NPIS(Numeric Pain Intensity Scale)가 있습니다.

	0	1	2
F : 얼굴	이상한 표정이 없거나 미소	가끔 찡그림, 움츠림, 무관심	자주 지속되는 찌푸림 및 턱떨림, 꽉 다문 턱,
L : 다리	정상 or 이완	불안, 거북함, 긴장	발을 차거나 다리를 들어올림
A : 활동	조용, 정상, 쉽게 움직임	몸부림, 긴장, 뒤척임	몸을 구부림, 굳음, 경련
C : 울음	울지 않음	끙끙, 훌쩍, 신음	지속적 울음, 비명, 흐느낌, 잦은 불편감
C : 진정	만족, 이완	접촉, 안김, 말걸기로 안심	진정되기 어려움

더 알아보기 통증사정도구(병원 내규마다 다름)

① 신생아 : CRIES Scale(Crying, Requires Oxygen, Increased vital sign, Expression of Face, Sleeplessness) 울음, 산소요구량, V/S 변화, 얼굴표정, 수면장애 다섯 가지 항목으로 0 ~ 10점 기록

② 만 3세 미만, 의사소통 불가능 : FLACC

③ 만 3세 이상 소아, 의사소통 장애, 노인 : Wong-Baker의 얼굴 통증 등급 (Faces Pain Rating Scale)

④ 만 12세 이상, 의사소통 가능 : NPIS, 시각적 사상 척도(VAS, Visual Analog Scale), 숫자 통증 척도(NRS, Numeric Rating Scale)

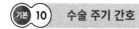
2020부천순천향대 2014중앙보훈병원

01 ☐☐ **수술에 필요한 MRI 검사 전 무엇을 확인해야 하는가?**

MRI 검사 전 가장 먼저 해야할 일은 환자에게 검사 목적, 과정 등을 설명한 후 동의서를 확인하는 것입니다. 그리고 체내 금속 물질을 가지고 있는지, 폐쇄공포증 등에 대해 사정합니다. 마지막으로 처방에 따라 부위나 조영제·진정제 유무 등을 사전에 준비를 합니다.

2016서울대 2011국민건강보험공단

02 ☐☐ **전신마취를 앞둔 환자의 수술 전 간호를 말해보시오.**

전신마취는 기관 내 삽관을 하기 때문에 치아 상태는 반드시 확인해야 합니다. 또한 기도 삽관으로 인해 수술 후 며칠 정도는 인후통(Sorethroat) 등이 있을 수 있음도 설명해 줍니다. 그리고 EDBC 교육을 시행합니다. 필요시 강화폐활량계(Inspirometer) 사용 방법을 교육합니다. PCA를 사용하는 경우 미리 설명을 제공합니다. 마지막으로 전신마취에 대한 설명과 정서적 지지를 해 줍니다.

 선배들의 **TIP**

기억해둡시다!
전신마취는 환자들이 불안감을 제일 많이 호소하는 마취 방법이에요. 따라서 간호사의 정서적 지지가 가장 중요한 부분라고 할 수 있어요.

2014국민건강보험공단

03 ☐☐ **수술 전에 피부준비를 하는 이유를 설명해보시오.**

피부 청결 및 감염예방을 위해서 입니다.

더 알아보기 수술 전 피부 간호
필요시 제모 시행, 상처·발진·부종 등의 이상 상태 확인, 화장 및 매니큐어 등 지우기

 선배들의 **TIP**

면도기 사용 안 해요!
요즘 제모제를 사용합니다. 면도기의 경우 상처가 나면 오히려 감염 위험성이 증가하기 때문입니다. 제모제 사용 시에는 국소 피부 테스트를 먼저 한 후 시행합니다.

04 ☐☐ **수술 전 방광을 비우는 이유를 말해보시오.**

마취 중 소변 정체로 인한 방광의 손상을 막기 위함입니다.

더 알아보기 수술 전 관장의 이유

① 수술 시 자연 배변 방지

② 복부 수술일 경우 장내 세균 감소 및 절개 부위 오염 예방

③ 장과 인접한 부위의 수술일 경우 수술 용이

④ 수술 후 복부팽만, 장폐색 예방

 선배들의 **TIP**

'한 시간 전에 화장실 다녀와서 안 가도 돼'

수술실은 세균 번식을 막기 위해 매우 낮은 온도로 유지되고 있습니다. 이런 환경적인
상황 및 심리적인 이유, 수액 등의 이유로 금식을 해도 평소보다 화장실을 더 가고 싶
을 수 있어요. 하지만 수술 중이나 수술 후에는 일정 시간 침상안정이 필요합니다. 이
에 대해 설명을 하면서 반드시 화장실에 가서 방광을 비우도록 합니다.

05 ☐☐ **수술 전 수술 부위를 확인하는 방법을 말해보시오.**

수술 부위는 수술실 입실 전까지 의사가 표시해야 합니다. 수술 부위를 확
인하는 과정은 환자도 참여해야 합니다. 수술 부위 표시를 거부한 환자는
의무기록과 환자 팔찌를 통해서 확인합니다.

더 알아보기 수술 부위 표시

① **수술 부위 표시 대상** : 좌우 방향이 있는 부위(**데** 다리), 다중 구조(**데** 손가락),
다중수준(**데** 척추) 좌우 양쪽, 여러 부위 수술일 경우에도 모두 표시 합니다.

② **수술 부위 표시 제외 대상** : 단일장기(**데** 심장), 생식기에 관련된 수술, 항문·
요도 등을 포함한 회음부 수술, 개방성 상처, 응급수술, 좌/우 구분이 확실하
지 않는 경우, 표시 거부 경우

06 ☐☐ **수술 전 금식이유에 대하여 말해보시오.**

① 부분마취인 경우에는 부분마취가 안 될 경우 전신마취의 가능성이 있
기 때문에 전신마취와 동일하게 금식합니다.

② 전신마취인 경우인 경우에는 구토, 장폐색, 흡입성 폐렴 등을 예방하기
위함입니다.

Ⅲ 평정요소별 면접기출

답변 외 추가적인 금식 이유

① **부분마취인 경우**: 국소마취(Local anesthesia) 또는 시술 시 수술실에서 들어가는 약물(마취제) 등, 언제 생길지 모르는 응급상황에 대비하여 일정 시간의 금식을 유지해야 합니다.

② **전신마취인 경우**: 복부수술인 경우 수술 시 시야 확보 및 오염 방지 목적을 가집니다.

 선배들의 **TIP**

'깜박하고 물 마셨어, 혹은 설명 못 들었는데?'
꼭 있습니다. 오리발도 내밀어요. 괜찮아요, 우리에게는 금식 교육 차팅이 있습니다. 저는 전날 이브닝, 당일 나이트 교육할 때, 보호자가 있거나 다른 환자들이 있을 때 큰! 소리로 설명합니다. 목격자 확보! 그리고 이미 먹은 거 어쩔 수 없죠. 당황하지 말고 언제, 얼마나 먹고 마셨는지 확인합니다. 금식에 대한 재설명과 수술시간 지연 가능성에 대해서도 꼭! 설명합니다. 그리고 상급자, 담당 의사 및 마취과에 보고합니다. 물 한 모금이어도 노티해야 해요. 확인하지 않은 책임은 간호사에게 돌아온답니다.

'저 사람이 먼저 들어간다는데, 왜 금식시간은 같아?'
수술시간과 순서는 늘 변동합니다. 만약, 앞 순서 환자들이 줄줄이 밤사이 상태가 안 좋아지면, 맨 뒤 순서의 사람이 제일 먼저 수술실에 들어갈 수 있어요. 수술을 기다리며 항의하는 환자에게도 응급상황 발생 시 바로 처치와 수술을 해야 할 수 있으므로 금식 시간이 같다는 것을 이해시켜 줍니다.

2023국민건강보험공단 2023용인세브란스 2023은평성모병원

07 ☐☐ **수술 전 준비에 대하여 말해보시오.**

① 수술동의서에 서명 또는 날인을 하여 수술동의서를 작성합니다.

② 호흡곤란 시 기침, 심호흡, 체위 배액 등을 통해 분비물 제거를 시행하여 호흡기계 기능을 증진시킵니다.

③ 영양상태가 불균형할 경우 균형 잡힌 식이 및 영양보충, 투약을 통해 교정합니다.

④ 감염 가능성이 있으면 수술 전에 예방적 항생제를 투여해야 합니다.

⑤ 위장문제 예방

• 수술 후 위장관계 기능이 저하되어 변비나 분변매복이 올 수 있으므로 수술 전 하제를 투여하고 관장을 시행합니다.

• 위장문제 예방 및 흡인 위험성을 감소시키기 위해 수술 전 6 ~ 8시간 금식상태를 유지합니다.

⑥ 투약 확인

• Digoxin(Lanoxin), Phenytoin(Dilantin), 항고혈압제, 항응고제 등은 갑작스럽게 투여를 중단하면 상태를 악화시킬 수 있으므로 투여를

중단하기 전에 주치의와 상의를 해야 합니다.

- 아스피린, 항응고제와 같은 제제는 출혈 위험성을 증가시킬 수 있으므로 수술 7 ~ 14일 전부터 중단합니다.
- 심장약 또는 항고혈압제제는 수술 2시간 전 소량의 물과 복용하도록 합니다.

⑦ 수술 부위 준비

- 수술할 피부 준비 및 감염 예방을 위해 삭모를 시행합니다.
- 좌우 구분이나 다중 구조의 수술인 경우 수술 부위 착오를 예방하기 위해 주치의가 마커 펜을 이용하여 수술 부위를 표시합니다.

2020제주대

08 ☐☐ **거즈 카운트는 언제, 누가 하는가?**

수술 직전, 수술 중 마지막 체강을 닫기 직전, 수술 부위 피부 봉합 직전 입니다. 간호사 2인이 소리내어 확인하면서 카운트 시행 후 기록합니다.

더 알아보기 수술 계수(Counts)(병원 내규마다 다름)

① **정의** : 환자의 안전을 위해 수술 시 사용된 모든 물품을 집계
② **시점** : 조직절개 전, 환자의 체강 봉합 전, 피부 봉합 후, 소독·순환 간호사 교대 시, 새로운 물품 추가 시
③ **원칙** : 수술 의료팀이 다 같이 확인, 계수된 모든 물품은 수술실 안에 보관, 불일치 시 집도의에게 보고 후 재계수 시행

2023 · 2018경북대

09 ☐☐ **수술 간호에서 환자안전을 위해 시행하는 것은 무엇인가?**

수술에서 환자안전을 위해 시행하는 것은 수술 부위 표식 확인과 Time out입니다.

더 알아보기 **Time out**

마취의, 집도의, 간호사가 함께 환자 확인 및 수술명, 수술 부위를 확인하는 것입니다. 마취 유도 전, 수술시작 직전, 수술실을 떠나기 전 시행합니다.

 선배들의 **TIP**

수술간호에서 제일 중요한 확인 사항은 무엇인가?
'동의서 → 금식 및 수술 전 검사 진행 여부 → IV line, AST 확인'이라고 대답하세요. 이 순서대로 착착 신행된다면 입원하지미저 바로 15분(AST 확인시간)만에 응급 수술에 들어갈 수 있습니다.

2017서울대

10 □□ 수술을 위해 환자 금식(NPO) 및 수술준비를 마친 상태이다. 수술 1시간 전 응급수술로 인해 예정된 수술이 취소되었다. 환자에게 어떻게 설명할 것인가?

수술이 지연된 사유에 대해 설명 후 양해를 구합니다.

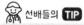 선배들의 **TIP**

> 이러한 경우 많아요!
> 환자가 화를 내도 어쩔 수 없습니다. 하지만 일정수준 이상의 모욕적인 언사나 물리적인 행동을 할 경우 병원 내규에 따라(보안과 연락) 방어해야 합니다.

2016경북대

11 □□ 수술 환자의 안전간호를 말해보시오.

① 낙상, 욕창 재평가 및 재교육을 합니다.
② Side rail은 올려둡니다.
③ 호출 벨에 대하여 재교육합니다.

2019양산부산대 2014국민건강보험공단

12 □□ 수술 후 합병증을 예방하기 위하여 어떤 것을 하는가?

① EDBC(Encourage deep breathing&Cough)
② 조기이상조기보행(Early ambulation)
③ 흡연자 금연 교육
④ 수술 부위의 RICE(Rest, Ice, Compression, Elevation)
⑤ 압박스타킹 착용(Compression stocking)
⑥ 수분 섭취 격려(순환기계 증진 및 변비 예방)

2022동아대 2021영남대 2015경북대

13 □□ **수술 후 기침과 심호흡을 격려하는 이유가 무엇인가?**

수술 후 합병증인 무기폐(Atelectasis), 폐렴(Pneumonia), 폐색전증 (Pulmonary embolism) 등을 예방하기 위함입니다.

 선배들의 **TIP**

> **EDBC(Encourage deep breathing & Cough) 이유**
>
> 전신마취 시 호흡하는 근육까지 전부 마비됩니다. 기계가 대신 산소를 밀어 넣어주어 필요한 산소가 공급되는 것이지요. 그래서 직접 호흡할 때와 달리 폐의 확장이 전체적으로 고르게 일어나지 않아 폐가 펴지지 않고 쭈그러진 곳이 있어요. 따라서, 무기폐 예방을 위하여 수술 후 숨을 깊게 쉬어야 합니다. 그리고 평상시에는 폐의 섬모 운동 등으로 분비물이 잘 배출되지만 마취 시에는 배출이 이뤄지지 않습니다. 폐렴 등의 합병증 예방을 위해서는 기침을 통해서 배출되지 않은 분비물을 배출해 주어야 합니다.

2018·2016경북대

14 □□ **수술 후 간호의 목적을 말해보시오.**

수술 후 간호의 목적은 회복 증진과 합병증의 예방으로 건강을 적정 수준으로 회복하는 것입니다. 그 과정 중에 통증조절, 감염 방지, 상태 변화별 대처 등을 같이 시행해 줍니다.

01 □□ **QRS란 무엇인지 말해보시오.**

2021울산대 2014중앙보훈병원

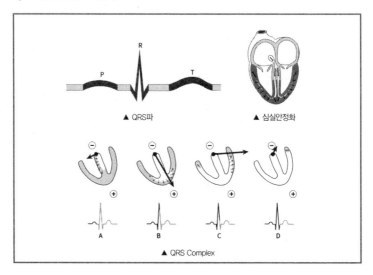

▲ QRS파   ▲ 심실안정화

▲ QRS Complex

QRS complex는 심실의 탈분극 상태를 나타냅니다. 처음 나타나는 하향파 Q는 심실중격의 탈분극, 그 다음의 상향파 R은 심실의 탈분극, 그 다음 하향파 S는 좌심실 상외측벽의 탈분극을 뜻합니다. 심박동수 계산 및 심장 전기축과 회전 정도, 심실 내 전도이상 유무를 감별, 심실비대, 심근경색, WPW(Wolff-Pakinson-White syndrome) 증후군 진단 등에 도움이 됩니다.

더 알아보기 심박동수 계산 시 이용

① **규칙적** : 2개 간격이 큰 칸수로 몇 칸인지 계산, (300 → 150 → 100 → 75 → 60 → 50)

② **불규칙적** : 6초 동안의 개수 × 10

02 □□ **고혈압환자 간호중재에 대하여 말해보시오.**

2023강남성심병원 2023강남차병원 2019인하대 2016경북대

① 고혈압 환자의 간호는 위험요인 감소 및 생활 습관의 수정 교육입니다. 과체중일 경우 체중감량과 적절하고 규칙적인 운동, 저염식, 금연, 절주, 스트레스 및 과로 방지 등이 있습니다.

② 고혈압을 처음 진단 받은 경우에 고혈압에 대한 내용 및 위험요인에 대한 교육이 필요합니다. 정기적으로 약물 복용이 필요함과 퇴원 후에도 주기적인 혈압측정이 이루어질 수 있도록 올바른 방법을 교육합니다.

더 알아보기 개정된 혈압분류

혈압분류	수축기혈압(mmHg)	and/or	이완기혈압(mmHg)
정상혈압	< 120	그리고	< 80
주의혈압	120 ~ 129	그리고	< 80
고혈압전단계	130 ~ 139	또는	80 ~ 89
고혈압 1기	140 ~ 159	또는	90 ~ 99
고혈압 2기	≥ 160	또는	≥ 100

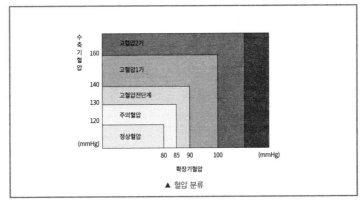

▲ 혈압 분류

더 알아보기 고혈압 기준

수축기 혈압 140mmHg 이상 또는 이완기 혈압 90mmHg 이상으로 지속되는 상태입니다.

2018경북대

03 □□ **항고혈압제 처방이 났을 경우, 투약과정을 간호과정에 맞게 설명해보시오.**

혈압을 잰 후 처방된 항고혈압제를 경구 투여한다.

더 알아보기 약물 처방 시 지식부족

S : '처음보는 약인데, 뭔가요?'

O : 처방된 약물과 질병에 대해 모름

A : 항고혈압제 복용과 고혈압에 관련된 지식부족

P : 약물에 대한 작용과 부작용을 설명한다. 정상 혈압 범위에 대해서 교육한다. 집에서도 자가 혈압계 구비, 기록의 필요성 및 투여 전 측정에 대해 설명한다. 임의로 중단하지 않을 것과 혈압이 낮다면 병원 내원 필요성에 대해 설명한다.

2023서울성모병원 2019양산부산대

04 ☐☐ **정맥류가 호발하는 부위를 말해보시오.**

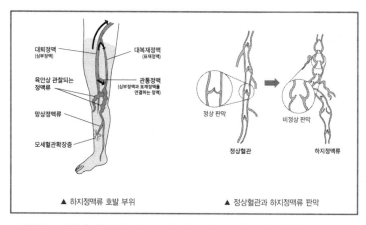

▲ 하지정맥류 호발 부위   ▲ 정상혈관과 하지정맥류 판막

정맥류는 정맥의 판막 부전으로 생기는 역류로 인해 발생합니다. 보통 하지에 많이 호발합니다. 대표적으로 대복재정맥, 소복재정맥, 관통정맥 등이 있습니다.

2019양산부산대

05 ☐☐ **AVF(Arteriovenous Fistula)의 관리법에 대해 말해보시오.**

① 환자에게 동정맥루(AVF, Arteriovenous Fistula) 팔로 채혈 또는 주사, 혈압측정 등을 피해야 함을 교육합니다.

② 진동(Thrill)을 만지는 촉진을 교육 후 하루 1회 이상 시행을 설명합니다. 만약 이런 느낌이나 맥박을 느낄 수 없을 때와 빨갛게 부어오르거나 통증, 열감 등의 이상 징후가 있을 때에는 바로 병원에 방문하도록 합니다.

③ 압박되는 옷, 시계, 팔찌 등을 피하며 팔베개, 무거운 물건 들기 등 하면 안 되는 평상시 생활 주의법에 대해 교육합니다.

④ 처방에 따라 팔운동 교육법을 설명합니다.

2023한양대 2018서울시의료원 2015경북대

06 ☐☐ **CVP 측정 목적 및 정상수치를 말해보시오.**

중심정맥압(CVP, Central venous pressure)은 전신에서 우심방으로 돌아오는 혈액의 압력입니다. 이를 통해 우심장의 기능상태를 알 수 있으며 순환혈량으로 신체의 수분 상태를 알 수 있습니다. 정상 수치는 2 ~ 8mmHg(3 ~ 11cmH$_2$O)입니다(병원 내규마다 다름, 1mmHg = 1.36cmH$_2$O).

07 ☐☐ **대동맥 질환으로 ER에 들어왔을 때 하는 검사의 종류를 말해보시오.**

심전도, X-ray, CT, 필요시 심초음파입니다.

더 알아보기 응급이 아닌 추가 진행 가능 검사

① 대동맥조영술(Aortogram) : 금식 필요

② 초음파(Echography)

  • 경흉부 심장 초음파(Transthoracic Echocardiography)

  • 경식도 심장 초음파(Transesophageal Echocardiograhy) : 금식 필요

08 ☐☐ **협심증(AF)과 심근경색(MI)의 차이점을 말해보시오.**

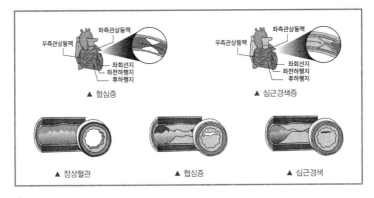

① 원인

• **협심증** : 동맥경화, 혈전 등에 의해 관상동맥의 지름이 좁아져 심장 근육으로의 혈액 공급이 요구량에 미치지 못해서 심장 근육의 일부가 괴사되어 갈 수 있는 상태입니다.

• **심근경색** : 이미 좁아진 관상동맥이 혈전으로 막힌 경우입니다. 혈액 공급이 완전히 차단되므로 심장 근육에 괴사가 일어납니다.

② 발생

• **협심증** : 협심증으로 인한 흉통은 평상시보다 격한 활동으로 인해 좁아진 혈관에서 심장이 필요한 산소를 부족하게 공급해서 발생합니다.

• **심근경색** : 심근경색으로 인한 흉통은 특정한 상황 없이 갑자기 발생합니다.

③ 증상 및 대처

• **협심증** : 통증은 5분 정도 지속되며 안정을 취하거나 NTG 복용 시 소실됩니다.

• **심근경색** : 휴식을 취하거나 NTG 복용을 해도 산소가 공급되지 않아 통증이 30분 이상 지속됩니다. 통증 강도는 매우 상하여 마악싱 진통제로 완화되고 증상이 보이는 즉시 병원 응급실에 내원해야 합니다.

09 □□ **MI와 AF의 차이와 통증 지속시간의 차이를 말해보시오.**

원인에 따라서 통증시간이 결정됩니다. 협심증(AF, Angina pectoris)은 혈관이 안 막혀 있어서 5분 이내, 심근경색(MI, Myocardial infarction)은 혈관이 막혀서 쭉 지속되는 것이므로 30분 이상 지속됩니다.

10 □□ **MI의 EKG특징 세 가지를 말해보시오.**

① ST 분절의 하강 및 상승 : 보통 1시간 내에 심근괴사가 시작되면서 눈에 띄게 나타납니다

② T파의 역전 : T파는 심실의 재분극 반영, 극초기에는 심내막의 허혈로 T파의 높이가 증가되나, 전층의 허혈이 발생되면서 T파의 역전이 발생합니다.

③ 이상Q파 : 부위에 따라 비정상적인 Q파가 발생합니다.

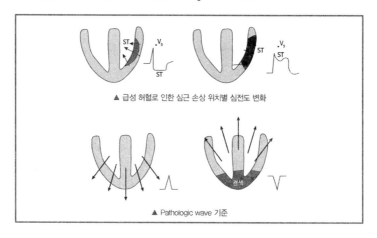

▲ 급성 허혈로 인한 심근 손상 위치별 심전도 변화

▲ Pathologic wave 기준

11 □□ **심근경색일 때 검사수치 변화에 대하여 말해보시오.**

myoglobin, CK-MB, LDH1, Troponin이 상승합니다.

12 □□ **NTG를 복용하는 이유에 대해 설명해보시오.**

혈관 확장 작용으로 심장에 혈액 공급량을 증가시키기 위해서입니다.

더 알아보기　NTG 복용 효과

심장 평활근 이완 → 혈관 확장 → 혈관 저항과 혈압 하강 → 심부담 감소 → 관상동맥 순환량 증가

2023경북대 2022계명대동산 2017서울시의료원

13 ☐☐ **협심증 약은 무엇이며 약 투여 시 최대 몇 회, 몇 분 간격으로 투여해야 하는가?**

NTG(니트로글리세린)로 최대 3회, 5분 간격으로 투여합니다.

2015경북대

14 ☐☐ **심근경색증 증상과 사망원인 중 주원인에 대해 설명해보시오.**

심근경색증의 대표적인 증상은 가슴 안쪽이 심하게 죄는 듯한 통증입니다. 방사통으로 왼쪽 어깨, 목, 팔, 복부 등까지 통증을 호소하기도 합니다. 심근경색에서 초기 사망의 주된 원인은 심실세동에 의한 심정지입니다.

2018강원대

15 ☐☐ **협심증환자가 소화가 안 된다고 할 경우 어떻게 대처할 것인가?**

환자 사정 후 담당 의사에게 보고 한 후 처방에 맞게 시행합니다.

 선배들의 **TIP**

> **심근경색과 소화불량**
> 흔히 심근경색이나 협심증의 통증을 돌덩어리가 가슴을 누르는 느낌이라고 표현해요. 이는 Dyspepsia (소화불량) 증상이 혼돈 될 수 있으니 감별이 필요합니다. 무작정 PRN 처방 등으로 소화제를 주면 안돼요! 담당 의사에게 보고 후 처방을 시행하세요. 만약 소화제만 처방되었다면 그 후에도 증상 호전 여부를 잘 관찰해야 합니다.

2018경북대

16 ☐☐ **심근 강화에 필요한 약물에 대하여 환자에게 어떻게 설명할 것인가?**

강심제, 대표적으로 디곡신이 있습니다. 심장은 온 몸으로 피를 보내는 펌프 작용을 하는 근육 기관입니다. 이상이 있는 경우 펌프기능이 감소하기 때문에 강심제를 사용하는 것입니다. 강심제는 펌프 누르는 힘을 느리지만 강하게 도와주는 역할을 합니다.

17 □□ **NTG가 처방용량보다 10배 높게 투여되고 있는 경우, 우선순위 간호 세 가지를 말해보시오.**

투여 중이라면 즉시 중단합니다. V/S 및 환자상태를 사정 후 담당 의사에게 보고합니다. 응급상황을 대비하여 EKG monitor, O₂ 등을 준비합니다. 처방대로 시행합니다.

더 알아보기 부작용으로 두통, 저혈압, 현기증, 오심, 구토 등이 발생할 수 있습니다.

18 □□ **동성서맥에 대하여 말해보시오.**

동성 서맥(Sinus bradycardia)이란 정상적인 EKG 리듬에서 심박수 60 회/분 미만인 경우입니다. 보통 운동을 많이 한 사람에게 나타날 수 있고 혈압약 복용 중에도 나타날 수 있습니다. 갑상선기능 저하증과 감별이 필요합니다.

 선배들의 **TIP**

지켜봅니다.
보통 무증상으로 지켜보는 편입니다. 만약 증상이 있다면 심전도, 24시간 활동 심전도 등의 검사를 통해 진단을 내리고 인공심박기 등의 시술을 할 수 있습니다.

19 □□ **대퇴정맥을 통해 심도자술을 한 환자의 간호를 말해보시오.**

① 시술부위 출혈양상 및 활력징후를 확인합니다.

② 조영제 배출을 위해서 수액 공급과 충분한 수분 섭취를 권합니다.

③ 6시간 동안 지혈해야 하며, 대퇴부인 경우 Sand bag으로 지혈하고 ABR을 유지합니다.

④ 특히 시술한 쪽 팔과 다리는 굽히지 않도록 합니다.

⑤ 처방에 따라 lab f/u을 합니다(시술 3 ~ 4시간 뒤).

⑥ 부정맥, 말초맥박의 변화, 피부상태 변화, 신경학적인 증상 등이 발생하였을 경우 즉시 담당 의사에게 보고합니다.

더 알아보기 심도자술 전 간호

① 시술 전 항응고제의 부하용량(Loading dose) 투여를 확인합니다.

② 동의서 확인 및 금식을 확인하고 검사에 대해서 설명합니다(조영제 주입 시 느낄 수 있는 감각에 대한 설명).

③ 좌심도자술 시행 시 오른쪽 요골동맥으로 접근되기에 좌완에 18G line을 확보합니다.

④ 양쪽 사타구니 부위(Both inguinal site) 피부 제모를 시행합니다.

⑤ 시술이 바뀔 수 있으므로 보호자 확인 후 Sand bag과 함께 내려 보냅니다.

더 알아보기 퇴원 간호

① 퇴원 후 혈종 및 출혈 등 이상 증세 시 즉시 내원 교육

② 1 ~ 2주 정도 무리가지 않는 범위 내에서 활동 교육

③ 2 ~ 3일 후 샤워 교육

④ 퇴원 약물(특히 항혈전제) 복약 지도

⑤ 퇴원 후 생활 습관 관리 지도(금연, 금주, 혈압·혈당·체중 조절, 적절한 운동 및 식이요법 등)

2018충북대

20 ☐☐ **부정맥에서 제일 큰 합병증을 말해보시오.**

부정맥 합병증에서 가장 주의해야 하는 것은 심방세동(Atrial fibrillation)의 혈전 생성으로 인한 심근경색 및 뇌경색의 발생입니다. 이를 방지하기 위해서 예방적으로 항혈전제를 처방받아 복용하게 됩니다.

2022계명대동산 2020가천대길병원 2015경북대

01 □□ **뇌척수액의 기능을 말해보시오.**

뇌척수액(CSF, Cerebrospinal fluid)은 뇌와 척수의 윤활 및 완충작용으로 뇌의 손상을 방지하는 보호 역할을 합니다. 부력 제공으로 뇌 무게에 의한 압력을 최소화합니다. 또한 전해질을 일정하게 유지하며 호르몬 등의 물질 이동 및 대사 노폐물 배출의 역할도 합니다.

2023가천대길병원 2023국민건강보험공단 2023인천성모병원 2023·2022아주대 2022의정부성모병원 2020해운대백병원 2020 대구의료원 2016경북대

02 □□ **의식의 5단계에 대하여 말해보시오.**

의식의 5단계는 명료(Alert), 기면(Drowsy), 혼미(Stupor), 반혼수(Semi-coma), 혼수(Coma)입니다.

① **명료한 의식상태** : 자극에 대해 적절한 반응을 보입니다.

② **기면인 의식상태** : 졸려하고 자극이 없다면 자는 상태입니다. 이때 자극을 주면서 질문을 하면 느리고 불안전하지만 대답을 할 수 있습니다.

③ **혼미한 상태** : 약간의 의식은 있으나 의사소통은 되지 않습니다. 이때 강한 자극인 통증을 주면 피하려고 행동 및 간단한 한두 마디 단어를 표현합니다.

④ **반혼수상태** : 몇 가지의 기본적인 반사 움직임은 보일 수 있으나 깨지 않는 상태입니다.

⑤ **혼수상태** : 반사적인 움직임마저 없는, 모든 반응이 없는 상태입니다.

더 알아보기 그 외 표현 및 특징

① **지남력(Orientation)** : 장소(Place), 사람(Person), 시간(Time)

② **Deep drowsy** : 기면(Drowsy)보다 더 깊게 잠든 상태, 지남력 있음

③ **혼미(Stupor)** : 삽관(Intubation) 시도 단계

④ **착란, 혼돈(Confusion)** : 의식이 있으나 지남력 장애가 있는 경우, 치매환자 의식 수준

⑤ **섬망(Delirium)** : 심하게 흥분하거나 안정하지 못하는 상태, 고령 환자 수술 후·알코올 금단 현상 등

03 ☐☐ **GCS에 대하여 말해보시오.**

GCS란, Glasgow Coma Scale로 국제적인 의식사정 도구입니다. 눈뜨기(E), 언어반응(V), 운동반사반응(M) 세 영역을 통해 사정합니다. GCS의 최고 점수는 15점, 최저 점수는 3점이며 7점 이하는 심한 뇌손상을 의미합니다.

영역	증상	점수
눈뜨기(E)	자발적으로 눈을 뜸	4
	소리에 의해서 눈을 뜸	3
	통증에 의해서 눈을 뜸	2
	반응 없음	1
언어반응(V)	지남력 있음	5
	혼돈된 대화	4
	부적절한 언어 사용	3
	이해할 수 없는 언어	2
	반응 없음	1
운동반사반응(M)	지시에 따름	6
	통증에 국소적 반응	5
	자극에 움츠림	4
	이상 굴절 반응(피질박리성 굴곡)	3
	이상 신전 반응(제뇌경직)	2
	반응 없음	1

04 ☐☐ **두개내압상승(IICP, Increased intracranial pressure) 환자간호에 대하여 말해보시오.**

① IICP환자 간호목표 : 두개내압을 감소시켜 정상 뇌관류를 유지하는 것입니다.

② 간호중재

* ICP monitoring을 지속 관찰하면서 기록합니다. 신경학적인 증상 및 뇌압상승 증상을 사정합니다. 호흡을 유도하며 필요시 처방에 따라 산소를 제공합니다.
* 흡인은 최소화하고 필요시에는 전후 100% 산소로 과환기를 시행하며, 10초를 넘기지 않도록 합니다.
* 체온조절이 필요하며 필요시 저우요법을 적용합니다.
* 처방에 따라 I/O 측정을 하며 균형을 유지하는데, 수분 섭취는 제한하도록 합니다.

- 처방에 따라 고장액 주입, 이뇨제를 사용합니다.
- 뇌를 회복시키기 위해 영양을 공급합니다.
- 환자 체위변경 시에는 천천히 몸 전체를 한 번에 변경합니다.

더 알아보기 각 중재 및 처방 가능성 높은 약물과 이유

① 과호흡 : PO_2 상승 → 뇌혈관 수축 → 뇌혈류 감소 → 압력 하강

② 저체온 : 신진대사 감소

③ 이뇨제 : 삼투압 효과를 위한 만니톨(삼투성 이뇨제) 사용 시 full drop

④ 스테로이드제 : 염증 ICP 완화

⑤ 제산제 : 스테로이드 사용 시 GI bleeding 예방

⑥ 고장액 주입 : 삼투로 인해 수분 제거

⑦ 진정제 : 불안정 완화

⑧ 항경련제 : 경련 시 뇌혈류량, 뇌압 상승으로 예방적 사용

더 알아보기 IICP 원인 정리

① 뇌용적 증가

- 뇌실질 증가 : 뇌부종 등
- 공간점유 병소 : 종양, 혈종, 농양 등

② 뇌 순환 혈액량의 증가 : PCO_2 상승 → 뇌혈관 확장 → 뇌 혈류량 증가 → 두개내압 상승

③ 뇌척수액 증가

- 흡수저하 : Menigitis, SAH 등
- 순환폐쇄 : 수두증 등
- 과잉생산 : 맥락얼기유두종(Choroid plexus papilloma) 등

2023·2016경북대 2023전남대 2023의정부을지대 2019인하대

05 ☐☐ **ICP 상승 증상 3개와 그 원인을 말해보시오.**

두통, 구토, 유두부종입니다.

증상	원인	특징
두통	혈관과 뇌막의 뒤틀림 또는 신전	• 수면 • 누운 자세 + PCO_2 의 상승 • morning headache · 기침 · 재채기 · 굽힘 시에도 악화
구토	연수, 구토중추 자극	투사성 구토(Projectile vomiting)
유두부종	CFS 압력 증가로 시신경 원판 주위의 부종	• 시신경이 수막하공간과 연결되므로 뇌내압이 오르면 유두로 전해져 나타나는 높은 뇌내압의 표시 • 급성기 망막 출혈 후 나타남 • 일시적인 시력장애과 복시 동반

크게 세 가지 경우에 의해 뇌압이 상승하는데, 뇌용적의 증가, 뇌순환 혈액량의 증가, 뇌척수액의 증가입니다.

2014국민건강보험공단

06 ☐☐ **쿠싱반사(Cushing Triad)의 3대 증상에 대해 말해보시오.**

수축기 혈압 상승, 맥박 감소, 호흡 감소입니다.

더 알아보기 쿠싱반사의 원인

① IICP → 교감신경 자극 → 혈관수축 → SBP 상승

② 혈압 상승 → 미주신경 자극 → 부교감신경 자극 → 서맥

③ 뇌간 영향 → 불규칙적 호흡

2018경북대 2015중앙보훈병원

07 ☐☐ **파킨슨병의 원인과 주요증상을 말해보십시오.**

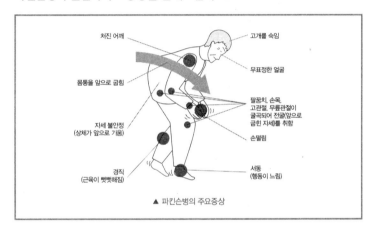

처진 어깨

고개를 숙임

무표정한 얼굴

몸통을 앞으로 굽힘

팔꿈치, 손목, 고관절, 무릎관절이 굴곡되어 전굴(앞으로 굽힌 자세)를 취함

자세 불안정 (상체가 앞으로 기움)

손떨림

경직 (근육이 뻣뻣해짐)

서동 (행동이 느림)

▲ 파킨슨병의 주요증상

파킨슨 병은 중뇌 흑색질의 퇴행성 변화로 인한 도파민의 소실로 주요 3대 증상은 진전, 강직, 서동입니다.

더 알아보기 증상별 특징

① 진전(Tremor) : 주로 쉬고 있을 때 발생(Resting tremor)하며, 운동하는 동안에는 감소합니다. 가장 특징적인 형태의 진전은 마치 손으로 동전을 세는 모습을 보입니다.

② 서동(Akinesia) : 몸의 움직임이 느려지는데(Bradykinesia), 매우 서서히 진행됩니다. 따라서 보행장애를 가져 보폭이 작고 발을 끌면서 걷는 특징적인 형태를 가집니다. 자세불안정(Postural instability)이 있고 가면을 쓴 것과 같은 얼굴표정(Masklike face)을 가집니다. 말할 때에는 단조로운 목소리(Monotonous voice)가 특징적인 증상입니다.

③ 강직(Rigidity) : 몸이 뻣뻣해지는 것입니다. 전형적으로 팔을 천천히 굽히면 째깍째깍 톱니바퀴 돌리는 것처럼 오는 톱니바퀴 성 강직(Cogwheel rigidity)이 있습니다.

08 ☐☐ **파킨슨병 환자가 L - dopa를 복용 시 중요사항을 환자에게 설명해보시오.**

① 복용법 : L - dopa(레보도파)는 식전 15 ~ 30분 사이 복용하여야 합니다. 하지만 부작용으로 메스꺼움이 나타날 수 있으므로 식간에 복용합니다. 그럼에도 부작용 증상이 호전되지 않을 경우 임의로 약을 중단하지 말고, 병원에 내원해 증상을 완화시키는 약을 처방받습니다.

② 식이 : 고단백식이를 피하고 금주합니다. 비타민B$_6$를 포함한 비타민제는 복용하지 않습니다.

③ 그 외 : 기립성 저혈압이 올 수 있으므로 일어날 때 서서히 일어납니다. 레보도파를 복용하면 증상은 개선되나 약효가 서서히 감소되어 점차 용량을 증량하게 됩니다. 추후에는 부작용로 운동합병증이 올 수 있습니다. 모든 약의 용량 조절은 의사와 상의 후 조절합니다.

더 알아보기 레보도파를 식전에 복용하는 이유?

레보도파는 소장에서 흡수됩니다. 식후에 약을 복용할 경우 음식물이 있는 위에서 약물이 내려가는 시간이 늦춰지게 되기 때문입니다. 위의 산도가 약물 흡수에 영향을 주기 때문에 복용 시 제산제도 함께 처방합니다.

선배들의 **TIP**

레보도파를 10년 이상 장기복용하는 경우 어떻게 될까요?
'약 효과 떨어짐 → 용량 증가 → 이상운동'이 나타납니다. 젊은 환자들에게는 아주 나~중에 사용하는 편입니다. 따라서 노인에게 사용합니다. 보호자와 함께 교육하는 것이 좋으며, 복약 순응도를 최대한 높을 수 있도록 합니다.

09 ☐☐ **CVA에 대하여 설명해보시오.**

뇌졸중(CVA, Cerebrovascular accident)은 뇌경색과 뇌출혈로 구분할 수 있습니다.

① 뇌경색은 혈관이 막히는 원인에 따라 구분합니다. 동맥경화 등으로 막히는 혈전성 뇌경색(Thrombotic stroke), 혈전으로 막히는 색전성 뇌경색(Embolic stroke), 작은 뇌혈관이 막히는 열공성 뇌경색입니다.

② 뇌출혈은 발생 부위에 따라 구분합니다. 대표적으로는 SAH와 ICH, SDH입니다.

• SAH : 지주막하출혈(Subarachnoid hemorrhage)
• ICH : 뇌내출혈(Intracerebral hemorrhage)
• SDH : 경막하출혈(Subdural hemorrhage)
• 그 외 : 뇌실 내출혈(Intraventricular hemorrhage), 경막외출혈(Epidural hemorrhage) 등

10 CVA 증상에 대하여 말해보시오.

오심, 구토, 두통, 느린 언어, 안구 진탕 등의 증상이 나타납니다. 마비된 부위의 일측성 장애가 발생하고 감각, 운동, 인지 및 기능 장애 등 다양한 신경 손상 증상이 나타납니다. 실어증, 구음 장애, 연하곤란이 발생할 수 있으며, 소변의 수의적 조절 장애로 인해 빈뇨, 긴박뇨가 발생합니다.

11 CVA 간호중재에 대하여 말해보시오.

① V/S 및 신경학적 증상을 사정하고 의식 변화, 뇌압 상승 Sign을 확인합니다.

② 마비환자에게는 수동적 ROM을 실시하여 마비 부위 기형을 예방합니다.

③ 산소를 제공하고 뇌조직 관류를 위해 기도를 유지합니다.

④ 두개 내압을 상승시키는 배변으로 인한 긴장, 과다한 기침, 발살바 수기를 금기합니다.

⑤ 항혈전제 투여 시 출혈에 주의하며 구토, 두통, 복부 팽만, 방광 팽만을 관찰합니다.

12 □□ 실어증의 종류는 무엇인가, 그중 운동성은 무엇인가?

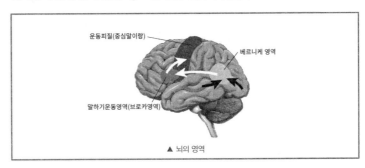

▲ 뇌의 영역

① 운동성 실어증은 다른 말로 브로카 실어증(Broca's aphasia)이라고 합니다. 상대방이 말하는 것을 이해하는 능력에는 문제가 없으나 자신의 의사표현 하는 것에 문제가 있는 실어증입니다.

② 감각 실어증은 베르니케 실어증(Wernicke's aphasia)이라고 합니다. 브로카 실어증과 반대의 양상입니다. 상대방의 말을 이해하지 못하지만 말을 하는 것에는 지장이 없는 실어증입니다.

13 ☐☐ **편마비가 온 환자분이 화장실을 간다고 할 경우, 옆에서 해줄 수 있는 것은?**

낙상 예방을 위해 휠체어로 침상 밖의 이동을 돕습니다.

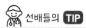 선배들의 **TIP**

> **낙상 평가의 중요성!**
> 2015년 편마비로 입원한 환자가 간병인의 부축을 받고 화장실로 가던 중 간병인이 화장실 문을 열기 위해 손을 놓자, 중심을 잃고 넘어져 벽 모서리에 머리를 부딪치는 낙상 사고가 일어났습니다. 결국 사망 후 의료분쟁으로 이어지는 소송이 있었어요. 입원하자마자 낙상 평가를 하는 이유는 이것입니다. 낙상고위험군인 경우 주의를 기울여야 하고, 휠체어로 이송하는 감독이 필요합니다.

더 알아보기 마비의 종류

① Quadriplegia : 사지마비

② Paraplegia : 하지마비

③ Hemiplegia : 뇌병변의 반대쪽 신체 편마비

④ Hemiparesis : 편마비지만 완전 마비가 아님

2023가천대길병원 2023국민건강보험공단 2023대전을지대 2021부산대 2014국민건강보험공단

01 ☐☐ **COPD에 대하여 설명해보시오.**

만성 폐쇄성 폐질환(Chronic obstructive pulmonary disease)으로 만성기관지염, 폐기종이 복합적으로 나타나는 질환입니다. 완전히 가역적이지 않은 호흡기도 내 공기 유통의 폐쇄를 보이는 호흡기 질환입니다. 가장 특징적인 증상은 호흡곤란, 기침, 가래 등이 있습니다.

더 알아보기 천식과 COPD의 차이점은?

① 천식은 어린 나이에 발생하며 가족력, 알레르기 질환 등의 원인이 많습니다. 또한 폐 기능을 검사하였을 때 정상 소견을 가지며 위험 인자가 사라질 경우 치료하지 않아도 저절로 회복하는 경우도 있습니다.

② COPD는 보통 40세 이후 증상이 나타나며, 흡연 또는 만성기관지염, 호흡기 감염 등의 원인을 가집니다. 폐 기능 검사 시 이상 소견이 나타나며, 한번 발생할 경우 완치가 어렵다는 점입니다.

2023서울순천향대 2022서울아산병원 2015경북대

02 ☐☐ **체인스톡 호흡에 대하여 말해보시오.**

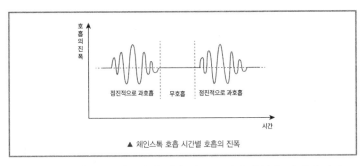

▲ 체인스톡 호흡 시간별 호흡의 진폭

느리고 얕은 호흡으로 시작하여 점차 빠르고 깊은 호흡을 하다가 다시 느리고 얕은 호흡 후 무호흡이 나타나는 것입니다. 이것이 교대로 반복되는 호흡입니다.

2023충남대 2023국제성모병원 2023국민건강보험공단 2022고려대안산 2021성남시의료원

03 ☐☐ **COPD 대상자 간호중재에 대하여 말해보시오.**

① 기관지 확장제, 항생제, 이뇨제 등을 투약한다.

② 저산소혈증이 있는 경우 저농도 산소를 공급한다.

③ 기관지 경련 예방을 위해서 흡연, 먼지 등 기도 자극을 피한다.

④ 입술 오므리기 호흡(Purse Lip Breathing)을 통해 기도허탈을 예방하고 이산화탄소를 효과적으로 배출하여 호흡 속도, 깊이 및 불안감을 완화시킨다.

⑤ 흉부 물리 요법, 객담 배출 및 수분 섭취 권장한다.

⑥ 고열량, 고단백 식이로 섭취하되 가스형성 음식은 피한다.

⑦ 기흉 시 흉곽 밀봉배액한다.

⑧ 흉곽천자(Thoracentesis) 간호를 한다.

2023일산백병원 2023서울순천향대 2021성남시의료원 2016경북대 2011국민건강보험공단

04 ☐☐ COPD 환자에게 저농도 산소요법을 하는 이유를 말해보시오.

중추성 화학수용체는 뇌척수액 내 CO_2농도와 pH에 따라 호흡중추를 조절합니다. COPD와 같이 만성적으로 CO_2농도가 높은 경우 중추성 화학수용체가 기능을 하지 못하고 말초성 화학수용체가 동맥혈 내 산소농도 감소를 인지하여 호흡 수를 증가시킵니다. 만약 COPD 환자에게 고농도 산소를 투여할 경우 산소농도가 높아져 호흡흥분이 사라지며 무호흡을 초래할 수 있습니다.

 선배들의 **TIP**

그럼 몇 L를 공급해?

COPD 환자에게 산소 공급 시 동맥혈가스분석검사로 모니터링하며 보통 비강캐눌라로 1 ~ 3L/분, Venturimask 통해 40%까지 공급합니다.

더 알아보기 COPD 환자를 위한 효과적인 호흡방법

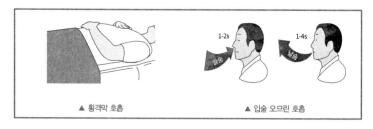

▲ 횡격막 호흡　　　　▲ 입술 오므린 호흡

① 횡격막 호흡

• 호흡 보조근보다 횡격막을 이용한 호흡을 하여 호흡으로 인한 피로를 줄여주고 호흡의 효율을 높입니다.

• 편안하게 누워 한손은 가슴, 다른 한손은 배에 놓고 코로 숨을 들이쉬어 배로만 호흡합니다.

- 1초 동안 천천히 숨을 들이쉬고 2초 동안 숨을 내쉽니다.
- 한 번에 5 ~ 10분, 하루에 3 ~ 4회씩 누워서 → 앉아서 → 서서 연습합니다.

② 입술 오므린 호흡
- 내쉴 때 입을 오므려 기도에 압력을 전달하여 기도가 좁아지지 않도록 하는 방법입니다.
- 코로 들이쉬었다가 입술을 오므려서 천천히 내쉽니다.
- 들숨과 날숨이 1 : 2가 되도록 내쉽니다.

2020서울순천향대 2017동국대 2015대구보훈병원

05 □□ **흡인 시 주의사항을 설명해보시오.**

① 정기적으로 하지 않고 필요성을 사정 후 시행
② 흡인시간은 10 ~ 15초 미만, 총 흡인 시간은 5분 미만
③ 분비물이 제거될 때까지 3 ~ 4회 정도 반복
④ 각 흡인 후 적절한 간격(20 ~ 30초) 유지
⑤ 식후 흡인 금지(보통 식전)

더 알아보기 카테터 알아보기

① 삽입 시 카테터의 구멍을 막지 않은 이유 : 막아둔 상태면 점막손상, 저산소증을 유발할 가능성이 높아짐
② 흡인 시 카테터를 빙글빙글 돌리면서 제거하는 이유 : 점막이 들러붙는 것 방지
③ 카테터 삽입길이 : 저항이 느껴지는 지점에서 1 ~ 2cm 빼낸 깊이(기관절개 환자의 경우 10 ~ 15cm, 기관내 삽관 환자 25 ~ 30cm로 거의 카테터 전체 길이), 더 깊을 경우 기관분지 미주신경 자극, 서맥 유발

 선배들의 **TIP**

카테터 멸균적으로 꺼내기
오른손잡이인 경우 흡인기와 카테터를 연결하고 봉투를 오른쪽 옆구리에 낍니다. 그 상태로 손 위생을 하면서 장갑을 낍니다. 왼손으로 카테터를 꺼내면서 봉투는 바닥에 버립니다. 나중에 정리할 때 봉투를 수거하여 버립니다. 이 방법이 제가 임상에서 카테터를 꺼낼 때 제일 쉬운 방법이었습니다.

2023영남대 2023부천순천향대 2016전북대

06 □□ **배액관 관리법을 말해보시오.**

① 배액관이 꼬이거나 막히지 않도록 하고 삽입부위보다 아래에 배액관을 위치시킵니다.

② 배액 양상과 색, 양을 매 근무조마다 확인하고 배액량이 갑자기 증가하거나 감소 시, 배액양상 변화 시 즉시 의사에게 알립니다.

③ 배액관의 삽입부위를 매 근무조마다 확인하고 드레싱 교환주기에 따라 드레싱을 시행합니다.

④ 배액관이 빠지는 것을 예방하기 위해 배액관을 옷핀이나 고정용 테이프로 적절하게 고정합니다.

⑤ 처방에 따라 음압 또는 양압이 유지되게 관리합니다.

> **더 알아보기** 배액양상의 변화
>
> Sanguineous(혈액성) → Serosanguineous(혈액장액성) → Serous(장액성)

 선배들의 **TIP**

> **배액관의 관리방법?**
> 모든 배액관의 기본적인 관리방법은 동일합니다. 배액관 관리법만 잘 숙지하면 여러 배액관에 응용할 수 있습니다(PTBD, Hemo-vac, JP, Chest tube, foley catheter, PCD, Pigtail, T-tube, PCN).

2019양산부산대

07 ☐☐ **후두절제술을 받은 환자가 병실로 돌아왔을 때 가장 먼저 확인해야 하는 것은 무엇인가?**

수술 후 가장 중요한 것은 기도개방유지입니다. 후두절제술을 받은 환자들은 후두절개관을 하고 있으므로 분비물 제거를 위해 심호흡과 기침, 체위변경을 격려합니다. 필요시 흡인을 시행하고 호흡 양상, 호흡음, 호흡 수를 사정합니다.

2018인하대 2014국민건강보험공단

08 ☐☐ **Inspirometer를 환자에게 교육할 경우 어떻게 해야 하는가?**

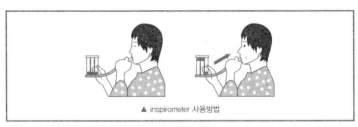

▲ inspirometer 사용방법

목적을 설명합니다. 기구 조립법 및 주요 부품을 설명합니다. 좌위 등 편안한 자세를 취하게 합니다. 숨을 최대한 내쉰 후 마우스피스를 물고 최대한 깊게, 천천히 숨을 들이마시게 합니다. 끝까지 들이마신 후에는 5 ~ 10초간 숨을 참게 합니다. 이후 수초 동안 숨을 내쉬게 합니다. 올라간 공이 내려오면 다시 시행합니다. 중간에 쉬면서 5 ~ 10회 반복하게 합니다.

2023국민건강보험공단 2021성남시의료원 2020해운대백병원 2018서울시의료원

09 ☐☐ **폐렴의 간호진단을 말해보시오.**

기관지 분비물 또는 과다한 객담과 관련된 기도개방유지 불능, 폐포 조직변화 또는 호흡 확산의 불균형과 관련된 가스교환 장애, 폐용량 감소 또는 과소 환기와 관련된 비효율적 호흡 양상을 간호진단으로 내릴 수 있습니다.

더 알아보기 폐렴이란?

폐렴은 병원체 또는 이물질의 침입으로 생기는 폐의 염증반응을 말합니다. 염증반응은 기관지 분비물과 객담을 증가시키며 만성적일 경우 폐포의 조직이 변화하며 폐용량이 감소됩니다.

2018경북대

10 ☐☐ **폐렴 예방법에 대하여 말해보시오.**

① 환자의 호흡상태, 호흡 양상을 사정합니다.

② 객담배출을 위해 좌위 또는 반좌위를 취해주고 심호흡과 기침, 체위변경, 기도흡인을 시행합니다.

③ 폐의 허탈을 예방하고 폐의 환기를 증진시키기 위해 횡격막 호흡, 입술을 오므린 호흡을 격려하고 필요시 산소를 적용합니다.

2023국민건강보험공단 2021성남시의료원

11 ☐☐ **폐렴 증상에 대하여 말해보시오.**

호흡곤란, 흉통, 두통, 발열, 오한, 기침, 객담 등이 나타납니다. 기도 염증과 분비물 증가로 천명음이 들리고, 폐부종이 있는 경우 악설음이 들립니다. 늑막흉막의 염증으로 흡기 시 흉통을 느끼며, 타진 시 둔탁음이 들리고 호흡음은 감소합니다.

2014국민건강보험공단

12 ☐☐ **고열과 빈맥, 빈 호흡이 있는 폐렴 환자의 수술 후 무기폐 예방을 위하여 무엇을 해줘야 하는가?**

수술 후 다량의 기관지 분비물 축적과 폐확장의 제한으로 무기폐가 발생할 수 있으므로 기도개방 증진을 위한 간호중재를 시행합니다. 금기가 아닐 경우 적절한 수분 섭취를 격려하고 적절한 심호흡과 기침하는 방법을 교육합니다. 강화폐활량계 사용법과 호흡운동법(횡격막 호흡, 입술 오므리고 하는 호흡)에 대해 교육합니다. 금기가 아닐 경우 객담을 묽게 하기 위해 두드리기와 진동을 시행하고 체위 배액 및 흡인으로 객담을 제거합니다.

2020경상대

13 ☐☐ **활동성 결핵을 판정받고 격리된 환자에게 무엇을 설명해야 하는가?**

결핵은 공기를 매개로 전파되기 때문에 격리병실을 사용해야 합니다. 병실 문은 항상 닫아 두어야 하고 이동이 제한될 수 있습니다. 전파의 위험이 있어 당분간 면회는 제한됩니다.

2023국민건강보험공단 2020충남대

14 ☐☐ **폐결핵 환자간호에 대하여 설명해보시오.**

① 공기를 매개로 전파되기 때문에 음압시설이 갖춰진 격리병실을 사용해야 하며 병실문은 항상 닫습니다.

② 격리병실을 출입하는 의료진은 적절한 보호장구(N95 마스크)를 착용해야 합니다.

③ 환자이동은 가능한 제한하며 불가피한 이동 시 수술용 마스크를 착용하고 기침예절을 준수하도록 합니다.

④ 최소 2주 이상의 항결핵제를 투약하며 임상증상 호전 시 의료진의 판단으로 격리를 해제할 수 있습니다.

⑤ 전파 위험성이 있으므로 병문안 및 면회객은 제한합니다.

⑥ 체중 감소, 체조직소모를 막기 위해 적절한 영양과 단백질, 철분이 풍부한 음식을 섭취하도록 합니다.

더 알아보기 폐결핵의 주요 간호진단

① 만성감염과 관련된 피로

② 폐용량 감소 또는 과소환기와 관련된 비효율적 호흡 양상

③ 영양흡수불능 또는 대사항진과 관련된 영양불균형(영양부족)

15 □□ **결핵약물에 대해 아는 대로 말해보시오.**

① **1차 항결핵제** : 항결핵 효과가 좋고 부작용이 적어 초기치료에 사용하는 약제(리파마이신, 피라진아미드(PZA), 이소니아지드(INH), 에탐부톨)

② **2차 항결핵제** : 항결핵 효과가 낮고 부작용이 많아 일차 항결핵제를 사용할 수 없을 경우에만 주로 사용하는 약제(카프레오마이신, 아미노글리코시드, 퀴놀론, 치오아미드, 시클로세린, 파스)

16 □□ **객혈과 토혈의 차이점을 말해보시오.**

① 객혈(Hemoptysis)은 폐렴, 폐결핵 등과 같은 폐질환에 의해 유발되며 밝은 붉은색의 알칼리성으로 기침이나 객담에 혈액이 배출되는 현상입니다.

② 토혈(Hemetemesis)은 위장관 질환, 간질환으로 구토에 의해 산성의 검붉은색 혈액이 배출되는 것으로 구토 전 오심, 복부불편감이 있고 흑색변을 볼 수 있습니다.

17 □□ **Chest tube 삽입 환자의 간호에 대하여 말해보시오.**

① 관이 꼬이거나 막히지 않도록 하고 배액장치를 흉부 아래에 위치시킵니다.

② 환자의 상태를 관찰하고 심호흡과 기침을 격려합니다.

③ 배액상태를 매 근무조마다 확인하고 첫 24시간 내 500mL초과, 100mL/hr 이상 배액 되거나 배액양상 변화 시 즉시 의사에게 알립니다.

④ 흡인조절병, 밀봉배액병에 멸균증류수를 적절하게 채우고 흉관배액관의 oscillation, air leakage를 확인합니다.

⑤ 흉관 삽입부위를 관찰하고 거즈로 폐쇄 드레싱을 시행합니다.

⑥ 의사의 처방이 있는 경우를 제외하고는 이동 중에도 흉관을 잠그지 않습니다.

18 ☐☐ Chest tube 목적은 무엇인가?

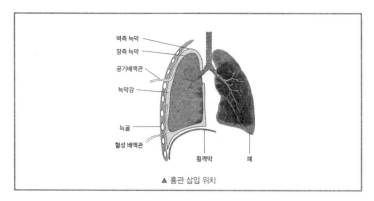

▲ 흉관 삽입 위치

흉강 내 또는 종격동 으로부터 공기, 혈액, 체액을 제거하고 흉강 내 압력을 정상화시켜 폐포 재팽창 및 폐의 기능을 원활하게 하기 위하여 삽입합니다.

더 알아보기 흉관배액관(Chest tube)에 대한 모든 것

① 흉관배액관(Chest tube)에 음압은 어떻게 걸까요?

PVC line을 Chest bottle에 연결하여 Thoracic wall suction(흡인장치)을 통해 압력을 겁니다. 물기둥 높이로 압력을 맞춥니다. 압력은 Manometer가 잠긴 높이에서 Chest tube water seal이 잠긴 높이를 뺍니다.

② 흉관배액관(Chest tube)이 잘 기능하는지 어떻게 알 수 있을까요?

흡기 시 물기둥이 올라가고 호기 시 내려가는 Oscillation(파동)을 확인합니다(Vent care 환자는 반대로 작동함). 호기 시 생기는 물거품(Air leakage 또는 Bubbling)을 확인합니다.

③ 흉관배액관(Chest tube)의 배액병은 언제 교환할까요?

배액병이 2/3 이상 차면 교환합니다. 보통 700cc 정도 차면 교환합니다.

19 ☐☐ **Chest tube가 빠졌을 경우, 간호는 어떻게 해야 하는가?**

튜브가 빠진 곳을 통하여 흉막강 내로 공기가 유입되는 것을 막기 위해 즉시 손이나 거즈로 압력을 가하고 의사에게 알립니다. 처방에 따라 Chest X-ray를 확인하고 필요시 재삽입합니다.

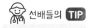 선배들의 **TIP**

> **연결부위 분리의 경우**
> Chest tube가 빠진 경우 외에도 연결부위가 분리되는 경우도 응급상황입니다. 이 경우에는 환자의 가슴 가장 가까운 tube를 kelly로 잠그고 즉시 의사에게 알립니다. 응급상황을 대비해 Chest tube를 가지고 있는 환자의 옆에 kelly를 항상 준비해 두어야 합니다.

20 ☐☐ **기관지내시경 검사 후 간호에 대하여 말해보시오.**

① 검사 후 환자가 병실에 도착하면 활력징후를 측정합니다.

② 음식물 섭취로 인한 흡인성 폐렴 예방을 위하여 구개반사가 돌아올 때까지 금식을 유지합니다(구개반사 회복에 걸리는 시간 : 3시간).

③ 검사 후 발생 가능한 합병증(발열, 출혈, 기흉, 천식발작)에 대해 환자 및 보호자에게 교육하고 이를 관찰합니다.

④ 조직검사 시행했을 시 출혈 예방을 위하여 기침을 피하고 침상안정을 하도록 설명합니다.

⑤ 인후통이 있을 수 있으므로 생리식염수 함수를 격려하며 목주위에 얼음팩을 적용합니다.

2023분당차병원 2022국민건강보험공단 2020아주대 2015경북대

01 ☐☐ **황달이 생기는 이유에 대하여 말해보시오.**

혈색소가 비장에서 파괴되면 간접 또는 결합 빌리루빈을 생성합니다. 결합 빌리루빈은 소장과 대장을 통해 일부는 대변으로 배설되고 나머지는 재흡수되어 담즙이나 소변으로 배설됩니다. 하지만 간에 이상이 있을 경우, 빌리루빈 대사과정에 장애가 있거나 담도계 이상으로 빌리루빈 배설조절이 안 되고 역류가 생기면 황달이 생기게 됩니다.

2023중앙대 2022의정부성모병원 2022천안순천향대 2017인하대 2015경북대

02 ☐☐ **위내시경 전과 후의 간호를 말해보시오.**

① **검사 전 간호** : 검사 8시간 전 금식을 하고 의치, 안경을 제거합니다. 검사 전 동의서 작성유무를 확인하고 서맥 예방, 분비물 감소를 위해 항콜린제를 투약합니다. 활력징후를 측정하고 협조가 불가능한 환자의 경우 진정제를 투약합니다. 진정검사 시 활력징후, 산소포화도를 모니터링합니다.

② **검사 후 간호** : 검사 후 활력징후를 측정하고 흡인 예방을 위해 옆으로 돌려 눕히고 구개반사가 돌아올 때까지 금식을 유지하도록 합니다. 검사 후 인후자극이 있기 때문에 따뜻한 생리식염수로 함수하고 합병증(출혈, 발열, 통증, 호흡곤란 등)유무를 관찰합니다. 검사 시 가스주입으로 복부팽만, 트림 등 불편감이 있을 수 있음을 설명하고 검사 후 12시간까지 운전을 하지 않도록 교육합니다.

> **더 알아보기** 위내시경 전 금식 교육
>
> 위내시경은 구강을 통해 식도, 위, 십이지장, 위로 진입하므로 위 내용물이 폐로 흡인 될 수 있기 때문에 검사 8시간 전 금식이 필요합니다. 충분한 금식을 하지 않았을 경우 정확한 검사와 진단이 불가능합니다. 따라서 물, 사탕, 담배 모두 금합니다.

2023·2017인하대 2019고려대안산 2015경북대

03 ☐☐ **비위관 삽입 길이 측정법을 말해보시오.**

① **비위관** : 비강을 통해 식도를 거쳐 위에 삽입하는 관으로, 음식을 구강으로 섭취할 수 없는 경우 경장영양을 위해 또는 감압, 위세척을 목적으로 삽입합니다.

② **필요한 물품** : 비위관, 청진기, 수용성젤리, 고정용 테이프, 거즈, 주사기입니다.

③ **비위관의 삽입 길이** : 코끝에서 귓불까지의 길이에 귓불에서 검상돌기까지의 길이를 더합니다.

더 알아보기 비위관 삽입 방법

① 좌위를 취해주고 관의 길이를 잰 후 삽입해야 할 길이를 미리 표시해 둡니다.

② 수용성 윤활제를 관의 끝에 묻히고 관을 비강을 통해 삽입합니다. 관이 구인두에 도달하면 환자에게 삼키라고 지시합니다.

③ 미리 표시해둔 부분까지 삽입 되면 고정용 테이프로 고정합니다.

더 알아보기 비위관 위치 확인 방법

① 비위관에 주사기를 연결하여 위액을 흡인하고 흡인한 위액의 pH농도를 측정합니다(위액의 pH는 산성).

② 주사기를 통해 비위관에 공기를 주입하면서 상복부를 청진합니다.

③ 비위관의 끝을 물이 담긴 용기에 넣습니다.

④ 비위관의 위치를 방사선 영상(X-ray)을 통해 확인합니다.

2015경북대

04 □□ **비위관으로 음식물을 줄 때 자세를 말해보시오.**

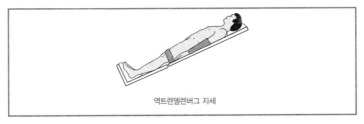

역트렌델렌버그 자세

① 흡인 예방을 위해 금기가 아닐 경우 30 ~ 45°로 상승시킵니다. 만약 상체를 올릴 수 없는 경우라면 역트렌델렌버그 자세를 취해줍니다. 안 될 경우 오른쪽으로 누운 자세를 취해줍니다.

② 경장영양 주입 후에는 최소 30분 ~ 1시간 동안 상체를 올린 자세를 유지하며 바로 눕지 않도록 합니다.

2022 서울순천향대 2018 경북대

05 ☐☐ **식도암 수술 후 간호에 대해 말해보시오.**

① 무기폐 및 폐렴 예방 : 심호흡, 기침, 체위 변경, 흉부 물리요법을 시행하고 적극적인 통증 조절과 기침을 격려합니다.

② 상처감염, 문합부 파열 예방 : 상처 부위를 주의 깊게 사정하고 봉합부위 감압을 위해 삽입한 비위관의 배액양상을 확인합니다.

③ 식이 진행 : 수술 이틀 후 공장 절개술 튜브를 통한 식이 진행을 시작하고 구강영양은 식도조영술 확인 후 문합파열·협착이 없을 경우 미음 → 죽 → 밥 순서로 진행합니다. 식이 진행 시 상체를 올린 자세로 소량씩 자주 섭취하도록 합니다.

2023 경상대 2023 천안순천향대 2012 광주보훈병원

06 ☐☐ **장루 환자간호에 대하여 말해보시오.**

① 장루 색, 습도, 높이, 돌출유무, 장루배액양상을 사정합니다.

② 장루주변의 피부자극을 예방하기 위해 피부보호판(Plate)을 개구부보다 1 ~ 2mm 넓게 자르고 피부보호제, 피부보호링 적용 후 배액주머니(Bag)를 부착합니다.

③ 배액주머니가 1/2 ~ 1/3 정도 차면 배액주머니를 비웁니다.

④ 회장루의 경우 수분, 전해질, 무기질 손실이 흔하므로 적절한 수분 섭취와 전해질, 무기질 공급이 필요합니다.

⑤ 가스와 냄새를 유발하는 음식은 피합니다.

• **가스형성 식품** : 양파·양배추·무·탄산음료

• **냄새유발 식품** : 치즈·마늘·양파·콩·생선

⑥ 정서적 지지와 함께 장루관리에 자신감을 가질 수 있도록 도와줍니다.

더 알아보기 장루 위치에 따른 종류

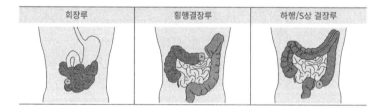

회장루	횡행결장루	하행/S상 결장루

07 □□ 2021계명대동산 2019양산부산대

장폐색 환자에게 L - tube를 삽입하는 이유를 말해보시오.

장폐색이란 장이 막혀 음식물, 가스 등 장 내용물이 장을 통과하지 못하는 것으로 장의 꼬임, 종양, 장의유착, 탈장으로 기계적 장폐색이 발생하거나 복강수술 후 장의 운동이 일시적으로 마비되어 마비성 장폐색이 발생할 수 있습니다. 장폐색증 환자에게 L - tube를 삽입하는 이유는 정체된 액체나, 가스를 배액하여 감압하기 위한 목적으로 삽입합니다.

08 □□ 2014국민건강보험공단

C형 간염 환자에게 감염관리 시 가장 중요한 것은?

C형 간염은 혈액 및 체액으로 전파됩니다. C형 간염은 예방백신이 없고 면역글로불린이 효과가 없기 때문에 노출예방이 가장 중요합니다. 의료진은 표준예방지침을 준수하고(사용한 주사침 찔림 예방)노출 후에는 그 즉시 HCV 항체검사 및 혈청 ALT를 측정합니다.

09 □□ 2023대구가톨릭대 2023천안순천향대 2015경북대

복수 환자간호에 대하여 말해보시오.

① 섭취량·배설량, 몸무게, 복위, 전해질 수준, 부종 유무를 사정합니다.
② 횡격막을 압박해 폐 확장이 충분하지 않아 호흡곤란, 저산소증이 발생하므로 반좌위를 취해주고 필요시 산소를 공급해 줍니다.
③ 복강 내 수분축적을 막기 위해 저염식이를 제공하고 수분 섭취를 제한합니다.
④ 복수를 감소시키기 위해 이뇨제를 투약합니다. 이뇨제 투약 시 신기능 부전, 전해질 불균형이 발생할 수 있으므로 Furosemide와 Spironolactone을 병용하여 투약합니다.
⑤ 복수가 조절되지 않을 경우 복수천자를 시행합니다.
⑥ 복수가 내과적 치료로 조절되지 않을 경우 우회술, 경정맥 간내 문맥계 우회술로 조절할 수 있습니다.
⑦ 세균성 복막염 증상(복통, 발열)을 관찰하고 필요시 항생제를 투약합니다.

10 □□ 2023아주대 2021계명대동산 2018인하대

GERD의 Full Term과 원인에 대하여 말해보시오.

GERD란 Gastroesophageal Reflux Disease, 위식도 역류 장애입니다. 음식물이 위에서 식도로 역류되어 식도 점막이 손상되는 것을 말합니다. 위식도 역류 장애는 식도하부 괄약근의 조임의 약화로 일어납니다.

11 □□ **GERD 증상 및 간호에 대하여 말해보시오.**

위산 역류와 간헐적 또는 식사 시 연하곤란, 연하통이 심해집니다. 가슴쓰림의 증상이 나타나는데 작열감 있는 통증을 느끼고 심하면 목과 턱 등에 방사통이 발생합니다. 가슴쓰림은 대개 제산제나 수분을 섭취하면 완화되고, 흡연, 음주, 카페인음료, 지방 식이, 매운 음식, 비만 등이 악화 요인이므로 이를 금하도록 합니다.

2017강원대

01 ☐☐ **HS가 무엇인가?**

유전구형적혈구증(HS, Hereditary spherocytosis)은 부모로부터 유전이 되며 적혈구막을 형성하는 단백질인 Spectrin이 부족해 적혈구가 둥글고 쉽게 용혈되는 질환입니다. 적혈구 파괴로 빈혈, 창백, 피로, 저산소증, 비장비대, 황달이 나타납니다. 담낭절제술, 비장절제술, 간이식으로 치료가 가능합니다. 쉽게 피로하므로 자주 휴식을 취하고 피로를 유발하는 활동은 피하도록 교육합니다.

2015경북대

02 ☐☐ **혈소판 수치가 1만일 경우 간호중재를 말해보시오.**

출혈 경향이 높아지므로 의식수준, 활력징후, 통증유무를 주의 깊게 관찰합니다. 출혈증상(점상·반상출혈, 토혈, 혈뇨, 혈변, 비출혈)이 있는지 관찰하고 출혈을 예방을 위한 교육을 시행합니다. 처방에 따라 스테로이드, 면역글로불린을 투약하고 부작용을 관찰합니다. 출혈이 심한 경우 혈소판 수혈을 시행합니다.

더 알아보기 출혈 예방을 위한 교육

① 코 세게 풀거나 후비지 않기

② 부드러운 칫솔을 사용하거나 물이나 생리식염수 사용하여 양치하기

③ 근육주사 및 직장 체온 측정 피하기

④ 과격한 운동 피하기

⑤ 낙상주의하기

⑥ 전기면도기 사용하기

2023서울순천향대 2023국민건강보험공단 2019고려대의료원 2018경북대

03 ☐☐ **Hemoglobin의 수치가 떨어졌을 경우 시행하는 수혈 종류와 수혈 절차를 말해보시오.**

PRBC(농축적혈구)를 수혈합니다.

① 처방된 혈액의 종류와 수량을 확인하고 수혈 동의서 구득여부와 수혈 부작용 과거력을 확인합니다.

② Cross matching과 Antibody screening test 처방 여부를 확인하고 sample이 없는 경우 채혈하여 혈액은행에 보냅니다.

③ 환자에게 수혈 예정을 설명하고 정맥 주입로를 확보합니다.

④ 혈액이 준비되면 혈액은행에서 혈액을 수령합니다.

⑤ 수령한 혈액의 양, 색, 백의 상태 등 외관을 확인 후 혈액불출확인서와 혈액을 대조하여 확인합니다.

⑥ 불출 30분 이내 수혈을 시작하고 간호사 2명이 환자에게 가서 환자명, 등록번호, 혈액형을 확인 후 혈액백의 혈액 바코드와 대조합니다.

⑦ 수혈 전 활력징후를 측정하고 수혈 목적, 방법, 부작용에 대해 설명 후 부작용 발생 시 즉시 의료진에게 알리도록 교육합니다.

⑧ 혈액백에 수혈세트를 꽂아 챔버의 2/3를 혈액으로 채우고 line을 통과시킵니다.

⑨ 정맥주입로의 개방성(patency)을 생리식염수로 확인하고 수혈세트를 연결하여 수혈을 시작합니다.

⑩ 수혈 시작 첫 15분 동안 부작용이 주로 발생하기 때문에 천천히 주입하며 환자를 주의 깊게 모니터링하고 15분 경과 시점에 활력징후를 측정합니다.

⑪ 2 ~ 4시간 내 혈액이 모두 주입되도록 하고 수혈이 끝나면 환자의 반응을 기록합니다.

 선배들의 TIP

생리식염수
혈액과 혼합할 수 있는 수액은 0.9%NaCl(생리식염수)밖에 없습니다. 포도당 용액과 섞이면 용혈이 일어나고 하트만 용액과 섞이면 혈액응고를 유발하기 때문입니다.

2021대구가톨릭대 2015경북대

04 □□ **혈전을 방지하는 약물에 대해서 말해보시오.**

항혈전제(Antithrombotic agent)는 항혈소판제(Antiplatelet agent), 항응고제(Anticoagulant agent), 혈전용해제(Thrombolytics)가 있습니다. 전부 혈전을 방지하는 약물이지만 작용 기전과 적용이 다릅니다.

① 작용기전

• 혈전은 백색혈전과 적색혈전으로 나눕니다.

• 동맥은 혈류속도가 빠르고 압력이 높습니다. 따라서 혈관 손상이 생기면 혈소판들이 뭉쳐서 백색 혈전을 생성합니다.

• 정맥은 혈류속도가 느리고 혈류량이 적습니다. 따라서 혈액 정체가 생기면 응고인자들이 뭉쳐서 적색 혈전을 생성합니다.

② 약물

- **아스피린(Asprin)** : 대표적인 항혈소판제입니다. 혈소판 응집을 촉진하는 효소를 억제하여 백색혈전을 막습니다.
- **와파린(Wafarin)** : 대표적인 항응고제입니다. 비타민K 작용을 억제하여 응고작용을 억제합니다. 이는 정체된 응고인자들이 뭉치는 것을 막아 혈액 순환을 원활하게 하기에 적색 혈전을 막습니다.
- **항혈전제** : 위, 코, 잇몸 등에서 출혈을 일으킬 수 있으며, 소화불량, 오심, 구토 등 위장관계 부작용과 두통, 어지러움 등을 일으킬 수 있습니다.

더 알아보기 대표적인 항혈전제

① **Cox 억제제** : 아스피린(Aspirin), 인도부펜(Indobufen), 트리플루살(Triflusal)
② **PDE 억제제** : 실로스타졸(Cilostazol), 디피리다몰(Dipyridamole)
③ **ADP 수용체 길항제** : 클로피도그렐(Clopidogrel), 티클로피딘(Ticlopidine), 프라수그렐(Prasugrel), 티카그렐러(Ticagrelor)
④ **당단백질 Ⅱb/Ⅲa 길항제(주사제)** : 압식시맙(Abciximab), 티로피반(Tirofiban)
⑤ **세로토닌 수용체 길항제** : 사포그릴레이트(Sarpogrelate)

더 알아보기 대표적인 항응고제

와파린(Warfarin), 아픽사반(Apixaban), 에독사반(Edoxaban), 리바록사반(Rivaroxaban), 주사제 헤파린(Heparin) 등

더 알아보기 대표적인 혈전용해제(주사제)

유로키나제(Urokinase), 알테플라제(Alteplase), 테넥테플라제(Tenecteplase)

2023인천성모병원 2020경상대

05 ☐☐ **용혈반응 발생 시 고열 외의 부작용을 말해보시오.**

① ABO 부적합 수혈 시 수혈혈액의 적혈구 항원에 대한 환자의 혈액 내 항원 - 항체 반응으로 보체가 활성화되어 용혈반응이 일어납니다.
② 혈관 확장, 호흡기와 소화기계의 평활근 수축으로 고열, 작열감, 오한, 빈맥, 저혈압, 호흡곤란, 흉통, 흉부압박감, 복통, 요통 등의 증상이 나타납니다.
③ 혈중의 피브리노겐이 감소하고 혈소판 감소증, 혈색소뇨, 무뇨, 황달이 발생하여 신장애를 초래합니다.
④ 혈액 내 응고기전이 활성화되어 파종성 혈관 내 응고증을 유발합니다. 급성 용혈반응은 심정지, 사망 등 치명적인 부작용을 일으킬 수 있습니다.

06 □□ 환자가 알고 있는 혈액형과 전산상의 혈액형이 달라 혈액검사를 진행해야 한다. 시간이 오래 걸릴 것으로 예상될 때 병동에 올라온 혈액은 어떻게 해야 하는가?

① 이미 병동으로 올라온 혈액은 혈액의 보관방법에 따라 실온보관이 필요한 경우 실온보관, 냉장 보관이 필요한 경우 병동 내 혈액전용 냉장고가 있다면 냉장보관 합니다.

② 혈액은행에 연락 후 즉시 간호 보조 인력을 통해 혈액은행에 반납합니다. 병원 내 혈액 반납 시스템을 통해 혈액을 반납하고 만약 혈액 반납 기준에서 벗어나는 경우 병원 내 절차에 따라 폐기합니다.

더 알아보기 혈액 반납 기준

혈액제제	반납 기준
WB, RBC	냉장보관(1 ~ 6°C), 불출 24시간 내, 실온노출 30분 미만
PC, Plt, Pheresis	실온보관, 불출 2시간 내
FFP	냉장보관(1 ~ 6°C), 불출 2시간 내

내분비계

01 ☐☐ **당뇨병의 정의를 말해보시오.**

2023국민건강보험공단 2019울산대

인슐린의 분비부족이나 정상적인 기능이 이루어지지 않아 일어나는 내분비계 질환입니다.

2023·2011국민건강보험공단 2015경북대

02 ☐☐ **당뇨병 1, 2 TYPE의 차이점을 말해보시오.**

① 1형 당뇨병 : 인슐린 의존형 당뇨병으로 췌장의 베타 세포의 파괴로 발생하며 유전, 자가면역 질환 등에 의해 급성으로 발생됩니다. 보통 소아기와 청소년기에 발생하며 심한 인슐린 결핍으로 케톤산혈증의 위험성 때문에 반드시 인슐린 치료가 필요합니다. 임상 소견과 자가 항체, C-peptied, HLA 검사 등으로 진단합니다.

② 2형 당뇨병 : 인슐린 비의존형 당뇨병으로 인슐린 저항성의 유발에 만성으로 발생됩니다. 보통 40세 이후 대부분이 과체중, 운동 부족 등으로 인한 비만을 가지고 있습니다. 임상증상이 뚜렷하지 않고 경구약제부터 사용, 필요시 인슐린 치료를 병행할 수 있습니다.

2023아주대 2023한양대 2020명지병원 2019울산대 2017서울시의료원

03 ☐☐ **당뇨병 환자의 주요 증상 세 가지를 전문용어로 말하시오.**

다뇨(Polyuria), 다음(Polydipsia), 다식(Polyphagia)입니다.

더 알아보기 당뇨병의 원인

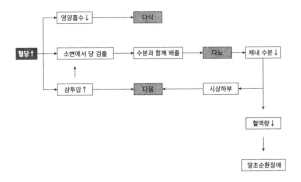

2018경북대 2017서울시의료원

04 □□ 당뇨환자 간호 교육을 말해보시오.

당뇨환자의 간호 목표는 적절한 혈당을 유지하여 합병증을 예방해 건강을 유지하는 것입니다. 올바르고 규칙적인 식이·운동과 자가혈당측정법 및 복약 중인 약물에 대해 교육합니다. 고혈당 및 저혈당 관리, 당뇨 합병증과 예방법도 함께 교육합니다.

더 알아보기 당뇨환자 교육

① 혈당 조절 목표(당화혈색소)
- 6% 미만 : 40세 이하, 당뇨병 초기, 합병증이 없는 경우
- 6.5% 미만 : 65세 이하, 당뇨병 10년 이하, 합병증이 없는 경우
- 7% 미만 : 65세 이상, 당뇨병 10년 이상, 합병증을 동반한 경우

② 합병증 : 심근경색, 관상동맥질환, 고지혈증, 죽상동맥경화증, 뇌경색, 뇌출혈, 뇌졸중, 신부전, 신경병증, 망막병증, 당뇨병성 족부 질환, 발기부전 등

③ 동맥경화 예방 : 당뇨병 환자의 주된 사망 원인은 협심증과 심근경색증이므로 동맥경화 예방이 필요함

④ 약물 교육(인슐린) : 투약 전 혈당측정 및 자가 투약법 교육, 부작용 교육

⑤ 식이 교육(6대 수칙) : 삼시 세끼와 간식은 규칙적으로 골고루 섭취, 저염식, 저콜레스테롤식, 저탄·저지방식, 고섬유소식, 술·담배·탄산음료 제한

⑥ 운동 교육 : 식후 규칙적인 운동이 중요, 30분 이상 주 5회 이상, 몸 컨디션에 따라 조절, 운동 전·후 혈당측정·수분공급

⑦ 저혈당 : 증상과 대처방안 교육

2023대구가톨릭대 2019인하대 2015대구보훈병원

05 □□ 당뇨환자의 식이에 대하여 말해보시오.

① 식사 3대 원칙
- 일정한 시간의 규칙적인 식사
- 적절한 열량(키, 몸무게, 활동상태)
- 골고루 균형 잡힌 식이

② 주의점
- 제한 : 설탕 등의 단순 당, 콜레스테롤, 소금, 알코올
- 격려 : 섬유소, 비타민, 해조류

06 ☐☐ **당뇨병 환자의 발 관리 3대 원칙을 말해보시오.**

① 발의 상태를 확인하여 욕창, 물집 등이 생기지 않는지 관찰합니다.

② 상처 예방을 위해 맨발로 다니지 않고 꽉 조이는 양말 또는 신발을 착용하지 않습니다.

③ 처방 없이 약이나 칼을 이용하여 티눈이나 굳은살을 임의로 제거하지 않습니다.

④ 발톱은 물에 담가 불린 후 부드럽게 만든 다음 일자로 잘라 정돈합니다.

⑤ 발에 전기장판이나 찜질팩을 사용하지 않고, 항상 건조하게 유지하며 순한 로션을 바릅니다.

⑥ 미온수로 씻고 발가락 사이사이를 청결하게 유지하며 약한 비누를 사용합니다.

⑦ 다리 꼬기, 오랫동안 같은 자세로 앉기 등을 금지합니다.

07 ☐☐ **인슐린이 체내에서 하는 역할을 말해보시오.**

인슐린은 동화작용을 유도하는 호르몬입니다. 탄수화물 대사로 혈당을 낮추는 역할도 하지만 단백질과 지질의 대사에도 영향을 줍니다. 특히 중성지방 저장으로 혈중 지방산 감소 및 단백질 분해 억제·합성 촉진에 중추적인 역할을 합니다.

08 ☐☐ **저혈당 증상에 대하여 말해보시오.**

① 저혈당은 70mg/dL 미만을 경우를 말합니다.

② 저혈당의 대표적인 증상은 기운 없음, 식은땀, 현기증입니다. 이 외에도 배고픔, 빈백, 떨림, 창백, 두통, 시력장애, 저림, 경련, 발작, 쇼크 상태가 나타나기도 합니다.

더 알아보기 저혈당 단계(2023년 당뇨병 진료지침 기준)

단계	혈당 수준	특징
1단계	< 70mg/dL ≥54mg/dL	• 주의가 필요한 저혈당 • 탄수화물을 즉시 섭취해야 하며, 약물 종류나 용량을 조정해야 할 정도로 혈당이 낮음
2단계	< 54mg/dL	• 임상적으로 명백한 저혈당 • 저혈당 방어체계의 장애를 유발할 정도의 저혈당 • 중증저혈당, 치명적인 부정맥, 사망의 위험이 유의미하게 증가
3단계	특정 포도당 역치 수준 없음	• 중증저혈당 • 저혈당 상태를 해결하기 위해 외부 도움이 필요한 수준

2023명지병원 2023국민건강보험공단 2023천안순천향대 2023한양대 2023인천성모병원 20200이화의료원 2019인하대 2015 경북대

09 ☐☐ **저혈당 환자간호와 응급처치에 대하여 말해보시오.**

① 의식이 없다면 바로 담당의사에게 보고합니다. IV route를 준비하고 처방대로 시행합니다.

② 의식이 있다면 바로 당분을 섭취하게 합니다. 증상이 있을 경우 바로 담당의사에게 보고합니다. 증상이 없을 경우 15분 뒤(병원 내규마다 f/u 시간이 다름) 혈당을 재측정합니다. 재측정한 혈당이 계속 낮으면 담당의사에게 보고합니다. 담당의사에게 보고한 경우 처방대로 시행합니다.

③ 중증의 저혈당이어서 포도당 수액을 공급하는 경우 10 ~ 25g의 포도당을 1 ~ 3분에 걸쳐 정맥주사합니다.

> **더 알아보기** 2형 당뇨병 환자의 중증저혈당 발생 위험인자
>
> 이전 중증저혈당의 과거력, 신장기능장애, 저혈당무감지증·자율신경병증 동반자, 인슐린 및 설포닐유레아 사용, 만성질환 또는 중증질환 이환자, 엄격한 혈당조절 또는 지나치게 낮은 당화혈색소, 고령 혹은 청소년 이하의 어린 나이, 오랜 당뇨병 유병기간, 저체중

> **더 알아보기** 당분섭취
>
> 15 ~ 20g의 포도당을 섭취하도록 합니다. 초콜릿, 아이스크림 등의 지방이 많이 함유되어 있는 음식은 부적절합니다(당 5g → 혈당 15mg/dL up).
>
> **예** 주스 한 잔(175mL), 설탕 및 꿀 한 수저(15g or 15mL), 요구르트 1개 (100mL), 사탕 3 ~ 4개

> 👨‍⚕️ 선배들의 **TIP**
>
> **종합음료세트**
> 환자들에게 선물로 많이 들어오는 종합음료세트(포도, 토마토, 알로에, 감귤 주스 등)에서 유리로 된 음료수 있죠? 180mL랍니다. 딱 당 올리기 최적화되어 있어요.

2016중앙보훈병원 2016경북대

10 ☐☐ **지속형 인슐린 처방을 받은 당뇨병 환자가 고혈당일 경우 추가로 무엇을 줄 것인가?**

식사량과 간식 섭취 여부를 파악합니다. 담당의사에게 보고 후 처방대로 초속효성 인슐린이나 속효성 인슐린 주사를 시행합니다. 간식을 섭취했을 경우 제한 교육을 시행합니다. 식사 시간 이후에 주사했다면 BST f/u을 시행합니다(주사한 인슐린 종류 및 병원 내규마다 다름, 보통 최대 효과시간으로 함, 초속효성일 경우 1시간 뒤, 속효성일 경우 3시간 뒤).

11 ☐☐ **당일 수술 예정인 환자가 아침에 혈당검사에서 저혈당일 경우 어떻게 대처할 것인가?**

저혈당 증세를 포함한 환자상태를 사정을 합니다. 담당의사 또는 당직의사에게 보고합니다. 처방대로 시행합니다.

더 알아보기 GIK fluid

① 투여방법 : 10% 또는 5% D/W + KCl 20 ~ 40mEq(0.5 ~ 1B) + RI입니다.

② 포도당이 세포 내로 유입될 때 K도 같이 유입되므로 저칼륨혈증 예방을 위해서 KCl을 mix 합니다. 병원 내규와 환자 케이스마다 다르지만 수술 등 금식해야 하는 당뇨환자의 경우에 사용합니다. 혈당이 낮은 경우 RI mix 없는 GK fluid만 연결하기도 합니다.

12 ☐☐ **쿠싱증후군(Cushing's syndrome) 환자 간호에 대해 말해보시오.**

① 단백질 대사 장애
  • 증상 : 골다공증 · 피부손상 · 가는 사지 · 허약
  • 간호 : 고단백식, 낙상 · 상해 예방, 칼슘 및 비타민 D 섭취, 홍반 · 부종 등의 사정, 접착력 강한 반창고 주의

② 지방 대사 장애
  • 증상 : Moon face, Buffalo hump, Central obesity
  • 간호 : 저지방 · 고단백 식이

③ 탄수화물 대사 장애
  • 증상 : 고혈당
  • 간호 : 저열량식, 주기적인 혈당측정

④ 수분 · 전해질 대사 장애
  • 증상 : 부종, 고혈압, 체중 증가, 저칼륨혈증
  • 간호 : 저염식, 칼륨 섭취 격려, 주기적인 V/S 및 체중 측정

⑤ 면역 저하
  • 증상 : 감염
  • 간호 : 개인 위생, 손 씻기 준수 교육

13 ☐☐ **갑상샘 절제 환자의 간호를 말해보시오.**

① 갑상샘 합병증에 대한 교육을 시행하고, 증상 유무를 관찰합니다. 그에 대비한 응급 물품을 침상 옆에 준비합니다.

② 반좌위를 취합니다. 봉합선 부위 압력을 피하기 위해 목과 머리를 지지하는 방법, 기침 시 양손으로 목을 받치는 방법 등을 교육합니다.

③ 출혈 위험성이 없는 경우 수술 다음날부터 서서히 가벼운 목운동을 교육합니다.

더 알아보기 합병증에 대비한 응급물품

① 기도폐쇄 대비 : 기관절개술 세트, 기관 내 삽관 준비물, 산소공급 및 흡인 물품

② 저칼슘혈증(Hypocalcemia)에 의한 테타니(Tetany) 대비 : 글루콘산칼슘 (Calcium gluconate) 혹은 CaCl(염화칼슘)

더 알아보기 갑상샘 저하증 약물 및 복용방법

① 복용 약물

- T4 : 씬지로이드, 씬지록신(레보티록신 levothyroxine)
- T3 : 테트로닌(리오타이로닌 liothyronine)
- T4, T3 복합체 : 콤지로이드, 엘트릭스

② 복용방법

- 수술로 제거된 경우 평생 약물을 복용해야 함
- 음식물이 약 흡수 저해 가능하므로 공복에 복용(보통 아침 식전)
- 보통 칼슘제와 비타민D제제 같이 처방
- 칼슘, 철분, 마그네슘, 제산제 등과 복용 시 4시간 이상 간격
- 복용을 잊었을 경우 즉시 복용하되, 다음 복용시간이 가까울 경우 거르고 복용

14 □□ **갑상샘 기능항진으로 나타나는 현상에 대해 말해보시오.**

① 갑상샘 호르몬은 신진대사에 관여하는 호르몬입니다. 많을수록 신체 대사가 빨라져서, 가만히 있어도 달리는 효과가 나타납니다.

② 조금만 움직여도 땀이 나고, 숨이 차고, 맥박이 빨라지고, 허기지며 몸 무게가 줄어듭니다.

③ 장운동이 활발해져 묽은 변을 볼 수 있습니다.

④ 예민하고 불안해하며 불면증 등의 증상도 나타납니다.

⑤ 세포 교체 주기가 빨라져 피부가 건조해지고 머리가 많이 빠질 수 있습니다.

⑥ 여성의 경우 생리불순, 남성의 경우 여성형 유방이 나타날 수 있습니다.

⑦ 눈에 보이는 증상으로 목 부위(갑상샘 부위)가 커지거나 안구돌출 등이 있습니다.

15 □□ **갑상샘 기능항진증 환자의 간호중재에 대해 말해보시오.**

① 항갑상선제의 작용 및 부작용에 대해 교육합니다. 지속적인 병원 내원 및 혈액검사 필요성에 대해 설명합니다.

② 방사선 요오드 치료의 경우 경구 투여 시 치아 착색을 방지하기 위해 빨대를 사용합니다. 맛 증진을 위해 쥬스 등과 같이 복용할 수 있습니다.

③ 수분 섭취를 권장합니다. 소변을 자주 봐야하고, 대변도 규칙적이어야 합니다.

④ 침 속에 방사선 요오드가 함유되어 있기 때문에 뱉기보다 다시 삼키는 편이 좋습니다.

더 알아보기 갑상샘 기능 항진증 약

① **프로필티오우라실(PTU, Propylthiouracil)** : 안티로이드(Antiroid) 임신 초기에 사용

② **티오우레아(Thiourea)** : 메티마졸(Methimazole), 카비마졸(Carbimazole), PTU보다 간 손상 위험성이 적지만 임부 사용에 제한적

01 □□ **ARF의 Full Term을 말해보시오.**

ARF란 Acute Renal Failure, 급성신부전입니다.

02 □□ **급성신부전 원인에 대하여 말해보시오.**

급성신부전의 원인은 크게 3가지입니다.
① 신성 : 신장에 가해지는 직접적인 손상
② 신전성 : 신장의 혈액량 감소로 인한 신장 손상(구토, 설사, 탈수, 심부전, 간경화, 패혈증 등)
③ 신후성 : 소변 배출 장애(요로결석, 종양, 신경인성 방광 등)

03 □□ **CRF 증상에 대해 설명해보시오.**

만성신부전(CRF, Chronic Renal Failure)은 신장 기능이 점점 저하되면서 요독증상이 나타납니다.
① 신경계 증상 : 감각이상, 운동 장애, 피로, 졸음, 의식 변화, 혼수
② 심혈관계 증상 : 고혈압, 동맥경화, 부종
③ 호흡기계 증상 : 폐부종, 호흡곤란
④ 소화기계 증상 : 식욕 부진, 오심, 구토, 복수, 영양결핍
⑤ 피부 증상 : 소양증, 착색
⑥ 조혈기계 : 빈혈, 출혈경향
⑦ 내분비계 : 생리 불순, 발기부전, 저칼슘혈증(갑상샘기능항진)
⑧ 면역계 : 면역 저하, 패혈증

04 □□ **Lasix 사용 시 전해질 무엇이 부족해지는가?**

칼륨, 칼슘, 마그네슘이 있습니다.

더 알아보기　푸로세미드(Furosemide)
① 고리 이뇨제(Loop diuretics)
② 가장 강력한 이뇨작용
③ 신기능이 저하된 상태에서도 이뇨효과 발휘
④ 부작용 : 대사성 알칼리증, 전해질 불균형(저칼륨·저마그네슘·저칼슘·고나트륨) 내이독성

05 ☐☐ **요의를 느낄 경우 방광에 차있는 소변의 양을 말해보시오.**

일반적으로 300mL 정도입니다. 사람마다 개인차가 있지만, 보통 방광용적
은 400 ~ 500mL이며 1/2 ~ 2/3 정도 소변이 모이면 요의를 느끼게 됩니다.

더 알아보기 소변이 나오는 과정

① 방광의 용적은 400 ~ 500cc이고 소변의 양은 250 ~
350cc입니다.

② 방광근육 수용체가 활성화되면서 뇌에 방광에 소변이 찼
다는 신호를 뇌에 전달합니다.

③ 방광근육이 수축하면서 소변이 배출됩니다.

06 ☐☐ **요로폐쇄를 유발하는 질병에 대하여 말해보시오.**

① 요로폐쇄증(Obstructive uropathy)은 요로협착, 요로결석, 방광암,
양성 전립선 비대증(BPH), 종양, 신경인성방광, 외상이나 수술에 의한
손상 등이 원인입니다.

② 아동은 선천성 상부요관 이행부 협착(Ureteropelvic junction
obstruction), 신우 요관 접합부의 심한 협착 등과 같은 선천성 기형이
원인이 됩니다.

07 ☐☐ **24시간 소변 수집을 할 경우, 월요일 7시부터 화요일 7시까지라고 가정하
였을 때 월요일 7시 소변은 어떻게 해야 하는가?**

버려야 합니다. 24시간 소변 검사시, 지정된 시각(오전 7:00)에 환자에게
소변을 보게 합니다 첫 소변은 버리고 그 후부터 다음날 지저된 시각(오전
7:00)까지의 모든 소변(대변 시 나오는 소변도 포함을 24시간 뇨를 위한 용
기에 모으도록 합니다.

08 ☐☐ **복막투석과 혈액투석에 대하여 말해보시오.**

복막투석은 복막강에 고장성 투석액을 주입하여 반복적 주기로 실시하는
것이며, 혈액투석은 투석기를 이용한 체외순환을 통해 실시합니다. 복막
투석의 경우 환자 스스로 할 수 있고 비교적 식이가 자유로운 편입니다. 긴
시간을 소요해야 하고 복막염 위험이 있습니다. 혈액투석은 짧은 시간에
노폐물과 수분을 제거할 수 있지만 출혈 위험성이 있으며 병원에 방문해야
합니다.

2017국립중앙의료원

01 ☐☐ **폐쇄골절과 개방골절이 어떻게 다른지 설명해보시오.**

부러진 뼈가 피부 밖으로 나와서 육안으로 보인다면 개방골절(Open fracture), 그 외에는 다 폐쇄골절(Closed fracture)입니다.

더 알아보기 골절의 종류

① 해부학적 위치 : Epiphysis(골단), Metaphysis(골간단), Diaphysis(골간), Proximal(근위부), Middle, Shaft(중간부), Distal(원위부) 등

② 조각 수 : Linear Fx(선상 골절, 금만 감), Simple Fx(단순 골절,한 번만 동 강), Comminuted Fx(분쇄 골절, 으스러짐), Segmental Fx(분절 골절, 여 러 번 동강)

③ 방향 : transverse Fx(횡 골절, 가로), Oblique Fx(사선 골절, 비스듬히), Spiral Fx(나선 골절, 트위스트), Longitudinal Fx(종상 골절, 세로)

④ 개방성 : Open Fx(개방골절, 골절된 뼈가 외부로 노출), Closed Fx(폐쇄골 절, 피부 안에서만)

⑤ 정도 : Complete(완전 골절), Incomplete(불완전 골절)

⑥ 그 외 : Pathologic fracture(질병에 의한 병적 골절), Fatigue or stress fracture(누적된 부하에 의한 피로 골절)

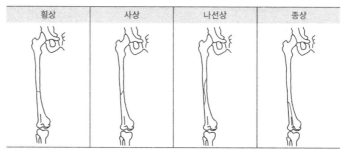

02 ☐☐ **견인환자 간호에 대하여 말해보시오.**

① 견인의 지속성을 유지해야 합니다.

② 견인 추는 바닥에 닿지 않도록 하고, 처방 없이 제거해서는 안 됩니다 (X-ray를 찍을 경우 별도의 지시 처방이 없는 한 추를 매달고 찍습니다).

③ 적절하게 견인이 유지되는 자세를 지속하도록 합니다.

④ 삽입되어 있는 핀 부위의 감염 여부를 확인합니다.

⑤ 뼈 돌출부위를 비롯하여 압박이 고르게 분산되도록 하며, C/M/S를 비롯한 피부상태를 관찰합니다.

⑥ 골절부위를 제외한 부분은 처방에 따른 간단한 ROM 및 체위변경을 합니다.

⑦ 통증조절과 변비 예방을 위한 수분 섭취를 권장합니다.

2021아주대 2017강원대

03 ☐☐ **경추 손상 의심환자에게 중요한 간호를 말해보시오.**

뼈 배열을 유지하는 것입니다. 목의 신전과 굴곡을 제한하고 움직이지 않도록 고정합니다.

2017중앙보훈병원

04 ☐☐ **척추수술 환자의 간호에 대해 말해보시오.**

① 신경학적 상태를 자주 사정하며 호전양상 등을 모니터링합니다.

② 누운 상태에서 일어나는 방법으로 보조기 착용 후 통나무를 굴리는 방식으로 교육합니다.

③ 보조기 착용 기간 동안 앉는 자세는 최소화해야 하며 식사 시에도 서서 할 것을 교육합니다.

④ 담당의사의 처방 기간에 맞춘 보조기 착용 필요성 및 관련된 운동법을 교육합니다.

2023울산대 2020·2021계명대동산

05 ☐☐ **통풍의 정의와 의학용어를 말해보시오.**

통풍은 요산 결정체가 관절에 축적되어 염증을 일으키는 전신성 대사장애로, Gout라고 합니다.

06 ☐☐ **통풍환자 치료약물에 대해 말해보시오.**

급성 통풍에는 비스테로이드 소염제, 부신피질 호르몬, 통풍 발작 완화 및 예방을 위한 약제를 치료약물로 사용합니다. 만성 통풍에는 요산 합성 억제제와 요산 배출 촉진제를 사용합니다.

더 알아보기 통풍 치료 약물

① Colchicine(콜히친) : 통풍 발작 완화 및 예방

② Allopurinol(알로퓨리놀) : 요산 합성 저해제

③ Febuxostat(페북소스타트) : 요산 합성 저해제

④ Probenecid(프로베네시드) : 요산 배출 촉진제

⑤ Benzburomarone(벤즈브로마론) : 요산 배출 촉진제

⑥ 비스테로이성 항염제 : 진통소염제

⑦ 스테로이드제 : 진통소염제

07 ☐☐ **통풍환자 간호에 대해 말해보시오.**

간호로는 처방에 따라 약물을 투여하며 침상안정을 취하게 합니다. 적극적인 통증조절과 필요시 얼음찜질을 적용합니다. 저퓨린 식이(고퓨린 식품 : 내장류, 등푸른 생선 등) 및 금주 교육, 수분 섭취 권장을 교육합니다.

더 알아보기 급성 통풍과 만성 통풍

급성 통풍에는 염증 치료가 중심이며 요산 농도와 관련된 약물은 사용하지 않는 것이 원칙입니다. 급성기 요산 농도의 변화는 통풍의 악화나 만성의 위험성을 높이기 때문입니다. 만성 통풍에는 요산 농도를 낮추고 형성된 결절을 없애는 것이 목표입니다.

08 ☐☐ **골다공증 증상과 치료에 대해 말해보시오.**

① 증상 : 골다공증은 검진이나 골절 때문에 발견되기 전까지 자각이 없는 경우가 많습니다. 키가 작아지거나 척추의 변형이 올 수 있고, 허리 통증이나 피로감을 느낄 수 있지만 거의 대부분이 무증상입니다.

② 치료 : 골다공증의 치료는 기본적으로 칼슘과 비타민D의 복용이 처방됩니다. 약물은 복용 방법으로는 주사제와 경구약으로 나눌 수 있고, 약물 기전에 따라서도 크게 골흡수 억제제와 골생성 촉진제로 나눕니다. 골다공증이 더 진행되지 않게 하도록 도와주는 골흡수 억제제로 호르몬제제, 선택적 에스트로겐 수용체 조절약물(SERM 제제), 비스포네이트 제제 등이 있습니다. 그리고 골다공증을 개선시키는 골형성 촉진제로 부갑상선 호르몬제가 있습니다.

더 알아보기 골밀도(BMD, Bone Mineral Density) 검사

① 정상 : T score ≥ -1

② 골감소증 : -2.5 > T score > -1

③ 골다공증 : T score ≤ -2.5

2021성남시의료원 2015충북대

09 □□ **골다공증 환자에게 교육해야 할 사항을 설명해보시오.**

① 골다공증 환자에게 가장 중요하게 교육해야 하는 내용은 낙상 주의입니다. 인지나 균형감각에 영향을 미치는 약물 복용에 주의를 주고, 시력을 교정하고, 목욕탕과 계단 등 위험 장소에서 특별한 주의가 필요합니다.

② 처방된 약의 복용 방법 및 정기적인 검사의 필요성에 대해서 교육이 필요합니다. 매일 적당한 운동 격려와 칼슘이 풍부한 저염식, 일광욕을 권유합니다. 음주·흡연·카페인 섭취는 삼가도록 합니다.

2020강원대

10 □□ **골절 노인 환자에게 생길 수 있는 합병증에는 무엇이 있는지 말해보시오.**

노인에게 골절이 생겼을 경우 생길 수 있는 합병증 중에서 제일 중요하게 봐야할 것은 욕창입니다. 요추, 대퇴 골절 등 침상안정을 필요로 하는 골절의 경우 잦은 체위 변경 및 피부상태를 사정해야 합니다. 그 외에 다른 골절이라도 부목(Splint), 석고붕대(Cast)를 한 경우 감각이 무뎌지는 노인들에게 욕창 가능성이 있으므로 C/M/S 및 피부상태를 사정합니다.

더 알아보기 골절에 취약한 노인 특성

골다공증 유병률이 높음, 하지근력·감각기능 저하, 균형 감각 약화

더 알아보기 합병증

골절 수술 후의 가장 심한 합병증은 사망입니다. 그 외 욕창, 요로감염, 폐합병증, 수술 부위 감염 등이 흔하게 나타납니다.

① 골절 자체로 인한 부동 합병증 : 욕창, 폐렴, 혈전증 등

② 수술 후 외과적 합병증 : 출혈 및 감염(폐렴·요로감염·수술 부위 감염·패혈증) 등

③ 수술 후 내과적 합병증 : 뇌졸중, 섬망, 급성 심부전, 급성심근경색, 폐렴, 요정체, 요로감염, 위장관계 출혈 등

④ 기타 합병증 : 폐색전증, 혈전색전증, 재골절 등

2023대전울지대 2023·2022가천대길병원 2022국민건강보험공단 2022아주대

01 ☐☐ **CPR의 Full Term을 말해보시오.**

CPR은 Cardiopulmonary Resuscitation으로 심폐소생술을 의미합니다.

2019중앙보훈병원 2015경북대 2014인천광역시의료원 2012광주보훈병원

02 ☐☐ **CPR 목적에 대해 말해보시오.**

심정지 환자에게 호흡·순환 회복 및 혈압 유지와 뇌 소생을 위해서 시행합니다.

2014부산대

03 ☐☐ **CPR은 몇 분 이내에 시행해야 생리적 사망을 막을 수 있는가?**

심정지 후 4 ~ 5분이 경과하면 허혈에 의한 비가역적 조직손상이 발생합니다. 따라서 심정지 발생 후 즉각적인 제세동과 심폐소생술이 시행되어야 신체의 조직 손상 없이 회복될 수 있습니다.

2023의정부울지대 2023한양대 2020이화의료원

04 ☐☐ **CPR에서 ABC는 무엇인지 말해보시오.**

A는 Airway로 기도유지, B는 Breathing으로 인공호흡, C는 Compression으로 가슴압박을 의미합니다. CPR 시 C─A─B 순으로 실시합니다.

2023아주대 2023한양대 2023경북대 2023천안순천향대

05 ☐☐ **성인 CPR 시행 시 가슴압박의 깊이는 몇이며 분당 몇 회 시행하는지 말해보시오.**

CPR 시 성인의 경우 5cm 깊이로, 분당 100 ~ 120회 시행합니다.

2023국민건강보험공단 2021인천성모병원

06 ☐☐ **소아 심폐소생술에 대해 설명해보시오.**

① 어깨를 흔들며 반응을 확인합니다. 반응이 없는 경우 주변에 사람에게 119 호출 및 자동심장충격기를 가져올 것을 요청합니다. 혼자인 경우 1분간 심폐소생술 시행 후 응급기관에 연락합니다.

② 양쪽 젖꼭지 부위를 잇는 선의 정중앙의 바로 아래 부분에 한 손으로 손바닥의 아래 부위만을 환자의 흉골 부위에 접촉시켜 가슴압박 30회 실시합니다. 이때 시술자의 어깨는 환자의 흉골이 맞닿는 부위와 수직이 되게 위치하며 한 손으로 1분당 100 ~ 120회 이상의 속도와 4 ~ 5cm 이상 깊이로 강하고 빠르게 눌러줍니다.

③ 인공호흡 2회 실시하고, 호흡이 없으면 환아의 기도를 유지한 채 1초간 구조호흡을 하고 가슴이 올라오는 정도를 확인합니다.

④ 30회의 가슴압박과 2회의 인공호흡을 119구급대원이 도착할 때까지 반복하여 시행합니다.

2023천안순천향대 2023인천성모병원 2021이화의료원 2021울산대 2018경북대

07 ☐☐ **제세동기 사용 방법에 대하여 말해보시오.**

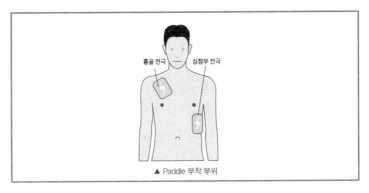

▲ Paddle 부착 부위

① 제세동기 전원을 켜고 심전도를 연결하여 초기 심전도 리듬을 확인합니다.

② 초기리듬이 제세동이 필요한 리듬(심실세동, 무맥성 심실빈맥)이면 제세동을 시행합니다.

③ Paddle에 젤리를 충분히 바르고 제세동에 필요한 에너지(이상형 : 120 ~ 200J, 단상형 : 360J)를 선택하여 충전을 누릅니다.

④ Paddle을 정확한 위치에 놓고 '모두 물러나세요'를 외친 후 양쪽 Paddle의 쇼크를 누릅니다.

⑤ 제세동 후, 바로 가슴압박을 시작합니다.

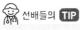 선배들의 **TIP**

제세동기 사용 시 주의사항!
제세동 후 즉시 가슴압박을 시작해야 하는 것입니다. 다음 제세동 시 성공률이 높아지며 심근의 수축력 회복에 가슴압박이 도움이 되기 때문입니다.

2023영남대 2023안동병원 2023인천성모병원 2023여의도성모병원 2021단국대 2019중앙보훈병원 2015경북대 2014인천광역
시의료원 2012광주보훈병원

08 ☐☐ **CPR 순서를 설명해보시오.**

① 환자의 의식상태를 확인합니다.

② 반응이 없는 경우 즉시 주변에 도움과 제세동기를 요청합니다.

③ 10초 이내로 성인은 경동맥, 소아는 경동맥 또는 대퇴동맥, 영아는 상
완동맥으로 맥박을 확인합니다. 맥박을 확인하며 동시에 호흡양상도
확인합니다.

④ 맥박이 촉지 되지 않으면 즉시 가슴압박을 시작합니다. 가슴압박은 가
슴 중앙, 흉골하부 1/2지점에서 성인 기준 5cm, 분당 100 ~ 120회 유
지하며 30회 시행합니다.

⑤ 기도를 유지하고 인공호흡을 2회 시행하고 가슴압박과 인공호흡의 비
율은 30 : 2로 시행합니다.

⑥ 제세동기가 도착하면 초기 심전도를 확인하고 제세동이 필요한 리듬일
경우 제세동을 시행합니다. 제세동을 하기 전까지 가슴압박과 인공호
흡을 반복합니다.

⑦ 2분마다 리듬을 확인합니다.

더 알아보기 심정지 환자의 기본소생술

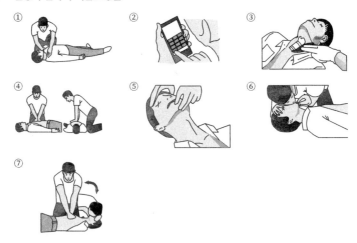

① 반응확인 → ② 119신고 및 제세동기 요청 → ③ 호흡 및 맥박 확인 → ④
가슴압박30회 → ⑤ 기도확보 → ⑥ 인공호흡 2회 → ⑦ 가슴압박과 인공호흡
30 : 2로 유지하며 반복

2017대전보훈병원

09 □□ **제세동기 사용 시 화상예방 방법을 말해보시오.**

Paddle에 젤리를 충분히 바릅니다.

더 알아보기 젤리를 바르는 이유?

전도물질인 젤리는 심근으로 전류가 잘 전달되도록 합니다.

2023충남대 2016경북대

10 □□ **응급실에서 우선적으로 치료해야 하는 환자는 누구인가?**

4대 색깔 재해 환자분류체계 중 긴급(적색)단계에 해당하는 환자입니다. 생명을 위협하는 응급상태이므로 즉각적인 치료를 받아야 생존이 가능합니다. 기도폐색, 경추손상의심, 호흡곤란, 호흡정지, 긴장성 기흉, 개방성 흉부손상, 심장마비, 쇼크, 대량 출혈, 다발성 외상, 주요화상, 뇌혈관질환, 혼수상태의 중증 두부손상, 약물 중독 등을 포함합니다.

더 알아보기 4대 색깔 환자분류체계

① **흑색** : 맥박·호흡이 없는 사망상태

② **적색** : 즉각적인 치료가 필요한 긴급상태

③ **황색** : 생명위험이 적은 중한 상태

④ **녹색** : 보행이 가능한 부상 상태

2023국민건강보험공단 2018강원대

11 □□ **환자가 쓰러졌을 경우 대처법을 말해보시오.**

CPR을 시행합니다. 맥박이 촉지되는 경우 활력징후, 산소포화도, 심전도를 모니터링하고 혈당을 측정합니다. 저혈당 시 처방에 따라 50%포도당을 정맥주사합니다. 혈당이 정상범위라면 처방에 따라 뇌혈관 CT를 시행합니다.

 선배들의 **TIP**

> 이 외에도…
> 환자가 의식을 잃었을 경우, 쓰러졌을 경우, 숨을 쉬지 않을 경우 대처 순서는 모두 같습니다.

2023대구가톨릭대 2022용인세브란스 2022서울성모병원 2014국민건강보험공단

12 ☐☐ **병동에서 CPR 상황이 생기면 어떻게 대처할 것인가?**

① 심정지 환자의 담당 간호사일 경우 : 상황 발견 즉시 환자를 사정하고 도움을 요청합니다. 가슴압박을 시작합니다. 다른 의료인이 도착하면 구강인도기를 삽입하고 기도를 유지한 후 Ambu bagging 합니다. 심폐소생술 팀이 활성화되면 기록을 시작합니다. 2분마다 심전도 리듬과 환자상태를 알리며 약과 물품을 준비합니다.

② 담당 간호사 외 보조 간호사일 경우 : 응급카트, 제세동기, 산소, 흡인기를 준비하고 심전도를 부착하여 모니터링 후 보조합니다.

2023인천성모병원 2022은평성모병원 2016전남대

13 ☐☐ **아나필락틱 쇼크로 응급실에 온 환자의 간호중재를 말해보시오.**

① 환자의 의식상태, V/S(호흡, 맥박)을 사정합니다.

② 평지에서 흉부압박을 하며 도움을 요청합니다. 코드블루 방송을 합니다.

③ 응급카트 도착 시 앰부백으로 인공호흡을 시행합니다.

④ IV line이 없는 경우 빠르게 20 ~ 18G line을 잡고(Lab을 위한 채혈 채취), 처방에 따라 에피네프린 등의 약물 사용합니다.

⑤ EKG monitoring 연결 후 기관 내 삽관 등이 이루어집니다.

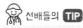 선배들의 **TIP**

> 아나필락틱 쇼크에서 가장 중요한 2가지!
> 에피네프린과 산소입니다. 약물 중에는 에피네프린이 가장 중요합니다. 가장 신속한 투여(IM, IV)가 필요하기 때문이죠. 이후 항히스타민제, 아미노필린, 승압제, 스테로이드제 등을 사용합니다.

2015국립암센터 2016서울시의료원

14 ☐☐ **환자가 갑작스러운 흉통을 호소할 경우, 어떠한 간호를 할 것인가?**

① 일반 환자 경우 : 활력징후(V/S), 산소포화도(SpO_2), 통증 양상을 사정합니다. 담당 의사에게 보고 후 EKG monitor, O_2, IV line 없을 시 insert 준비하고, 처방에 따라 처치를 시행합니다. 증상이 완화될 때까지 안전한 주변 환경 조성 및 정서적 지지를 취해주며 주의 깊게 사정합니다.

② 협심증 등의 질환을 가진 환자의 경우(자가 NTG 소지 중인 경우) : 활력징후(V/S), 산소포화도(SpO2), 통증 양상을 사정합니다. 증상에 따라 NTG 즉시 투여 여부를 결정하고 담당 의사에게 보고합니다. EKG monitor, O_2, IV line 없을 시 insert 준비하고, 처방에 따라 처치를 시행합니다. 증상이 완화될 때까지 안전한 주변 환경 조성 및 정서적 지지를 취해주며 주의 깊게 사정합니다.

선배들의 **TIP**

임상에서는...

보통 심와부 통증(Epigastric pain)인 경우 또는 수술을 받았는데 gas out none or poor 한 경우 가스가 많이 차서 종종 흉통을 호소합니다. 이럴 때에는 여러 가지 준비하는 간호사에게 환자가 미안해할 때도 많은데요, 그래도 증상 발생 시 즉각적으로 간호사에게 알릴 것을 교육해야 합니다. 물론 응급상황일 것 같으면 재빨리 E-cart까지 가져다 놓고요.

2020전남대 2016경북대

15 ☐☐ **응급실에 의식이 없는 두부 외상 환자가 도착했을 경우 해야 하는 처치를 말해보시오.**

의식이 없는 경우 맥박, 호흡을 확인하고 맥박이 촉지되지 않으면 바로 심폐소생술을 시작합니다. 심전도를 모니터링하여 제세동을 시행합니다. 맥박이 촉지되면 활력징후, 산소포화도, 심전도를 모니터링합니다. 기도를 유지하고 필요시 기관 내 삽관을 하여 기계적 환기를 합니다. 신경학적 평가(동공반사, GCS)와 다른 손상 여부를 확인하고 정맥주입로를 확보합니다. 처방에 따라 Brain CT, 혈액검사 등을 시행하고 경련 시 처방에 따라 항경련제를 투약합니다. 두개내압 상승을 예방하기 위해 침상머리를 30° 높이고 Mannitol, 수액을 투여합니다. 외과적 시술, 수술을 위한 준비를 시행합니다.

선배들의 **TIP**

GCS 사정

신경과, 신경외과 환자에게 있어서 GCS 사정은 중요합니다. GCS (Glasgow Coma Scale)는 의식사정 도구로 눈뜨기, 언어반응, 운동반응 세 가지 영역을 통해 사정합니다. 8점 이하는 극심한 뇌손상, 9 ~ 12점은 중등도의 뇌손상, 13 ~ 15점은 경한 뇌손상을 의미합니다.

더 알아보기 GCS 사정(Glasgow coma scale) 해보기

점수	눈뜨기 E (Eye opening)	언어반응 V (Verval response)	운동반응 M (Motor response)
6			명령에 따름
5		적절하고 지남력 있음	통증에 국재성 반응
4	자발적으로 눈을 뜸	지남력 없고 혼돈된 대화	통증 자극에 움츠림
3	불러서 눈을 뜸	부적절하고 혼돈된 단어	통증에 이상 굴곡반응
2	통증 자극에 눈을 뜸	이해할 수 없는 소리	통증에 이상 신전반응
1	눈을 뜨지 않음	무응답	무반응

2021전남대 2016국립암센터

01 ☐☐ **종양전문간호사에 대하여 말해보시오.**

전문 간호사 중 하나로 종양에 대해 높은 지식과 기술로 암 환자와 가족에 대한 교육 및 상담, 암 예방 및 관리, 암 환자의 치료 및 관리에 대한 상급 간호실무수행, 암 환자에 대한 자문 및 연구 등을 수행합니다.

2018경북대

02 ☐☐ **암전이 확인은 어떻게 하는가?**

PET - CT(Whole body PET CT)검사를 시행하여 확인합니다. 당 분해 가 빠른 종양의 특성을 이용하여 체내 신진대사에 활용하는 포도당과 유 사한 물질(방사성 의약품)을 주사하고 전신 대사율의 차이를 영상 촬영하 는 방법입니다. 주의사항은 검사 6시간 전 금식하고 물을 충분히 섭취합니 다. 충분한 물 섭취가 어려운 경우 처방에 따라 N/S를 정맥주사합니다(포 도당 수액 절대 금지). 당뇨환자의 경우 혈당이 조절되는지 자주 측정합니 다. 동위원소 주입을 위한 정맥 주입로를 확보합니다.

2017부산대 2015경북대

03 ☐☐ **정맥주사로 투약하는 일반 약물과는 다르게 항암제는 투약 전 혈관의 개방 성을 확인하는 이유에 대해 설명해보시오.**

일혈을 예방하기 위해서입니다. 일혈은 혈관에서 조직으로 약물이 새어 나 가 조직이 손상되는 것입니다. 일혈을 예방하기 위해서는 최근 24시간 이 내 정맥천자 한 팔이나 관절부위는 피하고 작은 카테터를 사용합니다. 혈 관 확보 후 단단히 고정하고 약물주입 중 피부 변화와 혈액역류를 주의 깊 게 관찰합니다. 주입 종료 후에는 생리식염수를 충분히 관류합니다.

2023인하대 2015국립암센터

04 ☐☐ **항암 화학요법 환자의 간호를 말해보시오.**

① 오심, 구토를 완화하기 위해 항구토제를 투약하고 기름지거나 자극적인 음식은 섭취하지 않도록 합니다.

② 음식은 소량씩 자주 섭취하고 항암제 투약 직후에는 음식섭취를 피하 도록 합니다.

③ 설사가 심하면 탈수, 전해질 불균형을 초래할 수 있으므로 섭취량, 배설량을 측정하고 필요시 지사제를 투약하며 저잔류, 저섬유, 저잔사 식이를 하도록 합니다.

④ 변비가 심할 경우 처방에 따라 배변완화제를 투여하고, 수분과 섬유소가 많이 함유된 음식을 섭취하도록 합니다.

⑤ 구내염 예방을 위해 다량의 수분 섭취와 생리식염수, 니스타틴 함수를 격려합니다.

⑥ 항암제 투약 시 골수기능 억제로 감염, 출혈, 빈혈이 발생할 수 있습니다.

⑦ 빈혈이 심할 경우 PRBC수혈을 합니다. ANC가 500/uL 미만인 경우 감염 위험성이 커지므로 의료진은 손 씻기와 무균술을 준수하고 감염 예방법에 대해 교육합니다.

⑧ PLT수치가 20,000/uL 이하일 경우 출혈위험이 높으므로 혈소판 수혈을 하고 출혈 증상이 있을 시 즉시 보고하여 신체손상에 주의하도록 교육합니다.

2023울산대 2023신촌세브란스 2023인하대 2023서울성모병원 2020삼성창원병원 2018건양대 2017강원대

05 ☐☐ **항암제를 투여 중인 환자에게서 일혈이 일어났을 경우 대처방법을 말해보시오.**

① 주입 중인 항암제 주입을 즉시 중단하고 정맥주사 삽입부위의 발적, 통증, 부종, 궤양 유무를 사정합니다.

② 주사기로 카테터에 남아있는 약물을 흡입하고 카테터를 제거합니다.

③ 의사 및 간호 상급 관리자에게 항암제 약명, 양, 발생 부위 및 양상, 환자 증상을 보고하고 멸균거즈로 드레싱 합니다.

④ 부종감소를 위해 혈관 외 유출 부위를 높여주고 약물에 따라서 온·냉찜질을 적용합니다.

⑤ 근무조마다 해당부위를 관찰하고 피부과 또는 성형외과 협진 후 의사 처방에 따라 항생제, 진통제, 연고를 적용합니다.

2017충남대 2015서울대

06 ☐☐ **소아암 환자는 머리가 빠지는 것에 스트레스를 굉장히 많이 받는다. 지금 빠른 조직검사를 위해 머리를 다 깎아야 되는 상황이라면 어떻게 대처할 것인가?**

환자가 느낄 수 있는 감정에 대해 공감하며 검사가 필요한 이유를 설명합니다. 탈모로 인한 스트레스와 경제적 부담을 감소시켜주기 위해 한국백혈병소아암협회에서 가발지원이 가능하다는 정보를 보호자와 환자에게 제공합니다.

2021 · 2020국립암센터

07 ☐☐ **말기 암 환자에게 가장 중요한 것은?**

통증 관리입니다. 암이 진행될수록 통증의 강도가 심해지므로 통증을 자주 평가합니다. 통증완화를 위해 진통제와 보완요법을 적절히 사용해야 하며 적극적인 통증조절로 고통을 감소시켜줘야 합니다.

2023국립암센터

08 ☐☐ **암을 예방할 수 있는 방법에 대해 말해보시오.**

① **1차 예방** : 생활습관 및 화학적 암 예방방법입니다. 먼저 암은 대부분 생활습관 및 환경요인에 의해 발생하는데 흡연, 만성 감염, 식이가 가장 주된 원인으로 알려져 있습니다. 화학적 암 예방은 여러 단계에 걸친 종양 발생 과정을 멈출 수 있는 합성화학물질 등을 투여하여 예방하는 것입니다. 화학적 암 예방은 유해환경에 노출되어 있거나 면역기능이 저하된 자, 전암성 병변을 가지고 있거나 암 병력이 있는 자를 대상으로 합니다.

② **2차 예방** : 조기 진단을 의미하며, 전이되지 않은 국소 암을 조기에 발견하여 즉시 치료하여 가장 효과적으로 암을 예방할 수 있는 방법입니다.

더 알아보기 암 발생 7가지 경고 증상
- 치유되지 않는 궤양
- 배변 및 배뇨습관 변화
- 신체 개구부로부터 비정상적인 분비물 또는 출혈
- 유방 또는 다른 신체부위가 두꺼워지거나 덩어리가 만져짐
- 소화불량 또는 연하곤란
- 계속되는 기침이나 쉰 목소리
- 사마귀 변화

2023대구가톨릭대 2020계명대동산 2020영남대 2017국민건강보험공단

09 □□ **유방절제술 환자에게 폐쇄 압박드레싱을 하는 이유는 무엇인가?**

수술 부위를 압박하는 이유는 수술 부위의 유합을 촉진하고 림프부종을
예방하기 위해서입니다. 유방절제술 시 액와림프절, 림프관의 제거로 림프
부종이 발생할 수 있으므로 부종을 예방하기 위해 폐쇄 압박드레싱 외에도
수술 받은 쪽의 팔과 손을 어깨보다 높게 하고 얼음주머니를 대어줍니다.

2015서울대

10 □□ **자궁근종 환자에게 수술이 필요한 경우를 말해보시오.**

일반적으로 근종이 작거나 증상이 없는 경우 수술이 필요하지 않습니다.
하지만 근종의 크기가 크거나 커지는 속도가 빠른 경우, 자궁출혈로 인한
빈혈, 월경과다, 근종에 의한 방광·직장 압박 증상, 골반염증성 질환, 다른
골반질환과 동반된 근종 등 통증이 심할 경우 수술을 고려할 수 있습니다.

2014국민건강보험공단

11 □□ **자궁근종 환자가 수술을 받고 Hemo - vac을 달고 있으며 빈 호흡에 통증
을 호소하고 있다. 무엇을 관찰해야 하는가?**

복강 내 또는 수술 부위 출혈이 의심되므로 Hemo - vac의 배액양상, 양,
색을 관찰합니다. 활력징후와 산소포화도를 측정하고 즉시 의사에게 보고
합니다. 처방에 따라 응급검사(Abdomen&pelvic CT)를 시행하고 수액
제제, 지혈제 투약 및 수혈을 시행합니다.

2023삼성창원병원 2023인천성모병원 2022경북대 2020천안순천향대

12 □□ **고위험 약물에 대해 말해보시오.**

고위험 약물이란 투약 오류 시 치명적인 위해 또는 잠재적으로 높은 위험
을 초래할 가능성이 있거나 치료 영역이 좁아 부작용이 발현될 위험성이
높아 처방·보관·조제·이송·폐기에서 주의를 요하는 의약품입니다. 대표
적인 고위험약물은 KCI·NaCI 등 고농축 전해질, Heparin 등의 주사용
항혈전제, 주사용 인슐린 제제, 주사용 항암제, 조영제, 중등도 진정 의약
품 등이 있습니다.

13 ☐☐ **자궁경부암 진단 방법 중 가장 효과적이고 쉬운 방법을 말해보시오.**

자궁목 세포진 검사(파파니콜로검사, Pap test)는 이형증을 발견하는 데 유용하여 자궁경부암 예방에 중요한 검사방법입니다. 정확한 검사물을 채취하기 위해 검사 48시간 전 질세척, 질정, 성교, 탐폰 등은 금하고 월경기간은 피해야 합니다.

14 ☐☐ **고혈압 산모 간호를 해보시오.**

① 산전관리(혈압, 소변검사, 체중측정)를 통해 예방과 관리를 합니다.

② 저염, 고단백, 저지방, 고비타민, 적절한 탄수화물 식이를 합니다. 부종이 심한 경우 수분을 제한합니다.

③ 좌측위로 누워 절대안정을 취하며 조용하고 자극이 적은 환경을 제공합니다.

④ 경련 시 기도를 확보하고 손상을 줄 수 있는 물건을 치우며 처방에 따라 항경련제, 황산마그네슘, 항고혈압제를 투약합니다.

⑤ 태아를 모니터링하고 섭취량·배설량을 주의 깊게 관찰합니다.

⑥ 심한 두통, 구토, 심와부통증, 흐린 시야, 소변량 감소 등의 전조증상 시 즉시 내원해야 함을 교육합니다.

 선배들의 **TIP**

약물 주의사항

• 임신성 고혈압에서 경련 예방과 치료를 위해 투약하는 황산마그네슘($MgSO_4$)은 약물독성 증상을 주의 깊게 관찰해야 합니다. 초기 독성 증상으로는 오심, 구토, 홍조, 반사감소 등이 있고 후기 독성 증상은 심부건반사 소실, 핍뇨, 호흡억제, 태아심음감소 등이 있습니다. 황산마그네슘 독성 증상 시 해독제로 칼슘 글루코네이트를 천천히 정맥주사합니다.

• 자궁수축제인 Methergine은 혈압을 상승시킬 수 있으므로 임신성 고혈압에서 투약하지 않습니다.

2014국민건강보험공단

15 ☐☐ **출산예정일 계산법을 설명해보시오.**

분만예정일(EDC, Estimated date of confinement)은 마지막 월경일 (LMP, Last menstrual period)에서 280일로 네겔법칙에 따라 LMP 첫 날에 7을 더하고, 달에서 9를 더하거나 3을 뺍니다. 대부분 EDC ±7일에 분만합니다. 예를 들어, LMP가 2020년 3월1일인 산모는 2020년 12월 8일 ±7일에 분만합니다.

2020·2019해운대백병원 2015경북대

16 ☐☐ **모유수유의 장점을 말해보시오.**

① 아기 : 뇌성장, 알레르기 질환 발생 감소, 당뇨병, 비만, 고지혈증 발생 감소, 감염성질환의 발생 감소(IgA, 항체 풍부), 영양분의 소화와 흡수 용이, 초유에는 비타민A, 단백질 풍부

② 산모 : 자궁수축 촉진, 산후출혈 감소, 체중회복 촉진, 모아결속 증진, 분유에 비해 비용감소, 골다공증 발생위험 감소, 여성암 발생 감소, 피임 효과

2019양산부산대

17 ☐☐ **장중첩증 아동의 대변 양상에 대해 말해보시오.**

초기에는 정상 대변을 볼 수 있으나 그 후 대변·가스의 배출이 없고 특징적인 혈성 점액 대변(포도젤리 형태)을 봅니다. 이 외에 우측 상복부에서 소시지 모양의 덩어리가 촉진되며 아기가 다리를 배위로 끌어당기며 크게 웁니다. 심한 복통 후에는 무증상이 반복되고 간혹 구토가 동반되기도 합니다.

2019양산부산대

18 ☐☐ **태변에 없었던 신생아의 복부가 부풀어 있고, 악취나는 리본모양의 변을 보았다면 의심할 수 있는 질병은 무엇인가?**

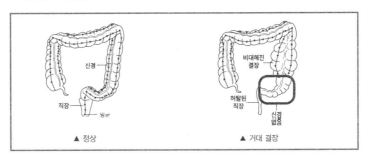

▲ 정상　　　　▲ 거대 결장

선천성 거대 결장증으로 장 점막, 근육층에 신경절 세포 결여로 장이 막혀 신경절이 없는 부위 위쪽으로 장이 팽창합니다. 태변은 보통 48시간 내 배출되는데 선천성 거대 결장 환아는 태변 배출이 없거나 담즙섞인 구토, 복부팽만, 작거나 리본모양의 가는 변을 보는 등의 증상이 나타납니다.

2016경북대

19 ☐☐ **BCG 접종시기를 말해보시오.**

① 면역기능이 저하되어 있거나, TST양성인 경우를 제외하고 생후 4주 이내 모든 신생아에게 접종해야 합니다.

② 심한 영양장애, 미숙아, 심한 질환을 앓고 있는 경우 접종을 연기합니다.

③ 접종 지연 시 3개월 미만은 TST 확인 없이 시행하며 3개월 이상의 경우 TST 음성 확인 후 접종을 시행합니다.

 선배들의 **TIP**

> **BCG 접종방법**
> WHO에서는 가장 정확한 방법으로 피내주사를 추천하고 있습니다. 접종 부위는 좌측 팔의 삼각근 아래로 1세 미만 0.05mL, 1세 이상 0.1mL 주사합니다.

2019국민건강보험공단

20 ☐☐ **일반성인과 노인의 차이점에 대하여 말해보시오.**

노인은 신체적 변화로 낙상의 위험성이 증가합니다.

① **근골격계** : 뼈·근육·관절의 약화, 척추의 압박으로 인한 굽은 허리

② **감각계** : 노안, 안구건조, 녹내장, 백내장, 수정체의 황화현상, 난청, 온도 식별능력 저하 등

③ **호흡기계** : 호흡근 근력 약화, 폐의 잔류 공기 증가, 가스교환 능력 저하

④ **비뇨기계** : 신장의 배설능력 저하, 약물 부작용 증가

더 알아보기 노인간호

가장 중요한 것은 낙상을 예방을 위한 간호가 필요합니다. 노인은 호흡능력 저하로 조금만 움직여도 숨이 찰 수 있습니다. 호흡하기 편한 자세를 취해주고 입술 오므리고 하는 호흡방법을 교육합니다. 또한 산소포화도, 호흡양상을 사정하여 필요시 산소를 공급합니다. 또한 처방된 약물의 용량을 재확인하고 주의 깊게 사정하여 부작용을 조기에 발견해야 합니다.

2019중앙보훈병원 2015분당서울대

21 ☐☐ **노인 간호에서 중요한 것을 말해보시오.**

노인은 감각, 지각 능력 및 신체기능이 저하되기 때문에 낙상이나 욕창과 같은 신체손상 위험성이 큽니다. 따라서 손상을 예방하기 위한 간호가 중요하다고 생각합니다.

2019양산부산대

22 ☐☐ **노인이 병원에 입원할 경우 가장 중요한 간호가 무엇인가?**

낙상예방이 가장 중요하다고 생각합니다. 노인은 감각기능, 신체기능이 저하되어 있고, 균형감각 손상, 어지러움, 약물 부작용 등으로 낙상위험성이 큽니다. 또한 노인의 낙상 시 병원 재원일수 증가, 골절, 사망까지 이를 수 있기 때문에 주의가 필요합니다. 낙상을 예방하기 위해 침상난간을 항상 올려두고 침대높이를 낮추며 침대바퀴를 항상 잠금 상태로 유지합니다. 야간에 조명을 켜두고 이동 시 보호자와 항상 함께 이동하도록 교육합니다.

2015경북대

23 ☐☐ **우울증 환자의 간호를 말해보시오.**

① 우울증 환자를 대할 때 지나친 동정이나 위로와 관심은 죄책감을 증가시킬 수 있으므로 피합니다. 재촉하거나 강요하지 않으며 상투적인 말투로 대하지 않습니다.

② 말을 하지 않고 옆에 있는 것만으로도 정서적 지지가 될 수 있으며 편안한 환경을 제공하여 스스로 감정을 표현할 수 있도록 도와줍니다.

③ 회복기에 자살 시도가 증가하므로 자살사고나 자해행동을 예방하기 위해 관찰하고 위험한 요소를 제거하며 불규칙적인 병동 순회로 환자를 주의 깊게 관찰합니다.

④ 우울증 환자는 자가 간호 능력이 저하되기 때문에 신체간호도 함께 필요합니다. 필요시 위생, 음식섭취, 배설, 배뇨를 돕습니다.

⑤ 항우울제는 최소 4~6주 복용해야 약물의 효과가 나타나므로 약물의 부작용 여부를 관찰하며 투약여부를 확인하고 약물치료와 함께 인지·심리 사회치료를 할 수 있도록 돕습니다.

24 □□ **프로이트의 성적 발달단계를 설명해보시오.**

성격은 리비도, 성적 충동(성욕)과 관련되어 발달한다고 하여 이를 심리성
적 발달단계(Psychosexual developmental stage)라고 부릅니다. 나이
에 따라 신체 부위별로 구강기, 항문기, 남근기, 잠복기, 생식기의 5단계로
나뉩니다. 각 단계의 욕구가 과잉 혹은 과소 충족 시 성격적 결함이 나타
난다고 보았습니다.

더 알아보기 단계별 나이 및 특성

① 1단계 구강기(출생 ~ 1세) : 구강자극 충족 및 양육자와의 상호작용 → 신뢰감
영향

② 2단계 항문기(1 ~ 3세) : 항문자극 및 배변작용, 배변훈련 → 자율성, 창의성
발달 영향

③ 3단계 남근기(3 ~ 6세) : 생식기 관심, 동성부모와의 동일시 및 이성부모를 사
랑 → 성정체성, 도덕, 양심 발달 영향

④ 4단계 잠복기(6 ~ 12세) : 외부 활동에 관심 → 학업, 대인관계, 사회성 발달
영향

⑤ 5단계 생식기(12세 이상) : 2차 성징, 사춘기 → 이성관계, 독립성 영향

더 알아보기 단계별 고착

① 고착(Fixation) : 발달단계가 원활하지 못하거나 퇴행 시 발생

② 구강기 고착 : 과잉충족(의존적, 수동적) 과도결핍(논쟁적, 비판적, 냉소적, 공
격적, 과음 및 과식, 흡연, 수다, 손톱 깨물기)

③ 항문기 고착 : 방임적 배변훈련(불결, 무책임, 낭비), 엄격한 배변 훈련(결벽증,
강박적, 공격적)

④ 남근기 : 남자(경솔, 강인함 과장) 여자(난잡, 경박)

25 ☐☐ **매슬로우(Maslow) 욕구 단계를 말해보시오.**

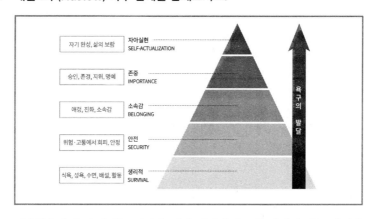

매슬로우의 욕구 단계는 인간은 다섯 가지의 욕구를 가지며 이는 단계를 이루고 있어 밑의 단계 욕구를 충족하면 위의 단계 욕구가 발생한다는 이론입니다. 1단계는 가장 기본적인 욕구로 식욕, 성욕, 수면, 배설 등 있습니다. 2단계는 신체적·감정적인 위험으로부터 보호받고 안전해지길 바라는 것입니다. 3단계는 동료를 찾고 집단에 소속되기를 바라는 것입니다. 4단계는 능력을 평가·인정받고 싶은 욕구입니다. 5단계는 자기 발전을 위한 성취 욕구입니다.

더 알아보기 매슬로우 욕구 단계(Maslow's hierarchy of needs)

생리적 욕구 → 안전해지려는 욕구 → 사랑과 소속 욕구 → 존중(존경)의 욕구 → 자아실현의 욕구

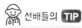 선배들의 **TIP**

쉽게 생각해보세요!

아무도 모르는 곳에 떨어졌다고 생각해보세요. 일단 아무리 위험해도 살기 위해서 먹을 것(생리적 욕구)을 구해야겠죠? 배불러지니 동굴(안전의 욕구)을 찾습니다. 안전해지니 혼자서 외로워져요. 나와 같은 동료(사랑과 소속의 욕구)를 찾아요. 집단을 이루게 되니 우두머리(존중의 욕구)가 되고 싶어졌어요. 그렇게 살다가 노년에 '라떼 is Horse~'라는 자서전(자아실현의 욕구)이 쓰고 싶어졌네요.

26 ☐☐ **환자의 권리에 대하여 아는 대로 말해보시오.**

환자의 권리는 '진료 받을 권리, 알 권리 및 자기결정권, 비밀을 보호받을 권리, 상담 및 조정을 신청할 권리'가 있습니다.

① 진료 받을 권리 : 환자는 자신의 건강보호와 증진을 위하여 적절한 보건 의료 서비스를 받을 권리를 갖습니다. 성별, 나이, 장애, 신념, 종교, 신분 및 경제적 사정 등을 이유로 차별 받거나 건강에 관한 권리를 침해받지 아니하며, 의료인은 정당한 사유 없이 진료를 거부하지 못합니다.

② 알 권리 및 자기결정권 : 환자는 담당 의사, 간호사 등의 의료진으로부터 질병상태, 치료계획, 치료방법, 치료 예상 결과 및 부작용, 의학적 연구 대상 여부, 장기이식 여부 및 진료 비용 등에 관하여 충분한 설명을 듣고 자세히 물어볼 수 있으며, 이에 관한 동의 여부를 결정할 권리를 가집니다.

③ 비밀을 보호받을 권리 : 환자는 진료와 관련된 신체상, 건강상의 비밀과 사생활의 비밀을 침해받지 아니하며, 의료인과 의료기관은 환자의 동의를 받거나 범죄 수사 등 법률에서 정한 경우 외에는 비밀을 누설·발표하지 못합니다.

④ 상담 및 조정을 신청할 권리 : 환자는 의료 서비스 관련 분쟁이 발생한 경우, 한국의료분쟁조정중재원 등의 상담 및 조정 신청을 할 수 있습니다.

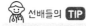 선배들의 **TIP**

> **쉽게 알아보기!**
> 병원마다 환자의 권리는 다릅니다. 그렇지만 위의 네 가지는 의료법상 나와있는 환자의 권리와 의무로 필수적으로 들어갑니다. 하지만 지원 병원 홈페이지에 들어가서 미리 숙지할 것을 추천해드립니다. 외우기 팁으로 앞글자만 따서 읽어보세요! 진알비상, 지날(랄)비상!

더 알아보기 환자가 지켜야 하는 의무

병원마다 다르지만 의료법상 두 가지입니다. 의료인에 대한 신뢰 및 존중 의무, 부정한 방법으로 진료를 받지 않을 의무입니다.

2016경북대

27 □□ **전인간호란 무엇이라 생각하는가?**

전인간호란 환자 개별적으로 신체적, 심리적, 사회적, 경제적 측면을 모두 고려하는 간호입니다. 그중에서도 우선순위를 판단하여 적절하고 능동적인 간호를 하는 것이라고 생각합니다.

2017대전보훈병원

28 □□ **간호 안전사고 분류 세 가지를 말해보시오.**

세 가지는 근접오류, 위해사건, 적신호 사건이 있습니다. 근접오류란 일어날 뻔했지만 일어나지 않은 오류를 말합니다. 위해사건이란 오류로 인한 일시적 손상으로 치료 및 중재가 필요하거나 입원 기간이 연장된 경우를 말합니다. 적신호 사건이란 환자 질병 및 기저질환과 상관없이 집중적인 치료가 필요한 경우, 영구적 손상이 발생한 경우 또는 사망한 경우를 말합니다.

더 알아보기 Safety level

병원별로 6 ~ 9단계 분류, 근접오류의 범위, 무해사건 추가 등 다릅니다.

level	내용	분류	
0	오류가 발생할뻔 함	근접오류(Near miss)	
1	발생하였으나 손상 없음	위해사건 (Adverse event)	무해사건 (No harm event)
2	발생으로 평가요구 증가, 그러나 변화없고 손상 없음		
3	발생으로 일시적 손상치료나 중재 필요		위해사건 (Adverse event)
4	발생으로 일시적 손상입원 필요, 재원기간 늘어남		
5	발생으로 영구적 손상	적신호 사건(Sentinel event)	
6	발생으로 사망		

더 알아보기 무조건적으로 적신호 사건인 경우

① 다른 사람 또는 다른 신체 부위에 시행된 수술

② 수술 및 시술 후 비계획적인 이물질 잔재

③ 혈액형 부적합에 의한 용혈성 수혈반응

④ 영아 유괴, 잘못된 영아인계

⑤ 퇴원·입원환자의 자살, 폭행, 살인

2020제주대

29 ☐☐ 기본 간호술에 대하여 말해시오.

한국간호교육평가원이 제시한 핵심 기본 간호술 24가지가 있습니다. 활력 징후 측정, 경구투약, 근육주사와 피하주사, 간이혈당측정 검사, 피내주사, 정맥 수액 주입, 수혈요법, 간헐적 위관영양, 단순도뇨, 유치도뇨, 배출관장, 수술 전 간호, 수술 후 간호, 입원관리, 격리실 출입 시 보호장구 착용, 폐기물 관리, 산소포화도 측정, 심전도 모니터 적용, 비강캐눌라를 이용한 산소요법, 기관 내 흡인, 기관절개관 관리, 기본 심폐소생술, 제세동기 적용입니다.

2023·2019울산대 2016전북대   2014중앙보훈병원

30 ☐☐ QI 활동에 대하여 말해보시오.

QI(Quality Improvement)란 의료 서비스의 질 향상을 뜻합니다. 이는 환자에게 보다 안전하고 수준높은 의료 서비스를 제공하고자 하는 목표를 수행하는 일련의 활동이기도 합니다.

Chapter

02 인성면접

출제빈도 ●●●●●

키포인트 지원자의 가치관·경험, 열정 및 창의성, 대인관계능력, 예비 간호사로서의 기본 역량 및 윤리의식, 직업에 대한 이해, 지원하는 병원에 대해 얼마나 관심을 가지고 있는지를 알 수 있는 질문이 출제됩니다.

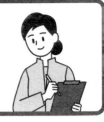

 소통·공감

2023강북삼성병원 2023보라매병원 2021경상대 2021의정부성모병원 2020울산대 2020전북대 2020부산대 2020계명대동산 2014광주보훈병원

01 ☐☐ **상급자가 갑자기 부당한 지시했을 경우 어떻게 대처할 것인가?**

선배가 지시한 내용이 부당하다고 느껴질 수 있지만 신입인 제가 일을 정확하게 파악하지 못하여 생긴 오해일 수도 있다고 생각합니다. 따라서 먼저 선배의 지시를 따르고 저의 의견을 검토할 것입니다. 그 후에도 부당하다는 생각이 든다면 생각을 정리한 후 편안한 분위기에서 말씀드리겠습니다.

2020울산대 2017중앙보훈병원 2016아주대

02 ☐☐ **선배 간호사에게 폭언, 폭력을 당하는 동료간호사를 본다면 어떻게 할 것인가?**

그 상황에 동료와 함께 있어줍니다. 무엇을 잘못했는지 기억하고, 동료를 위로하며 서로 유대관계를 돈독하게 유지합니다. 해결이 안 될 경우 의논할 수 있는 다른 선생님께 상담을 요청하고 조언을 구합니다.

2023구미순천향대 2023단국대 2023전남대 2023삼성창원병원 2023국민건강보험공단 2022건양대 2021서울적십자병원 2021의정부을지대 2020부산대 2018충남대 2014중앙보훈병원

03 ☐☐ **상급자와의 의견충돌이 있을 경우 어떻게 대처할 것인가?**

① 사적인 자리를 마련하여 대화를 나누고 싶습니다. 서로에 대한 이야기와 오해를 풀어가는 노력을 하겠습니다.

② 우선 대화를 통해 문제를 해결해보도록 하겠습니다. 상사의 생각과 의견을 들어보고 어디에서 오해가 생겼는지 파악하고 해결하셨습니다. 실무에 있어서 저보다 경험이 많은 상급자의 의견을 받아들이고, 조율하겠습니다.

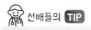 선배들의 **TIP**

> **상사와 잘 안 맞아요!**
> 상사와의 의견 충돌은 어느 곳에서나 존재하는 문제입니다. 면접관들은 이 질문을 통하여 지원자들의 상황 대처능력을 평가할 수 있습니다. 상대방의 입장을 배려하고 대화를 통해 풀어가겠다는 자세를 보이는 것이 좋습니다.

2019서울적십자병원 2019성남시의료원 2018서울시의료원

04 ☐☐ **팀워크란 무엇이라고 생각하는가?**

간호사의 업무는 협업이라고 생각합니다. 하나의 수술을 하더라도 간호사뿐만이 아닌 다른 부서의 사람들까지, 많은 사람의 손길을 거칩니다. 이때, 중간에 한 부분이 빠져 협업이 되지 않는다면 피해는 환자의 몫이 될 것입니다. 따라서 맡은 일을 잘하되 서로 필요한 부분은 도와주고 도움을 받을 수 있는 함께라는 마음이 필요하다고 생각합니다.

2013중앙보훈병원

05 ☐☐ **간호사로서 들어줄 수 없는 요구를 할 경우 어떻게 대처할 것인가?**

정해진 지침과 규정에 따라 요구사항을 들어줄 수 없음을 정중하게 말씀드릴 것입니다. 만약 환자가 지속적으로 들어줄 수 없는 사항을 요구할 경우 간호 상급 관리자에게 보고하여 도움을 요청합니다.

2020경북대

06 ☐☐ **CPR 중 다른 환자 보호자가 흡인을 요청할 경우 어떻게 대처할 것인가?**

담당 간호사는 CPR 환자의 기록과 간호를 수행해야 하므로 CPR 환자에게 갈 것입니다. 그러나 흡인 또한 지체될 경우 기도분비물로 인한 호흡곤란을 야기할 수 있습니다. 따라서 주위 동료에게 도움을 요청하여 빠르게 흡인이 시행될 수 있도록 할 것입니다.

2012광주보훈병원

07 ☐☐ **간병인분들이 간호를 제대로 시행하지 않고 있을 경우 어떻게 할 것인가?**

환자상태를 관찰하지 못하거나 적절한 간호가 이뤄지지 못한 경우 발생한 간호과실의 책임은 간호사에게 있습니다. 간호사와 간병인은 환자건강과 환자안전을 위해 서로 협력해야 하는 관계입니다. 간병인이 간호를 제대로 시행하지 않을 경우에는 적절한 감독과 조언을 통해 간호를 수행할 수 있도록 도와야 합니다.

2023안동병원 2020고려대안산 2019양산부산대

08 ☐☐ **동기가 퇴사하고 싶다고 말한다면 어떻게 할 것인가?**

어떤 점으로 힘든지 확인한 후, 업무적인 부분일 경우 제가 할 수 있는 한 자료를 공유하고 함께 극복해 나아갈 것입니다. 만약 업무적인 부분 이외에 대인관계와 관련된 경우 의지할 수 있는 선임 선생님을 찾아가서 자문을 구해볼 것입니다. 저에게도 발생할 수 있는 일이므로 서로 공유하고 고민을 나누며 이야기하는 것이 중요하다고 생각합니다.

2023국제성모병원 2023서울성모병원 2023영남대 2022가톨릭대 2022원광대 2022국민건강보험공단 2020국립암센터 2020
충북대 2019서울적십자병원

09 ☐☐ **태움에 대해 어떻게 생각하는지 태움 대처법에 대하여 말해보시오.**

태움은 옳지 못하고, 없어져야 하는 문화라고 생각합니다. 태움의 경계와 지적·훈계, 충고의 경계는 명확해야 합니다. 하지만 사실 신규 때에는 태움과 훈계, 충고를 구분하기 힘들 것 같다는 생각도 듭니다. 의논할 수 있는 다른 선생님과의 상담을 통해서 상황을 파악하고 조언을 얻을 것입니다.

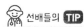 선배들의 **TIP**

태움을 대하는 자세!
무조건 의논→보고→상담, 이 3단계!

2014서울대

10 ☐☐ **선배 간호사가 본인을 싫어한다면 어떻게 대처할 것인가?**

의논할 수 있는 다른 선생님과의 상담을 통해서 상황을 파악하고 조언을 얻을 것입니다.

 선배들의 **TIP**

선배가 나를 유령취급해요.
이런 것도 태움의 종류입니다. 서로 존중해야 하는데, 무시하고 하대하는 것이지요. 쌀쌀맞은 사람이 은근히 많아요. 원래 태도가 그런 것인지, 나한테만 보란 듯이 대하는 것인지 알아야 합니다. 객관적인 시선이 필요하며 이런 경우의 태움의 대처방안과 같습니다.

2018서울시의료원 2015서울대

11 □□ **선배 간호사 두 명이 알려준 간호지식이 다른 경우 어떻게 대처할 것인가?**

우선 두 간호지식을 모두 기억하고 있을 것입니다. 어느 한 명은 잘못 되었을 수도 있으므로 환자의 안전을 위해 관련된 병원 내 지침을 찾아볼 것입니다. 또한, 부서 내 동료 간호사 모두가 정확한 지침을 준수하여 동일한 간호를 제공할 수 있도록 간호 상급 관리자에게 보고하여 함께 학습할 수 있는 기회를 마련할 것입니다. 예를 들면, 지침 출력하여 중요부분을 전체 인계 시간에 공유하기입니다.

2023은평성모병원 2023강동경희대 2023경상대 2018인천보훈병원

12 □□ **신규 간호사로서 선후배관계를 잘 적응하고 유지하기 위한 자신만의 능력을 말해보시오.**

사람을 대하는 것의 기본은 인사라고 생각합니다. 인사는 단순히 안부를 묻는 것이 아닌 대화로 이어질 수 있기 때문입니다. 저는 항상 스스럼없이 먼저 다가가 인사합니다. 이러한 능력으로 선후배 관계에서 잘 적응할 수 있다고 생각합니다.

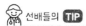 선배들의 **TIP**

신규 태도와 자신의 경험을 접목시켜 보세요.
실력을 갖추기 위한 노력!(메모 / 공부 / 집중 등)
기운차고 싹싹한 인사!
피곤하더라도 티 안내는 경쾌한 대답!
빠릿빠릿한 눈치!
적극적이고 열정 넘치는 태도!

2023의정부성모병원 2022신촌세브란스 2022건양대 2020부산대 2020근로복지공단

13 □□ **다른 의료진과의 갈등이 생길 경우 어떻게 해결할 것인가?**

갈등의 이유가 환자에게 문제가 생겼을 경우라면 정확한 상태 파악이 되었는지, 그에 적절한 사정은 취해졌는지, 필요한 조치는 이뤄졌는지 등 서로 탓하거나 비난하지 않고, 믿음과 존중, 배려로 문제를 해결합니다.

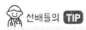 선배들의 **TIP**

의료진 사이의 신뢰와 믿음
가장 중요한 것은 정확한 환자상태 파악 후 정보 교환 입니다. '정보 교환'은 의료진 사이에서 가장 많이 이뤄집니다. 24시간 환자를 옆에서 확인할 수 없기 때문에 서로 인계하고 보고하는 것입니다. 이를 위해서는 서로에 대한 신뢰와 믿음이 필요합니다.

2023의정부성모병원 2020부산대

14 □□ **타부서 직원(원무과, 진료과)과 어떻게 협력할 것인가?**

타부서 직원과 직접 만나는 경우는 드뭅니다. 보통 대부분 전화나 문자상으로 메시지를 주고받습니다. 이 와중에 오해가 생길만한 소지는 차단하고 서로를 이해하면서 친절하게 대합니다. 입장을 주고받을 때에는, '내 입장은 이러합니다. 당신이 생각하기에는 어떻습니까?' 하고 다른 부서도 전문직임을 인식하고 배려하는 태도가 필요합니다.

 선배들의 **TIP**

갈등이 생길 경우도 똑같아요.
그중 오해가 생길만한 소지는 차단하고 서로를 이해하면서 친절하게 대해야 합니다.
입장을 주고받을 경우에는 나의 입장만 고집하는 것이 아니라, 다른 사람의 의견도 중요하게 생각해야 합니다. 즉, 서로를 배려하는 태도가 중요하다는 사실!

2016경북대

15 □□ **어제 암 진단받은 환자가 외출 신청을 하였다. 어떻게 대처할 것인가?**

① 외출을 하고자 하는 이유를 물어보고 외출 시간과 장소를 확인합니다.
② 담당 의사와 상의 후 외출이 가능할 경우 외출 후 주의사항에 대해 알려주고 예정된 시간에 복귀해야 함을 설명합니다.
③ 외출이 불가능하다면 환자의 현 상태와 치료 및 검사 계획에 대해 설명하고 외출할 경우 적절한 치료와 검사가 이루어질 수 없으므로 외출이 불가능함을 설명합니다.

2020경상대 2014서울대 2014대전보훈병원

16 □□ **환자나 보호자에게 폭언을 들었을 경우 어떻게 대처할 것인가?**

① 다른 환자에게 피해가 갈 수 있으므로 자제할 것을 정중히 요청합니다.
② 욕설에 절대 맞대응하지 않고 환자와 보호자를 설득합니다.
③ 지속적 폭언 시 녹음이 되고 있다는 것을 사전에 고지하며 스마트 폰으로 폭언내용을 녹음합니다.
④ 3회째 중단 요청에도 지속될 경우 보안관리팀 협조를 받아 응대 불가함을 설명합니다.
⑤ 자리를 이동하고 간호 상급 관리자가 직접 응대합니다.

17 ☐☐ **불만을 토로하는 환자를 대응할 경우 중요한 것은 무엇이며 어떻게 대처할 것인가?**

① 가장 중요한 것은 공감을 표현하는 것입니다. 그러나 민원을 계속해서 제기할 경우 병원 내 고충처리부서와 상담을 권유하며 안내 후 간호 상급 관리자에게 보고합니다.

② 병원 측 실수일 경우에는 담당자의 사과 및 업무숙지를 약속합니다.

18 ☐☐ **환자의 약 부작용이 심하여 보호자가 불만을 호소할 경우 어떻게 대처할 것인가?**

① 환자에게 약물이 투약 중이라면 약물주입을 중단하고 환자를 주의 깊게 사정합니다. 발생한 투약 부작용을 확인하고 활력징후를 사정하여 담당 의사와 간호 상급 관리자에게 보고해 적절한 조치를 취합니다.

② 투약 부작용은 환자안전과 관련되어 보호자의 입장에서 충분히 화낼 수 있는 상황이므로 보호자의 이야기를 적극적으로 경청하고 수용합니다.

③ 처방에 따라 투약 부작용을 완화할 수 있는 약물을 투약하거나 적절한 간호 중재를 신속히 수행합니다.

④ 투약 부작용의 재발을 방지하기 위해 원내 전산에 환자의 투약 부작용 사실을 등록합니다.

19 ☐☐ **채혈 처방이 2번 나서 환자가 불평하는 상황이라면 어떻게 대처할 것인가?**

① 채혈이 당일에 시행해야 하는 검사인지, 당일 접수·결과가 나오는 검사인지 확인하고 의사와 상의하여 채혈일정을 조정합니다.

② 당일에 시행하여야 하는 검사라면 환자에게 검사가 필요한 이유에 대해 충분히 설명하고 채혈하도록 합니다.

③ 채혈이 어려운 환자의 경우 동료간호사나 병원 내 임상병리사의 도움을 받아 채혈을 시행합니다.

20 ☐☐ **실수로 환자의 개인정보를 발설하였다. 환자가 이 사실을 알고 간호 스테이션으로 나와서 소리치는 경우 어떻게 대처할 것인가?**

① 환자의 입장에서 충분히 화를 낼 수 있는 상황이므로 환자와 함께 조용한 곳으로 자리를 이동합니다.

② 환자에게 진심으로 사과하고 상황에 대해서 사실대로 설명하고 재발방지를 약속합니다.

③ 환자가 원할 경우 고충처리부서와 연결해주고 간호 상급관리자에게 보고합니다.

더 알아보기 정보 누설 금지<의료법 제19조>

① 의료인이나 의료기관 종사자는 의료법이나 다른 법령에 특별히 규정된 경우 외에는 의료·조산 또는 간호업무나 진단서·검안서·증명서 작성·교부 업무, 처방전 작성·교부 업무, 진료기록 열람·사본 교부 업무, 진료기록부 등 보존 업무 및 전자의무기록 작성·보관·관리 업무를 하면서 알게 된 다른 사람의 정보를 누설하거나 발표하지 못한다.

② 의료기관 인증에 관한 업무에 종사하는 자 또는 종사하였던 자는 그 업무를 하면서 알게 된 정보를 다른 사람에게 누설하거나 부당한 목적으로 사용하여서는 아니 된다

2023서울아산병원 2022건양대 2017국립중앙의료원 2017중앙보훈병원 2016충북대

21 ☐☐ **친구와의 갈등이 생겼을 때, 어떻게 대처하였는지 말해보시오.**

친구와의 다툼으로 멀어졌던 적이 있습니다. 시간이 지난 후, 친구는 먼저 저에게 용기를 내서 화해를 요청했습니다. 그때 친구의 사정을 듣게 되었고, 친구를 이해하려는 시도조차 하지 않은 제게 실망했습니다. 다퉜지만 먼저 용기를 내어 연락해준 친구가 고마웠습니다. 이 일을 계기로 용기 내어 먼저 다가갈 줄 아는 사람, 타인을 이해할 수 있는 사람이 되었습니다.

2023강북삼성병원 2022경북대 2021은평성모병원 2019충남대

22 ☐☐ **의사소통에 있어서 가장 중요한 것을 말해보시오.**

대충 넘겨짚거나 건성으로 들을 경우 제대로 된 의사소통이 진행되지 않을 것입니다. 따라서 상대방의 마음을 듣기 위한 적극적인 자세가 필요하다고 생각합니다. 경청은 상대방의 감정과 사실을 파악하여 공감을 표할 수 있으며 이는 신뢰로 이어질 수 있기 때문입니다.

더 알아보기 의사소통의 기술

① 듣기 : 들리는 것이 아닌 내가 노력하여 듣는 기술

② 말하기

• 상대방이 듣고 싶은 이야기(공감)

• 현재 상황과 타이밍에 안맞은 이야기

• 진심으로 우러나오는 감정 섞인 대답

2023강동경희대 2023의정부성모병원 2023일산백병원 2023중앙대 2022의정부을지대 2019부천성모병원 2019충남대 2018 삼성서울병원 2017분당서울대

23 ☐☐ **가장 기억에 남는 실습 혹은 실습 중 기억에 남는 환자와 간호과정에 대하여 말해보시오.**

실습 때 제가 따라다니고 있던 간호사 선생님이 스테이션에서 간호기록을 넣는 와중에 환자가 복도로 걸어 나왔습니다. 그런데 갑자기 번쩍 일어나시더니 걸음걸이가 뭔가 이상하다며 환자를 바로 침상안정 취하게 하였습니다. 선생님은 신경학적 사정 후 담당 의사에게 보고하였습니다. 환자는 즉시 응급 MRI 촬영을 하였고, 초기 뇌졸중 진단이 나와 바로 치료에 들어갔습니다. 정말 초기인지라 바로 항혈전제(아스피린) 복용 후 며칠 뒤 환자분은 건강하게 퇴원하셨습니다.

2023분당차병원 2022의정부을지대 2020이화의료원 2016서울대 2016양산부산대

24 ☐☐ **실습에서 가장 본받고 싶지 않았던 간호사와 이유를 말해보시오.**

환자에게 관심이 없었던 간호사 선생님이 계셨습니다. 라운딩 돌 때, 처방 관련 일만 하고 환자에게 무언가를 일절 묻지 않는 태도로 임하셨습니다. 일처리는 빠르셔서 시간이 없는 것도 아니었지만 기계적으로 일하시는 모습을 보고 초심을 잃지 않도록 중심을 잘 지켜야겠다고 생각했습니다.

 선배들의 **TIP**

> 실습 중 인상 깊었던, 기억에 남는 선생님도 있겠죠? 분명 기억에 남는 간호사 선생님들이 있을 거예요. 몇 가지 예시를 드릴 테니 그에 따른 경험은 각자 맞춰서 대답해보세요.
> ① 행동 하나하나에도 환자의 건강을 생각하는 마음이 묻어나왔던 선생님
> ② 학생인 저에게도 늘 존댓말을 쓰면서 존중해주셨던 선생님
> ③ 바쁜 와중에도 한 가지라도 알려주려고 애써주셨던 선생님
> ④ 늘 밝은 얼굴로 일하셨던 선생님

2022경북대

25 ☐☐ **싫어하는 성격 유형의 사람과 어떻게 일할 것인가?**

저는 도덕성이 결여된 사람을 싫어합니다. 간호사라면 더욱이 도덕성을 갖춰야 한다고 생각합니다. 그러나 사람마다 기준이 다르기 때문에 나의 기준과 잣대로 상대방과 불편한 관계가 되면 안 된다고 생각합니다. 또한 개인적인 성향으로 조직 내 갈등을 빚는다면 함께 일하는 모두에게 불편함을 줄 수 있으므로 저와 다른 점을 인정하고, 만일 심한 경우 에둘러 말하며 원만한 관계를 유지하고 함께 업무를 수행해 나가겠습니다.

2023의정부성모병원 2022은평성모병원 2021서울시의료원 2020서울적십자병원

26 ☐☐ **어떤 프리셉터 선생님을 만나고 싶은가?**

① 기본적으로 모든 선생님들이 배려하는 마음과 헌신적인 태도로 환자를 살피시는 분들이라고 생각합니다. 여기에 배울 점이 많고 인간미 넘치는 선생님을 만나고 싶습니다.

② 실습 때 선생님 한 분께서 모르는 부분에 대해 자세히 설명해주신 적이 있었습니다. 그때의 선생님처럼 배려심이 넘치는 선생님을 만나고 싶습니다.

2023영남대 2022중앙대 2018이화의료원

27 ☐☐ **자신보다 나이가 어린 선배들과 함께 근무할 수 있는가?**

나이가 많고 적음은 중요하지 않습니다. 저보다 어릴지라도 선배님들은 많은 지식과 경험을 갖춘 분들이기 때문에 인정하고, 존경하고 배려하며 배워야 할 것입니다. 저에게 요구하는 것이 간호사로서 마땅하다고 생각이 되면 기꺼이 요구에 응해야 하는 것이며, 간호사로서 부끄러운 행동이라면 부끄러운 행동이라고 말할 수 있는 용기와 중심이 필요할 뿐입니다.

2022분당차병원 2022가천대 2021의정부을지대 2021서울순천향대 2021계명대 2021·2020충남대 2020부산대 2016서울대

01 ☐☐ **간호사는 3교대로 힘든 직업이다. 스트레스 해소와 수면 관리를 어떻게 할 것인가?**

저는 잠을 자면 스트레스가 풀립니다. 잠이 부족하거나 깊게 자지 못할 경우 스트레스는 배가 되며 다음 근무에 영향을 주게 됩니다. 따라서 저는 핸드폰을 멀리 두고 안대를 사용하여 잠이 듭니다.

 선배들의 **TIP**

① 건강한 취미, 건강한 체력 내세우기!
현대인은 굉장히 복합한 시대를 살아가고 있습니다. 굳이 간호사가 아니어도 이 시대를 살아가는 사람이라면 나만의 스트레스 해소법은 가지고 않나요? 그중에서 건강한! 하지만 너무 몰입하지 않고 도를 지나치지 않고 직무에 영향을 미치지 않을 취미를 내세우면 됩니다.
② 스트레스 극복 방법, 취미 생활
이 질문은 어떻게 스트레스를 건강하게 해결하며, 과연 업무에는 지장이 없을지를 묻는 것입니다. 예를 들어서 간단한 운동은 좋습니다. 하지만 겨울마다 스키나 스노우보드를 즐겨 타는 등 부상과 밀접한 취미활동을 말하는 것은 부적절하겠지요.
③ 듀티에 맞춘 수면관리
개인적인 예시로는 E → N 근무 시에는 일부러 E 퇴근 후 그 다음날 새벽까지 자지 않습니다. 퇴근 후 졸린 것은 참으면 되지만 출근 후 졸린 것은 일에 지장을 주거든요. 그리고 자기에게 맞는 수면 용품을 미리 구비해둡니다. 암막커튼이나 안대, 베개, 매트리스 등이요.

2023용인세브란스 2023서울순천향대 2023강북삼성병원 2021·2020국민건강보험공단 2020대구의료원 2018인천보훈병원
2017강원대 2015대구보훈병원 2015경북대 2015충남대 2014중앙보훈병원

02 ☐☐ **우리 병원의 미션·비전·핵심가치를 말해보시오.**

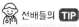 선배들의 **TIP**

우리병원의 정보
국공립병원 지원 시 기본적으로 물어보는 질문이라고 할 수 있어요. 직접적으로 물어볼 수도 있지만 나의 가치관에 대한 질문에 병원의 미션과 비전을 담은 답변을 기대한답니다.

03 □□ **지원동기와 입사 포부에 대하여 말해보시오.**

 선배들의 **TIP**

포장해서 잘 말하기

너도 알고 나도 아는 규모, 급여, 복지 등 비슷비슷한 수준의 병원을 제치고 개인적으로 선택한 이유를 잘 포장해서 솔직하게 이야기하세요. 아, 물론 지원동기에는 다음의 것들이 포함되어야 합니다. 병원의 인재상과 핵심 가치, 그리고 지원 병원관련 기사와 이슈들이요.

2023부산대 2023신촌세브란스 2022충남대 2021서울시의료원

04 □□ **병원 입사 후 키울 수 있는 역량에 대해 말해보시오.**

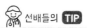 선배들의 **TIP**

나의 발전 가능성!

① 각 병원 간호(본)부 홈페이지에 간호(본)부장(혹은 원장)의 인사말에 어떠한 간호를 목표 삼는지가 적혀 있습니다. 간호사로서 기본적인 역량, 전문가로서 간호사의 의무 외에 이와 더불어 키울 수 있는 나의 발전 가능성에 대해 말해보세요.

② 역량과 함께 포부로 계속 공부하고, 발전하고, 정진하겠다는 의향 등을 내세워 보세요. 대학원에 진학하겠다, 전문 간호사가 되고 싶다 등을 얘기하는 것이죠. 참고로 전문 간호사의 종류는 보건, 마취, 정신, 가정, 감염관리, 산업, 응급, 노인, 중환자, 호스피스, 종양, 임상, 아동이 있습니다.

2016서울대 2015충남대

05 □□ **병원을 위하여 본인이 할 수 있는 일을 말해보시오.**

간호사는 환자를 가장 직접적으로 보는 의료인입니다. 환자의 건강 뿐 아니라 병원 만족도에도 직접적인 영향을 미칩니다. 지속적인 관련 공부와 환자에 대한 관심은 간호사 개인뿐만 아니라 병원에도 발전을 가져다 줄 것입니다.

2023의정부성모병원 2023중앙대 2023삼성창원병원 2020부산대 2020전남대 2019중앙보훈병원 2016전북대 2012광주보훈병원

06 ☐☐ **어떤 간호사가 되고 싶은가?**

저는 욕심이 많습니다. 먼저 일 잘하는 신규 간호사가 된 다음, 그것을 바탕으로 환자와 보호자를 아울러서 보살피고, 시간 날 때마다 공부하는 똑똑한 간호사가 되고 싶습니다!

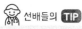 선배들의 TIP

한 가지만 고르라면

입장을 바꿔서 생각해보세요. 여러분이 아픕니다. 병에 걸렸어요. 능력 있고 실력 있는 의사 or 착하고 친절한 의사 or 논문 많이 쓰고 똑똑한 의사(or 번외편 : 잘생기고 유명한 의사) 등등등…. 누구한테 진료를 보고 싶나요? 이에 따른 선택과 그 이유를 대답하면 됩니다.

2023경상대 2020국립암센터 2020서울순천향대

07 ☐☐ **팬데믹으로 인한 변화로 간호사가 갖춰야하는 태도는 무엇인가?**

① 팬데믹 이후 의료진의 역할을 더 강화되었습니다. 감염 예방은 더 중요해졌고, 관련 정보는 미리 습득해야 합니다.

② 업무량이 과중되고, 면회가 제한된 보호자들의 대응도 평소보다 더한 스트레스가 되었습니다. 따라서 번 아웃에 대비해야 합니다.

③ 의료계 전반적인 커뮤니티 케어 중요성이 더 대두될 것이며, 인공지능, 비대면 의료 활성화로 인한 포스트 코로나를 대비해야 합니다.

2023고신대복음병원 2023신촌세브란스 2021영남대 2020부산대 2020전북대 2017동국대

08 ☐☐ **약속이 있는 날, 갑자기 추가 업무가 발생할 경우 어떻게 대처할 것인가?**

성공적인 업무수행에 있어서 남들보다 더 많은 시간을 투자하는 것은 목표달성을 위한 기본적인 조건이라고 생각합니다. 추가업무를 하면서 자신의 일에 대한 열정과 성취감을 맛보는 것이 저 스스로와 병원 모두에게 도움이 될 것이라고 생각합니다.

09 □□ **원하는 부서와 이유를 함께 말해보시오.**

우선순위가 중요한 응급실에 지원하고 싶습니다. 저는 당황하지 않고 위기
상황을 빠르게 대처할 수 있는 능력을 가지고 있기 때문입니다.

 선배들의 **TIP**

부서별 특징 이해하기!
병동의 대략적인 이해가 필요합니다. 자기 성향과 맞아서 선택한 것이며 그에 따른 자
신의 실습 경험 예시를 한 가지 정도 함께 답해주세요.
더 알아보기 병동별 이해 및 장단점
① 외과(급성) vs 내과(만성)
• 내과 : 의사들 성향이 매우 다릅니다. 어떤 내과 의사들은 회진할 때 들어가는 수
액 방울 수까지 지켜보면서 회진합니다. 수액을 다는 시간이랑 끝나는 시간이랑 지
시 처방으로 주기도 해요. 그리고 내과는 약이 굉장히 많아요. 만성질환이어서 환
자들도 자기 질환에 대해서 잘 알아 마음대로 하려고 하기도 합니다. 잦은 입·퇴
원과 오랜 입원기간으로 가족과 같은 환자가 됩니다. 진짜 꼼꼼하게 다 고려해서
봐야 합니다. 내과는 모래 알갱이부터 숲까지 볼 수 있는 시야를 지닐 수 있습니다.
• 외과 : 굉장히 액티브합니다. 수술전후 검사 막 뛰어다녀요. 막 옮겨요, 전화도 많
이 오고 정신이 없습니다. 수술 많은 날은 새벽까지 리턴 받을 때도 있습니다. 환자
회전율도 빠릅니다. 다른 과에 비해서 루틴이 잘 되어있는 편입니다. 급성기 통증
이 심해 잘 조절해줘야 합니다. 수술과 마취로 인해서 급성기 때 갑자기 상태가 안
좋아지는 응급 상황이 있을 수 있기에 주의해야 합니다. 외과는 씨 뿌리고 파종하
고 물 뿌리고 수확하고를 동시다발적으로 할 수 있는 능력을 키울 수 있습니다.
② 특수파트
• 중환자실 : 지식이 쌓입니다. 공부를 진짜 많이 해야 합니다. 연결되어 있는 선과
기계들이 굉장히 많습니다. 정리 집착병이 생깁니다. 전문직으로 자부심이 있다
고 합니다. 비위가 강해야 합니다.
• 소아과 : 용량에 굉장히 신경을 많이 써야합니다. 요즘에는 아이 한 명이 입원하
면 부모, 조부모, 외조부모, 이모, 삼촌, 고모까지 다 상대해야 합니다. 여러 과가
같이 있는 경우가 많아 넓게 알아야 합니다.
• 수술실 : 초반부터 수술에 따른 기구, 집어주는 순서(심지어 의사별로 다름) 외울
것이 많습니다. 다른 파트도 많긴 한데 순서가 꼭 1, 2, 3, 4, 5, … 되어야 하기에
적응할 때까지 힘들고, 파트별로 완전 다르기에 계속 외워야 합니다. 대신 야간
근무가 없습니다. 물론 돌아가면서 하거나 응급 콜이 올 때도 있지만, 거의 정상적
인 패턴으로 돌아갑니다. 다리가 아픕니다. 손도 아픕니다. 보호자를 볼 일이 없
습니다. 인계가 거의 없습니다.
• 응급실 : 넓고 깊게 알아야 합니다. 우선순위 선정 및 상황대처가 빨라야 합니다.
손도 빨라야 합니다. 인수인계가 거의 없습니다. 술에 취하거나 경황이 없어 난리
치는 보호자들도 간간히 있습니다.

2023일산백병원 2023창원파티마 2023의정부성모병원 2023가천대 2022부천순천향대 2022·2021국민건강보험공단 2021서울
시의료원 2020강원대 2020경북대 2020국립암센터 2019울산대

10 ☐☐ **기피부서나 원하는 부서에 배치 받지 못할 수 있다. 어떻게 대처할 것인가?**

① 오히려 인생의 터닝 포인트라고 생각의 전환을 할 예정입니다. 잘 맞지 않는다고 생각한 부분을 채울 수 있는 기회라고 생각할 것입니다.

② 제가 병원을 지원한 이유는 병원의 인재상과 핵심가치 때문입니다. 제가 원하지 않는 부서가 맞지 않을 수도 있지만 원하는 부서 또한 맞지 않을 수 있습니다. 따라서, 저의 세계가 더 넓어진다고 생각하며 감사히 받아들이겠습니다.

 선배들의 **TIP**

바꿔달라고 면접에서 이야기 할 수는 없잖아요?

원하는 부서와 이유는 있지만 원하지 않는 부서는 없다는 생각으로 생각합시다. 어디든 맞춰서 일할 수 있는 준비된 인재임을 어필하자구요. 생각의 전환으로 긍정의 힘!(밑줄 쫙쫙)

2019국립암센터 2015대구보훈병원

11 ☐☐ **간호학생과 간호사의 차이점을 말해보시오.**

학생은 전문인이 되기 위한 준비과정, 간호사는 전문인입니다. 가장 큰 차이점은 책임감입니다. 학생 때에는 학생으로서 의무를 다하는 책임감이라면 간호사는 전문인으로서 자신이 맡은 환자에 대한 책임감으로 더욱 크게 다가올 것이라고 생각합니다.

2013중앙보훈병원

12 ☐☐ **병원에서 간호를 받으며 감동 받았던 경험을 말해보시오.**

건강체질이라서 특별히 다친 적거나 환자인 적은 없습니다. 하지만 라섹수술을 하고 한동안 눈이 아팠던 적이 있었습니다. 며칠 동안은 보이고 않고 양파 몇 개가 눈에 들어간 것처럼 아팠습니다. 1 ~ 2주 정도는 잘 보이지 않고 힘들어서 잘못 된 것이 아닌지 겁이 나기도 했습니다. 유인물과 함께 과정을 상세히 설명하고 알려주신 간호사 선생님이 생각났습니다. 주의사항을 또박또박 말씀하시던 목소리까지 생각나 안정이 되었습니다. 이때 환자에게 안정감을 줄 수 있는 간호사가 되고 싶다고 생각했습니다.

 선배들의 **TIP**

역지사지의 마음으로!

한 번쯤 아파봤잖아요. 환자의 입장에서 환자의 심정을 이해할 수 있으며 헌신할 수 있는지 알아보는 질문입니다. 그때의 기억을 떠올려보고 대답해 봅시다.

2015대구보훈병원

13 ☐☐ **치매노인을 간호해본 적이 있는가?**

사실 제 주변에 치매환자가 없었습니다. 제가 전해들은 이야기는 치매환자가 어느 순간 갑자기 사라지고, 변을 가리지 못해 보호자들이 정말 힘들어한다는 것이었습니다. 하지만 봉사활동에서 치매환자를 마주하였을 때 아기같이 행동하시는 분들도 있다는 것을 알았습니다. 또한, 치매의 증상은 진행 상태에 따라 매우 다른 것과 초기 발견할 경우 좋은 경과를 기대할 수 있어 관리가 중요하다는 것을 깨달았습니다. 이 기회를 통해 주변에 치매환자에 대한 교육이 많이 필요하다는 생각이 들었습니다.

 선배들의 **TIP**

경험담 이야기하기!
실제로 있을 법한 상황들이 주어집니다. 누구나 다 있을 만한 사항들이요, 없다고요? 아니요, 자세히 생각하면 분명히 있을 만한 사항들입니다. '없어요'라는 대답이 나오는 질문은 면접관들도 원치 않아요. 위의 질문의 경우 크게 세 가지가 있겠네요. 가족, 봉사활동 그리고 실습이요. 실습 때 있지 않나요? 저는 치매센터에서 실습을 했던 기억이 나네요. 사실 이 질문뿐만 아니라 어떤 특정 질병 환자에 대한 간호를 물어봅니다. 이러한 질문을 하는 면접관의 의도는 뭘까요? 아마도 '우리 병원은 앞서 말한 환자가 많다. 잘 케어할 수 있겠는가', '대상자의 특성을 잘 이해할 수 있겠는가'이지 않을까요? 따라서 병원의 특화된 부분을 잘 기억하고 대답합시다.

2023대구가톨릭대 2023가천대길병원 2022천안순천향대 2022노원을지대 2021서울순천향대 2021의정부을지대 2020삼성창원병원 2019서울성모병원 2019강남차병원 2017국립중앙의료원

14 ☐☐ **존경하는 인물과 그 이유를 말해보시오.**

제 인생 선배님인 OO교수님입니다. 많은 것들을 가르쳐주신 교수님께서는 저희들에게 항상 '할 수 있다!' 라고 말씀해 주시며 긍정적인 힘을 실어 주셨습니다. 병원 실습에 나가기 전, 교수님의 한마디가 낯선 환경에 적응하는 데 많은 도움과 힘이 되었습니다. 저도 교수님처럼 누군가에게 힘이 될 수 있는 사람이 되고 싶습니다.

2023연세의료원 2017국립중앙의료원

15 ☐☐ **언제부터 간호사를 꿈꿨는가?**

병원에 진료를 받으러 가면 아프고 불안함 마음에 간호사 선생님께 이것저것 물어봤던 적이 있습니다. 그때 하나부터 열까지 꼼꼼하게 설명해주시는 선생님들의 모습에 반하여 간호사를 꿈꾸게 되었습니다.

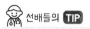

선배들의 TIP

사실 팩트는...

"성적에 따라 간호학과 와서 간호사가 되었습니다" 이거지요. 하지만 면접관들이 듣고 싶은 이야기는 그런 것이 아닙니다. 진짜 특별한 사연을 듣고 싶어서 묻고자 하는 것도 아니고요. 진부한 이야기(스토리텔링)를 얼마나 자연스럽게 할 수 있는지가 궁금한 거예요. 뭐 이건 환자에게 설명하는 스킬 테스트 중에도 하나라고 생각합니다. 제 결론은, 무난히 구색 맞춰서 대답하세요.

2021용인세브란스 2018서울시의료원 2016전북대 2014중앙보훈병원

16 ☐☐ **QI 활동을 한다면 어떻게 할 것인가?**

QI 실습 과제로 해 본 적이 있었었는데, 소아병동이라 N/S 50mL, 100mL에 주사제를 mix한 경우가 대부분이었습니다. 끝날 예상 시간을 설명하고 투약하여도, 그 사이 종료된 경우 걱정된 보호자분들이 제거해달라고 하는 경우가 많았습니다. 그만큼 일도 늦춰졌습니다. 그래서 코팅지로 시작 시간과 간호사가 제거하러 올 시간을 각각 적어서 같이 걸어두는 QI 활동을 시행하였습니다. 이것을 보고 보호자분들도 더 안심하시고 중간에 나오는 일이 적어져 간호 일도 차례로 진행되었습니다. 따라서 이러한 경험을 바탕으로 환자와 의료의 질 향상을 위해 떠오르는 생각을 바로 메모하고 QI개발에 참여하여 수정하고 보완하고 싶습니다.

2019양산부산대 2018충남대

17 ☐☐ **가족들이 팬데믹 자원근무를 반대할 경우 어떻게 대처할 것인가?**

누군가 해야 하는 일이며, 간호사가 된 이상 피할 수 없는 의무라 설득합니다. 전시 상황에서도 간호사는 소집됩니다. 이는 간호사가 되기로 마음먹고 대학 입학 후 면허 시험에 합격 한 이후 의무입니다. 늘 언제든 마주칠 수 있는 위험성, 간호사로서의, 의료계의 방역과 의무성을 설명해드립니다.

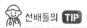

선배들의 TIP

그래도 말리신다면

부모님도 아시겠지만 선택권이 없는 문제라고 설득합니다. 만약 그만 두라고 하시면? 여러 가지 생각하고 결정하면 됩니다. 평상시에도 예기치 못하게 수많은 감염환자들이 있습니다. 그들이 가지고 있는 질환이 무서워서 간호를 하지 않을 생각이라면 간호사는 못하는 것이지요.

2023인천성모병원 2023·2020일산백병원 2023강동경희대 2023강남차병원 2023은평성모병원 2023고신대복음병원 2022여의도성모병원 2022노원을지대 2022용인세브란스 2022·2021경상국립대 2021성남시의료원 2021의정부성모병원 2020서울적십자병원 2020울산대 2018천안순천향대

18 ☐☐ **5년 또는 10년 후 자신의 모습을 말해보시오.**

일적인 부분에서 신뢰를 가지고 맡길 수 있는 사람이 되어 있을 것입니다. 그런 사람으로 거듭날 수 있도록 전문적인 분야의 일을 익히고 공부하고 싶습니다.

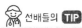 선배들의 **TIP**

열정적인 사람!
기업이든, 병원이든 자신의 업무 분야에서 최고가 되려고 노력하는 자발적이고 열정을 지닌 사람을 원합니다. 미래에 병원과 환자를 책임지는 인재를 넘어서 어떻게 할 것인지 물어보는 질문이죠.

2023분당차병원 2020제주대 2020근로복지공단 2015대구보훈병원 2015충남대 2015국민건강보험공단

19 ☐☐ **가장 자신 있는 핵심술기를 말해보시오.**

간이혈당검사입니다. 예전에 헌혈을 하기 전에 혈액비중검사를 한 적이 있습니다. 한 방울의 피를 얻기 위해 찔렸던 통증으로 며칠 동안 얼얼함이 지속되었던 경험이 있었습니다. 그래서 간이혈당검사를 할 때 헌혈 당시의 기억이 떠올랐습니다. 환자의 혈당측정을 할 때 어떻게 하면 아프지 않을까 고민을 해보았던 것 같습니다(시행 전 환자의 피부 두께 및 상태를 사정하고, 여러 번의 경험으로 터득한 최소한의 바늘 두께를 선정하여 혈당검사를 하였습니다. 찌른 것이 맞는지, 아프지 않다고 칭찬해주시던 환자분들의 말에 뿌듯함을 느꼈습니다).

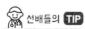 선배들의 **TIP**

노하우를 물어보는 질문
사실 신규에게 노하우를 말해보아라. 이런 말은 안 해요. 경력직 간호사들에게 물어보는 질문이죠! 그래서 괄호부분은 그에 대한 답을 적어보았답니다. 신규간호사 여러분들은 핵심간호기술 항목 중 실습하면서 했던 것에서 제일 자신 있는 것과 없는 것을 생각해보고 대답하면 됩니다.

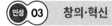

2023국민건강보험공단 2023인하대 2020강원대 2019국립암센터

01 □□ 병원의 단점, 혹은 시스템 중 개선되어야 하는 부분은 어떤 것인지 말해보시오.

 선배들의 **TIP**

우리 병원 어때?

'우리 병원 시스템에 대해서 어떻게 생각하는가?'에 대한 질문들은 당연히 지원자의 입장에서 감수하고 받아들여야 한다고 말해야겠지요. 심지어 그것이 필요악이라도 말입니다. 좋지 않은 조건에 대해서 어떻게 생각하는지를 물어볼 때는 객관적으로도 타당한 근거 혹은 각오 등을 내세워서 말하면 됩니다. 병원 측에서도 불합리하거나 좋지 않다는 것을 알고 있고, 어떤 마음가짐으로 감수하고 있는 것인지를 물어보는 것이기 때문입니다.

 선배들의 **TIP**

모두를 위해!

저는 복지 측면에서 이야기 하는 것을 추천합니다. 병원마다 복지는 다르므로 관련 병원 정보를 미리 알고 가세요. 그 병원은 없는데 다른 병원은 있는 실현 가능한 복지의 예시 정도면 괜찮을 것 같아요. 여기서 중요한 것은 간호사뿐만 아니라 다른 직원들의 복지와 함께 전체적인 향상을 바라며 궁극적으로는 병원 자체 상향을 꾀한다는 것을 어필하는 것이 좋습니다.

2017중앙보훈병원

02 □□ 우리 병원에는 국가유공자들이 많이 있다. 다른 병원과 차별화되어야 할 점은 무엇이라고 생각하는가?

국가유공자들의 진료와 복지업무를 담당하는 공공기관인 보훈병원은 연세가 많은 분들이 많기 때문에 존경예우 및 신뢰와 헌신을 바탕으로 보훈가족의 건강과 행복한 삶을 위하여 생활 복지를 다양화하고 고객중심의 통합의료 복지서비스를 강화하는 등의 노력해야 합니다.

2023인천성모병원 2023대청종합병원 2021울산대 2015서울대

03 □□ 첫 월급을 타면 무엇을 하고 싶은가?

① 우선 가장 먼저 가족들에게 선물을 하고 싶습니다. 평소에 부모님께 필요한 물건이 무엇인지 알고 있으면서 선뜻 사드리지 못해 아쉬웠습니다. 또한, 액수가 충분하지 않아도 오로지 부모님 자신을 위해 쓰실 용돈을 드리고 싶습니다.

② 첫 월급이라는 것은 제게 새로운 시작이라고 생각됩니다. 한 달이 비록 짧은 시간이지만 시작과 마무리를 잘한 저에게 사회생활에 필요한 옷과 구두를 선물하고 싶습니다.

 선배들의 **TIP**

첫 월급, 첫 소비!
질문에 대하여 개인 소비 취향 및 대인관계, 경제적 관념을 유추할 수 있습니다. 그동안 도움을 받았던 부모님 또는 주변사람들에게 선물을 하거나 자기개발에 투자하겠다는 답변이 가장 무난합니다.

2023단국대 2018서울시의료원 2015서울대 2015충남대 2014중앙보훈병원

04 ☐☐ **다른 병원과의 차이점을 말해보시오.**

 선배들의 **TIP**

병원정보 100% 사용하기
병원의 홈페이지에는 모든 답이 있습니다. 병원마다 비슷하지만 추구하는 미션, 비전, 핵심가치가 다릅니다. 이를 바탕으로 답변을 작성해보세요. 또한 관련한 언론보도 자료들이 있습니다. 현재 병원이 추진하는 사업에 대한 긍정적인 답변을 한다면 아주 훌륭한 지원자가 되지 않을까요?

2023 · 2021이화의료원 2019고려대안암 2018충북대 2017중앙보훈병원 2016전남대

05 ☐☐ **본인을 동물에 비유한다면 무엇이며, 그 이유를 말해보시오.**

저는 오리에 저를 비유하겠습니다. 오리는 항상 물 위를 여유롭게 움직이는 것처럼 보이지만, 수면 아래의 발이 빠른 속도로 움직이고 있습니다. 오리의 빠른 발처럼 보이지 않는 곳에서도 발 빠르게 움직이며 환자들에게 항상 도움을 줄 수 있는 간호사가 되겠습니다.

 선배들의 **TIP**

의외로 많이 출제돼요!
면접관의 의도는 지원자가 어떤 특징을 가지고 있는지 보기 위함입니다. 업무와 연관하여 가장 필요한 능력이 무엇인지 생각해보고 답하는 것이 좋아요.

2023창원파티마 2023해운대백병원 2023중앙대 2022강북삼성병원 2020강원대

06 ☐☐ **주변 사람이 자신을 어떻게 보는지 알고 있는가?**

'행동으로 실천하는 사람'이라고 말합니다. 도움을 요청하지 않아도 폐지를 줍는 할머니의 수레를 밀어드리거나, 낯선 사람이 길을 헤매고 있을 때 등 서슴없이 먼저 다가갑니다. 어렸을 때, 여행을 다니면서 도움을 받았던 기억으로 제가 필요한 곳에 언제든지 도움이 되어야 한다는 생각입니다. 따라서 주변인들에게 행동이 앞서는 사람이라는 평가를 받는 것 같습니다.

 선배들의 **TIP**

나, 잘 살아왔나?
주변인들이 나에 대하여 어떻게 평가하고 있는지 물어보는 질문입니다. 주의할 점은 나열식의 대답은 금물! 한 가지에 집중하여 자신을 어필하는 것이 중요합니다.

2022부천성모병원 2021서울순천향대 2021서울아산병원 2021용인세브란스 2021이화의료원

07 ☐☐ **어떤 때 행복을 느끼는지, 가장 행복했던 순간을 말해보시오.**

저의 행복의 기준은 소소함입니다. 기분이 좋지 않은 날에 우연히 좋은 글귀를 보면 마음이 편안해지는 것처럼 작은 일들이 곧 큰 행복으로 다가오는 경우가 많습니다.

2023·2019신촌세브란스 2023서울아산병원 2022서울성모병원 2021의정부성모병원 2021인하대 2020국립암센터 2020분당차병원 2020근로복지공단 2019중앙보훈병원

08 ☐☐ **살면서 가장 힘들었던 점과 어떻게 극복하였는지 말해보시오.**

대학 진학 문제로 아버지와 오래 다툰 적이 있었습니다. 경제적으로 어려운 상황이니 바로 취업을 하라고 하셨고, 저는 제가 하고 싶은 공부를 해서 더 큰 일을 하겠다는 포부를 아버지께 말씀드렸습니다. 이를 증명하고자 4년 내내 장학금을 받으면서 학교를 다녔습니다. 이때, 아버지께 큰 불효를 저지른 것 같아 가장 힘들었습니다.

 선배들의 **TIP**

공감은 이끄는 힘!
공감을 이끌어내는 본인의 역량, 직무 관련성, 진정성을 골고루 확인하기 위한 질문입니다. 지원자의 솔직함이 면접에 큰 영향을 미칠 수 있습니다. 문제가 발생했을 경우, 어떻게 극복해 나아갔는지 해결방안을 제시한다면 면접관에게 신뢰감을 주는 좋은 방법이 될 것입니다.

09 ☐☐ **주말에 무엇을 하며 보내는가?**

① 저는 주로 휴일에는 집안 대청소를 합니다. 평일에도 청소를 하지만 구석구석 하기 힘들기 때문에 주말에 대청소를 합니다. 하고 나면 기분도 새롭고 피로도 풀립니다.

② 저는 요리를 합니다. 평소에 잘 먹지 못했던 음식을 생각해두었다가 시간을 들여서 요리합니다. 요리하는 과정이 어려워도 음식을 만들어 먹었다는 성취감이 들어서 주말 중 하루는 꼭 요리를 해서 먹습니다.

 선배들의 **TIP**

> **시간을 활용하는 지혜!**
> 휴일은 혼자서 시간을 관리할 수 있는 날입니다. 주말을 어떻게 보내느냐에 따라서 다음 한 주의 생활이 달라질 수 있습니다. 여기에 자신의 상황에 따라서 시간을 관리하는 능력을 보여준다면 더욱 좋을 것입니다. 주말에 지인들을 만난다는 답변도 좋지만 다음날 업무에 지장이 있을 것 같다는 인상을 남기지 않도록 주의하는 것이 좋겠죠?

10 ☐☐ **타 병원에서 수액에 벌레가 나왔다. 이러한 상황에서 기자가 본인에게 인터뷰를 요청했을 경우, 병원입장과 환자입장 중 어떤 입장을 선택하여 대처할 것인가?**

병원입장에서 '우리 병원은 식약처의 주사제 안전사용 가이드 라인에 따라 수액백 주사제에 이물질 여부와 혼탁 여부를 확인 후 투약하며 원내 지침에 따라 수액백 및 수액세트를 안전하게 관리하고 있습니다'라고 답할 것입니다.

11 ☐☐ **신규간호사가 적응하기위해 개인이 해야 할 노력과 병원이 해야 할 노력에 대하여 말해보시오.**

① **개인이 해야 할 노력** : 임상에 대해서 적응하려고 해야 합니다. 정규 업무뿐 아니라 과별 특성, 주치의별 처방, 질환별 처치 등 공부해야 합니다. 업무 적응을 되도록 빠르게 하도록 노력하고, 더불어 병동 선생님들과도 좋은 관계를 유지하도록 먼저 다가가는 태도 또한 필요합니다.

② **병원이 해야 할 노력** : 신규간호사를 가르치는 프리셉터도 막중한 부담감과 고민에 빠집니다. 병원은 제도적으로 프리셉터 교육을 미리 시행해야 합니다. 또한 신규간호사의 직원 고충상담실 운영도 좋은 방안일 것 같습니다. 각 병동별 매뉴얼, 가이드라인 정비 또한 도움이 될 것입니다.

2014대전보훈병원

12 □□ 물에는 여러 특성이 있다. 그중 하나를 선택하고 자신과 연관하여 신규로서 어떻게 적응할 것인지 말해보시오.

 선배들의 **TIP**

> **물의 특성**
> ① **용매 특성** : 양이온, 음이온을 전부 가지고 있기 때문에 잘 녹임 → 환자와 보호자를 잘 케어, 타부서와의 협조 등
> ② **비열이 높다** : 바다의 온도변화가 적음 → 침착한 태도로 응급 시에 역량 발휘 등
> ③ **증발열이 높다** : 증발할 때 많은 열 흡수 → 집중력 있는 에너지로 최선을 다해 일함 등
> ④ **표면장력이 높다** : 똘똘 뭉침, 나무가 영양분 공급할 수 있는 특성 → 인간관계, 서로 긍정적인 영향으로 시너지 효과 등
> ⑤ **얼 때 부피 증가** : 얼음이 물 위에 뜸, 수중 생태계 유지 → 포용력, 조화로움 등

2023한양대 2023·2020용인세브란스 2023서울성모병원 2023·2015충남대 2020부산대 2019서남병원 2019서울적십자병원 2017부산백병원 2014국민건강보험공단

13 □□ **퇴사율이 높은 이유와 해결방안에 대하여 말해보시오.**

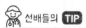 선배들의 **TIP**

> **논문으로 본 퇴사의 원인**
> ① 시간압박, 자율성 부재, 신체노동과 감정노동, 낮은 임금 상승률, 3교대, 야간근무, 시간 통제 불능, 눈치 보이는 휴가, 오더대로, 모호한 업무 영역, 노가다, 환자에서 고객으로 친절, 생사의 극한 경험, 의약품 노출, 소음 스트레스, 감염 위험, 인간관계(간호사와 의사, 간호사와 보호자, 간호사와 환자, 간호사와 간호사 등), 태움 등의 키워드가 있습니다.
> ② 가장 무난한 이유라면 불규칙한 근무 시간, 신체 노동, 감정노동, 의사·환자·보호자 등의 응대 등이 있습니다. 이에 대한 해결 방안으로 신체적 건강 증진을 위한 운동, 근무표에 따른 신체 리듬 조절, 서로 존중하고 배려하는 문화 형성(경어체 사용 등) 등을 말할 수 있겠지요.

2023한양대 2018부산대

14 ☐☐ **지원자 본인이 면접관이라면 어떤 지원자를 뽑을 것인지 말해보시오.**

병원을 빛내주고 함께 앞으로 나아갈 수 있는 지원자를 뽑을 것 같습니다. 기존 간호사들과 함께 일할 수 있는 사람, 병원의 인재상에 어울리는 지원자를 뽑을 것 같습니다.

 선배들의 **TIP**

지원 병원의 인재상을 답변에 녹여내야 하므로 지원하는 병원의 정보 수집은 필수!

2023울산대 2023건강보험공단 2023부천성모병원 2023분당차병원 2023강동경희대 2023강릉아산병원 2023명지병원 2022
부천순천향대 2022용인세브란스 2022서울아산병원 2022·20200이화의료원 2021·2020삼성창원병원 2021대전을지대 2021
분당서울대

15 ☐☐ **마지막으로 하고 싶은 말은?**

첫 면접이어서 많이 떨렸는데 편안한 분위기로 임할 수 있도록 배려해주셔서 정말 감사드립니다.

 선배들의 **TIP**

마지막 기회!
누구나 할 수 있는 이야기나 자신을 강하게 뽑아달라고 어필하는 뉘앙스의 답변은 오히려 마이너스 일 수 있어요 솔직하게 답변하는 것은 좋지만 욕심을 내려놓고 병원에 대한 관심을 표현해보세요. 간단명료한 대답으로 면접 시간을 소모하지 않는 것도 좋은 방법이랍니다.

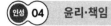

01 2023동국대 2022의정부성모병원 2020경북대 2019충남대 2016서울대 2012광주보훈병원

간호사 전문직으로 발전하기 위해 필요한 역량이 무엇이라고 생각하는가?

책임감과 성실함을 가지고 자신을 성장시킬 수 있는 노력. 즉, 자기개발을 하는 간호사가 되어야 한다고 생각합니다. 현재 의료계도 AI의 도입과 함께 빠르게 변화하고 있습니다. 따라서 미래에 발맞춰 갈 수 있도록 연구하는 간호사가 될 것입니다.

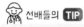 선배들의 **TIP**

간호사 전문성의 속성
고도의 간호지식 탁월한 간호기술, 인간중심 간호 수행, 윤리성, 책임감, 동료 간 협력, 자율성, 탁월한 상황판단 및 문제 해결력이 있습니다. 이를 위한 선행 요인은 '간호교육과 경험', '연구 활동', '개인자질', '자기 주도적 훈련', '간호사로서의 경험'입니다.

 선배들의 **TIP**

1만 시간의 법칙
스웨덴 출신 심리학자 안데르스 에릭슨이 베를린 음악학교의 바이올린 전공 학생들을 대상으로 한 연구 결과로 전문가의 법칙 이라 알려져 있습니다. 이는 학생을 대상으로 20세까지 평균 연습 시간을 약 1만 시간으로 도출한 것입니다. 1만 시간은, 하루도 빼먹지 않고 매일 10시간씩 하면 약 만 3년 정도 되겠군요. 한참 잘 한다고 생각이 들 때, 더 해야 합니다. 끝이 없어요.

02 2023해운대백병원 2023아주대 2022연세대의료원 2016전북대

□□ **근거기반 실무 간호에 대하여 말해보시오.**

환자간호를 하면서 임상적 결정을 내릴 때, 현존하는 과학적인 최상의 근거를 갖고 결정을 내려 간호중재를 수행을 하는 것입니다.

 선배들의 **TIP**

병원간호사회의 근거기반 간호실무지침(Evidence based nursing)
병원간호사회 자료실에 근거기반 간호실무 지침자료가 있습니다. 정맥주입요법, 욕창, 경장영양, 유치도뇨, 구강간호, 간헐도뇨간호, 정맥혈전색전증 예방간호, 의료기관의 격리주의지침, 통증간호, 낙상 간호, 장루간호 총 11개 항목입니다.

2023강동경희대 2023은평성모병원 2023강남차병원 2023이화의료원 2021성남시의료원 2021인하대 2021울산대 2021영남대
2021전남대 2020충남대 2020대구의료원 2020서울적십자병원 2018경북대 2016·2014충북대

03 ☐☐ 간호사가 가져야 하는 자질을 말해보시오.

제가 가장 중요하다고 생각하는 간호사로서의 자질은 정직함과 성실함입니다. 모르는 것을 모른다고 말하는 것에는 큰 용기가 필요하다고 생각합니다. 배우는 입장에서 선임 간호사께 정직하게 보고 드리는 것과 다시는 실수가 없도록 내 것으로 만드는 성실함이 필요하다고 생각합니다.

 선배들의 **TIP**

자질, 덕목, 마음가짐!
정말 많이 물어보는 질문이에요. 저렇게 단어 하나만 바꿔서 출제된답니다. 다 같은 질문이라고 할 수 있어요. 하지만 저의 기준에서 구분해 보자면 자질은 타고난 것이고 덕목은 실천해야 하는 것, 마음가짐은 사건에 대한 태도와 성향이라고 생각해요. 그렇다면 무엇이 있을까요? 정직함, 성실함, 친절함, 침착함, 사명감, 관찰력, 소통능력, 임기응변, 꼼꼼함, 전문적, 자제력, 협동, 인내력, 헌신 등의 단어들이 있어요. 제가 생각한 신규의 우선순위는 정직함 → 성실함 → 친절함 → 꼼꼼함 → 전문적 → 자제력이라고 생각합니다. 왜냐하면 뒤로 갈수록 일과 노력으로 키울 수 있고 만들 수 있는 부분이라고 생각하기 때문이죠. 정해진 답은 없어요, 이런 단어들을 토대로 병원의 이념과 가치에 맞춰서 대답해보세요.

2018서울시의료원

04 ☐☐ 환자가 없어졌을 경우 어떻게 대처할 것인가?

병동 내 확인을 한 후에도 부재일 경우, 개인 전화로 연락을 시도해봅니다. 연락되지 않으면 마지막으로 보았던 시점 등을 상급자에게 보고하고 원무과, 담당 의사 및 가족에게 연락합니다.

05 ☐☐ **의료윤리가 중요하다. 어떤 마음가짐으로 우리 병원에 입사할 것인지 말해 보시오.**

제가 이 병원에 입사한다면 모든 환자들이 인간 생명의 존엄성과 가치를 가지고 있다고 생각하고 그들이 행복을 추구할 수 있는 권리와 함께 정신적·육체적 건강한 삶을 영위할 수 있도록 정성을 다할 것입니다.

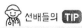 선배들의 **TIP**

보훈병원의 병원윤리강령
① 의료가 제일의 의무임을 인식하고 모든 환자에게 최선의 진료를 제공한다.
② 항시 구급진료태세를 완비하고, 사랑과 정성으로 환자를 보호한다.
③ 직원의 인화와 협동적 노력으로 친절하고, 윤리적인 진료 분위기를 조성한다.
④ 부단한 연구와 교육훈련으로 의료 발전에 기여하고, 환자의 신뢰를 높인다.
⑤ 진료환경을 정결히 유지하고, 감염 및 화재예방 등 안전관리에 주의의무를 다한다.
⑥ 관계법규를 준수하고, 모든 거래행위를 공정무사하게 처리한다.
⑦ 환자진료의 비밀을 지키고 환자의 신앙적 관습을 존중한다.
⑧ 유관기관 및 단체와 상호협력하고 지역사회 주민의 보건증진에 노력한다.
⑨ 도의적이며, 적정한 홍보활동을 하고, 타 병원을 비방하거나 환자 유인 행위를 하지 않는다.
⑩ 환자관리, 시설장비 및 진료 활동 면에서 과학적이고, 객관적인 표준을 유지 향상시킨다.

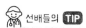 선배들의 **TIP**

임상에서 윤리란 무엇일까?
임상에서는 생명윤리적 관점뿐만 아니라 이해상충, 환자관계 등 여러 윤리적인 딜레마가 발생합니다. 어려워요. 일단 윤리라는 것이 철학입니다. 쉽게 생각해보자면, 스스로를 보호하고 환자를 보호하는 것입니다. 거기에서부터 출발해서 의료윤리를 생각해보세요. 단지 면접을 위해서가 아니라 실제로 일할 때에도 끊임없이 생각해야 하며 수많은 시행착오를 겪어서 형성하게 됩니다. 따라서 답변에 대한 요령은 앞서 말한 내용을 염두에 두고, 보훈병원뿐만이 아니라 각 병원의 병원윤리강령을 확인하고 윤리강령에 나오는 단어 및 상황 등으로 대답해 보세요.

06 □□ **간호사로서 직업윤리가 중요한 이유에 대하여 말해보시오.**

간호사는 전문직입니다. 따라서 간호사라는 직업이 가지는 의료윤리를 포함하여 생각해야 합니다. 전문직인 간호사는 모든 업무를 표준에 따라 수행하며 간호에 대한 행위를 책임지고, 간호 표준개발과 연구를 합니다. 또한 전문적인 활동과 간호활동에 형평성 및 공정성을 유지하기 위하여 노력해야 합니다. 이로써 안전한 제공을 할 수 있기 때문입니다.

더 알아보기 한국간호사 윤리선언<2023.2.28.개정>

① 우리 간호사는 인간 생명을 존중하고 인권을 지킴으로써 국가와 인류 사회에 공헌하는 숭고한 사명을 부여받았다.

② 이에 우리는 국민의 건강 증진과 안녕 추구를 간호 전문직의 본분으로 삼고 이를 실천할 것을 다음과 같이 다짐한다.

③ 우리는 어떤 상황에서도 간호 전문직으로서의 명예를 지키고 품위를 유지하며, 국민건강 지킴이의 역할에 최선을 다한다.

④ 우리는 인간 생명에 영향을 줄 수 있는 첨단 의과학 기술을 포함한 생명 과학 기술을 적용하는 것에 대해 윤리적 판단을 견지하며, 부당하고 비윤리적인 의료 행위에는 참여하지 않는다.

⑤ 우리는 간호의 질 향상을 위해 노력하고, 모든 보건 의료 종사자의 고유한 역할을 존중하며 국민 건강을 위해 상호 협력한다.

⑥ 우리는 이 다짐을 성실히 지킴으로써 간호 전문직으로서의 사회적 소명을 완수하기 위해 최선을 다할 것을 엄숙히 선언한다.

더 알아보기 한국간호사 윤리강령<2023.2.28. 개정>

① 간호사와 대상자 : 평등한 간호 제공, 개별적 요구 존중, 사생활 보호 및 비밀 유지, 알 권리 및 자기결정권 존중, 취약한 대상자 보호, 건강 환경 구현, 인간의 존엄성 보호

② 전문가로서의 간호사 의무 : 간호표준 준수, 교육과 연구, 정책 참여, 정의와 신뢰 증진, 안전한 간호 제공, 건강 및 품위 유지

③ 간호사와 협력자 : 관계윤리 준수, 간호대상자 보호, 첨단 생명 과학 기술 협력과 경계

 선배들의 **TIP**

참고하세요!
간호인이 가지는 윤리가 있습니다. 간호사의 윤리 선언과 윤리강령을 참고하여 답변해보세요.

2023국민건강보험공단 2023단국대 2023·2021의정부성모병원 2023울산대 2022가천대길병원 2021영남대 2021·2018서울시
의료원 2021계명대동산 2020부산대

07 ☐☐ **투약오류와 같은 윤리적 문제를 했을 경우 어떻게 대처할 것인가?**

투약 중이면 바로 투약 중지합니다. 환자상태 사정 후 상급자 및 담당 의사
에게 보고합니다. 이후 병원 내규에 따라 진행합니다.

 선배들의 **TIP**

> **투약오류, 환자에게도 알릴거야?**
> 이 질문은 너무 간단하네요. 같은 환자, 같은 약인데 포장지에 아침 약, 저녁 약이라고
> 적혀 있는 것을 바꿔서 주기만 해도 투약오류입니다. 간호사의 덕목은 정직함입니다.
> 이것에는 이의가 없습니다. 하지만 변수가 너무나 많은 곳이 병원입니다. 또한, 플라시
> 보 효과라고 하지요? 긁어 부스럼을 만들 수도 있으므로 알리지 않습니다. 다만, 제가
> 윤리 또는 가치관에 대한 질문에 진심으로 드리고 싶은 이야기가 있어요. 여러분은
> 면접 또는 실제 임상에서 최소한의 확고한 자신의 주관과 신념을 갖고 늘 상기해야 합
> 니다. 왜 최소한이냐구요? 신규로 일하다가 많이 혼나고, 일 저지르고, 주눅 들고, 기
> 계적으로 일하기에 벅차서 급급하면 그런 건 쉽게 희미해질 수 있거든요. 하지만 아닌
> 건 아닌 겁니다. 선임 말에 억울해도 '죄송합니다'라고 말할 것이 있고 아니라고 단호
> 하게 말할 것이 있어요. 의사처방에 의문이 나면 확인하고 각 부서에 확인을 하고 또
> 확인해야 합니다. 사건이 일어나면 병원 말에 따를 것이 있고 따르지 않을 것이 있습
> 니다. 그에 따른 가치의 기준은 개개인이 다르니 잘 생각해봐야 합니다. 정말로 기준
> 이 없다면 저의 경우에는 나의 부모님이라면? 나의 가족이라면? 이라는 생각을 하고
> 판단합니다. 만약 자세한 상황이 예시로 주어진다면 여러분 신념에 맞춰서 이야기하
> 세요. 그 대답으로 인해 떨어진다면 (여러모로) 오히려 다행인 일입니다.

2022경상국립대 2020분당서울대 2017부산백병원 2014광주보훈병원

08 ☐☐ **다른 병원에서 스카우트 제의가 오는 경우가 있다. 입사하지 1년도 안 된
상태에서 이러한 제의를 받는다면 어떻게 할 것인가?**

거절합니다. 아무리 좋은 조건이라도 입사 원서를 넣었던 본원을 택한 그
때의 초심을 되살려 볼 것입니다. 제가 이 병원에 지원한 이유는 의학 기술
을 선도하며 의료의 질 향상을 위해 다양한 센터와 병동을 가진 ○○병원
에서 환자에게 최상의 간호 서비스를 제공하고 싶기 때문입니다.

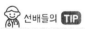 선배들의 **TIP**

> **평생 직장! 이라는 마음가짐으로!**
> 병원 지원동기, 병원 핵심가치와 내가 추구하는 방향 등 지원 병원에 알맞게 대답합
> 시다. 면접에 임할 때에는 자신만의 생각을 확실하게 다 잡고 가야 합니다. 요즘 평생
> 직장이 어디냐고요? 다른 우선순위의 병원이 있다고요? 그래도 면접 갈 때에는 싹
> 잊고, 스스로를 세뇌합니다. '여기는 최고의 병원이다', '내가 다닐 평생 직장이다', '이
> 곳에 뼈를 묻으리!'

09 □□ **선배 간호사가 자기도 모르게 오염시킨 드레싱 세트를 사용하려고 한다. 어떻게 대처할 것인가?**

멸균된 드레싱 세트를 새로 준비하여 선배 간호사에게 가져다주고 조용히 오염되었음을 알려 무균적 수행이 가능하도록 도와야 합니다. 선배 간호사여도 환자안전을 위해서는 지침에 따라야 하기 때문입니다.

10 □□ **선배 간호사가 병원의 지침과 다르게 행동할 경우 어떻게 대처할 것인가?**

선배 간호사라 할지라도 병원지침과 다르게 행동할 경우 잘못되었음을 알리고 지침에 따라 원칙과 절차를 준수할 수 있도록 도와야 합니다. 간호사는 윤리강령에 따라 환자의 건강과 안전이 위협받는 상황에서 적절한 조치를 취해야 하기 때문입니다.

11 □□ **오프 날 콘서트 표를 예매해 둔 상태이다. 동기가 스케줄 변경을 요청하였을 경우 어떻게 대처할 것인가?**

서로 어려울 때 도움을 주고받을 수 있는 것이 동기라고 생각합니다. 동기의 사정을 들어본 후, 긴급한 상황이라면 대신 일을 할 것입니다.

12 □□ **의사가 구두지시를 할 경우 어떻게 대처할 것인가?**

수술이나 시술, 응급상황으로 의사가 처방을 할 수 없을 경우 의사에게 정확한 환자정보를 확인한 후 지시 내용을 받아 적고 되읽으며 처방한 의사와 지시 내용이 정확한지 확인한 후 수행해야 합니다. 지시 내용은 24시간 이내 전산처방을 해야 하고 지시받은 직원은 지시 내용, 수행내용, 처방 의사 명, 수행 직원 명을 기록으로 남깁니다. 만약 수술, 시술, 응급상황이 아니라면 구두 처방이 불가하므로 전산처방을 하도록 의사에게 요청합니다.

13 □□ **의사가 자신이 수행하지 않은 사항을 기록해두라고 한다. 어떻게 대처할 것인가?**

수행하지 않은 사항을 기록하는 것은 원칙에 어긋나는 행동입니다. 의사에게 기록할 수 없음을 말합니다. 이후 간호 상급 관리자에게 보고하여 병원 규정에 맞게 해결할 것입니다.

2019고려대안산 2018서울시의료원 2016분당서울대 2015중앙보훈병원

14 □□ **의사 처방이 잘못되었을 경우 어떻게 대처할 것인가?**

본인이 잘못 생각했을 수 있으므로 동료간호사와 확인하겠습니다. 동료간
호사 역시 처방이 잘못 되었다고 생각할 경우 의사에게 확인을 요청합니
다. 한국간호사 윤리강령에 따라 간호사는 환자의 위험을 최소화하는 조
치를 취해야 하기 때문입니다. 만약 의사가 재확인을 하지 않는다면 환자
안전을 위해 간호 상급 관리자에게 보고하여 조치가 취해지도록 할 것입
니다.

 선배들의 **TIP**

할 수 있는 것이 없어요.
네, 신입은 할 수 있는 선에서 마무리 지어야 합니다. 신규가 무엇을 알겠어요. 섣부르
게 판단하는 것이 더 큰 문제로 이어질 수 있어요. 해결이 안 될 때에는 무조건 상급
관리자 보고하기!

2016전남대

15 □□ **콜과 환자 IV가 빠진 두 상황 중 무엇을 우선으로 처리할 것인가?**

① 콜 벨을 눌러 어떤 상황인지 확인합니다. 환자의 생명과 직결되는 응급
상황일 경우 즉각적인 중재가 필요하기 때문입니다.

② 콜 벨이 응급상황이 아니라면 IV가 빠진 환자에게 가서 지혈을 합니다.
또한, 주입 중인 약물을 확인하여 필요시 IV를 재삽입합니다.

2014서울대

16 □□ **의사가 처방약을 환자에게 빨리 주지 않았다고 화를 내고 있다. 동시에 환
자 콜 벨이 울리고 내선전화에서 전화가 오고 있다. 스테이션에 혼자만 있
을 경우, 어떻게 처리할 것인가?**

① 의사에게 짧게 양해를 구하고 응급상황일 수 있으므로 콜 벨을 눌러
어떤 상황인지 확인합니다.

② 콜 벨 확인 후 응급상황이 아니라면 의사와 대면한 상태이므로 환자이
름, 처방약을 확인하여 투약을 준비하고 5R에 따라 투약합니다.

③ 내선전화는 앞의 일을 다 처리한 후 다시 걸어 해결합니다.

17 □□ **근무 중, 수혈 받은 환자에게서 카테터 라인이 빠져 주변에 혈액이 흥건한 것을 보았다. 어떻게 대처할 것인가?**

환자상태를 사정 후 환자를 안정시킵니다. 주변을 정리하면서 대략적인 양을 확인합니다. 담당 의사에게 보고 후 처방에 따라 시행합니다. 증상이 없고 실혈량이 크지 않은 상태라면 CBC f/u 날짜까지 경과를 주의 깊게 관찰합니다.

2023인제대 2023양산부산대 2023영남대 2023대전을지대 2023대구가톨릭대 2023연세의료원 2022중앙대 2022경상국립대 2018충남대

18 □□ **병원 입사 후 일이 맞지 않는다고 느껴진다면 어떻게 할 것인가?**

간호사의 길을 걷겠다고 다짐한 만큼 성실함으로 일을 다 할 것입니다. 사람을 알아가는 것에도 시간이 걸리듯이 일 또한 마찬가지라고 생각합니다. 만약 맞지 않는다는 생각이 느껴진다면 저에게 시간을 주고 주변에 조언을 구해가며, 제가 선택한 길에 맞도록 노력해 나아갈 것입니다.

2023보라매병원 2023가천대길병원 2017서울대

19 □□ **응급실이나 중환자실에 온 환자 또는 보호자가 갑자기 폭력을 휘두른다면 어떻게 대처할 것인가?**

① 안전을 위해 피할 수 있는 상황이면 피하고 주변에 도움을 요청합니다.

② 환자나 보호자가 안정이 되었으면 화가 난 이유를 확인합니다.

③ 현재 해결이 가능한 부분이라면 신속하게 해결하고 간호 상급 관리자에게 보고합니다.

④ 폭력과 폭언이 지속될 경우 병원 내 지침에 따라 다른 환자와 의료진의 보호를 위해 진료가 불가능함을 설명하고 보안관리팀에 도움을 요청합니다.

Chapter

03 기출 더보기

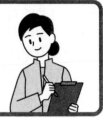

키포인트 출제되었던 문제를 확인하고 대비해봅시다.

2023고려대안암

01 단체생활 중 갈등이 있었던 상황과 이를 해결한 방안을 말해보시오.

2023고려대안암

02 본인 생각에는 팀플이 잘 맞는지, 개인과제가 잘 맞는지 말해보시오.

2023경상국립대

03 □□ 퇴근 시간이 됐는데도 뒷 번 사람이 오지 않는다면 어떻게 할 것인가?

2023양산부산대 2022건국대

04 ☐☐ **봉사활동을 시작하게 된 계기는 무엇인가?**

2023삼성창원병원 2023울산대

05 ☐☐ **다른 병원에도 지원했는가?**

2023삼성창원병원

06 ☐☐ **원하는 병원 복지는 무엇인지 말해보시오.**

2023일산백병원

07 ☐☐ **본인의 고칠 점은 무엇이라고 생각하는가?**

08 □□ 살면서 가장 큰 칭찬을 받은 경험이 있다면 말해보시오.

09 □□ 만일 병원에 입사해서 유튜브 영상을 제작한다고 했을 때, 만들고 싶은 영상과 제목을 지어보세요.

10 □□ 우리 병원 첫인상은 어땠는지 말해보시오.

11 □□ 살면서 가장 큰 실수를 한 경험은 무엇이며, 실수를 인지하게 된 과정을 말해보시오.

12 □□ **꾸준히 노력해서 목표를 이룬 경험이 있는가?**

13 □□ **MZ세대의 1인분에 대해 어떻게 생각하는가?**

14 □□ **병원 종교활동에 참여할 것인가?**

15 □□ **병원을 고를 때 어떤 것을 1순위로 생각했는가?**

16 ☐☐ **간호사가 되기 위해 특별히 준비한 것은 무엇인가?**

17 ☐☐ **병원을 조사하면서 느낀 점을 말해보시오.**

18 ☐☐ **자신의 별명과 이유를 말해보시오.**

19 ☐☐ **일의 우선순위와 우선순위가 상충했을 때 어떤 방법으로 해결할 것인지 말해보시오.**

20 □□ 본인에게 환자란 어떤 존재인지 말해보시오.

21 □□ 자기개발을 임상에서 어떻게 활용할 것인지 말해보시오.

22 □□ 의견이 다른 사람을 설득시키는 방법과 사례에 대하여 말해보시오.

23 □□ 최근 3년간 성취했던 경험을 말해보시오.

2018서울시의료원

24 □□ **최근 6개월 동안 봉사한 것을 말해보시오.**

2018서울시의료원

25 □□ **배려란 무엇이며 최근 어떤 배려를 해보았는지 말해보시오.**

2017중앙보훈병원

26 □□ **컵에 물을 따른다면 몇 퍼센트 정도 채울 것인가?**

2015분당서울대

27 □□ **학업과 학교활동 중 무엇을 더 열심히 하였는가?**

2020국립암센터
28 ☐☐ **간호학과를 다니면서 자부심을 느꼈던 순간과 후회했던 순간을 말해보시오.**

2017국립중앙의료원
29 ☐☐ **학교생활에서 행복했던 경험을 말해보시오.**

2020부산대
30 ☐☐ **급히 서울(또는 지방으로)에 갈 일이 생긴다면 어떻게 할 것인가?**

2020제주대
31 ☐☐ **다수의 의견과 소수의 의견이 있을 경우 자신의 생각을 말해보시오.**

2020서울적십자병원

32 □□ **단짝친구의 장점과 단점을 말해보시오.**

2014국민건강보험공단

33 □□ **수술실에서 실습한 적이 있는가?**

2017중앙보훈병원

34 □□ **오늘 감사했던 일 한 가지를 말해보시오.**

2020충남대

35 □□ **일상생활에서 자신만의 독특한 방법으로 문제를 해결했던 경험을 말해보시오.**

36 ☐☐ **자신의 단점을 극복한 사례를 말해보시오.**

37 ☐☐ **자신의 재능을 발휘하여 공헌했던 경험을 말해보시오.**

38 ☐☐ **입사 후 가장 걱정되는 것은 무엇이며 어떻게 극복할 것인가?**

39 ☐☐ **본인이 면접관이라면 면접자에게 어떤 질문을 할 것인가?**

2016국립암센터

40 ☐☐ **뉴스에서 본 이슈가 무엇이며 자신의 생각을 말해보시오.**

2019충남대

41 ☐☐ **인증평가에 대한 나의 생각을 말해보시오.**

2019근로복지공단

42 ☐☐ **청렴에 대하여 말해보시오.**

2020경상대

43 ☐☐ **청원에 목소리를 낸 적이 있는가, 가장 최근에 참여한 청원은 무엇인가?**

44 ☐☐ **SNS사용에 대하여 어떻게 생각하는가?**

45 ☐☐ **의료정책에 대한 자신의 생각을 말해보시오.**

46 ☐☐ **병원 홈페이지에서 무엇을 보았는가?**

47 ☐☐ **환자의 입장에서 한치의 오차 없이 완벽하지만 불친절한 간호사와 실수는 있어도 환자에게 친절한 간호사 중 어떤 간호사가 더 낫다고 생각하는가?**

48 □□ **우리 병원 특성사업에 대한 것 중 마음에 드는 두 가지를 말해보시오.**

49 □□ **간호란 무엇인지 한 단어로 표현하고 이유를 말해보시오.**

50 □□ **개정된 의료법 내용에 대하여 아는 대로 말해보시오.**

51 □□ **아침에 일어나서 가장 먼저 누가 생각났는가?**

2023은평성모병원

52 ☐☐ **간호사의 브이로그 촬영, 그 장·단점을 말해보시오.**

2023강북삼성병원

53 ☐☐ **편의시설이 잘 되어 있는 도심과 한적한 전원주택 중 어디에 살고 싶은가?**

2023창원삼성병원

54 ☐☐ **인상 깊게 본 의학드라마를 소개해보시오.**

2020이화의료원

55 ☐☐ **추천하고 싶은 여행지를 말해보시오.**

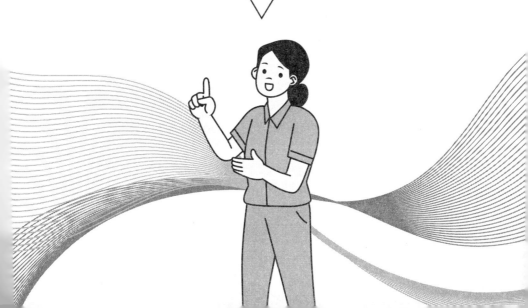

PART

IV

그림으로 보는
임상술기

Chapter 01 활력징후 측정

출제빈도 ●●●○○

출기목적 체온, 맥박, 호흡, 혈압을 보고와 측정을 하고 정확하게 기록한다.

준비물	초침시계, 전자체온계, 고막체온계, 아네로이드 혈압계, 청진기, 손 소독제, 소독솜, 간호기록지

✎ 액와에서 체온 측정하는 경우(액와체온 - 맥박 및 호흡 - 혈압)

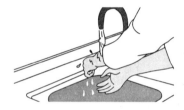

01 물품을 준비하기 전에 물과 비누로 손 위생(내과적 손 씻기)을 실시한다.

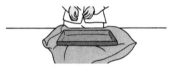

02 필요물품을 준비한 후 체온계, 혈압계, 청진기는 작동이 되는지 확인한다.

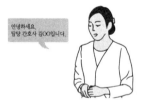

안녕하세요. 담당 간호사 김○○입니다.

03 준비한 물품을 가지고 대상자에게 소개한다.

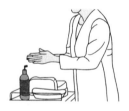

04 손 소독제로 손 위생을 실시한다.

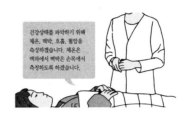

정확한 환자 확인을 위해서 환자분 성함과 등록번호
확인하겠습니다. 환자분 성함과 나이를 알려주세요.

건강상태를 파악하기 위해
체온, 맥박, 호흡, 혈압을
측정하겠습니다. 체온은
액와에서 맥박은 손목에서
측정하도록 하겠습니다.

OOO이고 OO살입니다.

등록번호는 입원팔찌로 확인하겠습니다.

05 대상자에게 개방형으로 질문하고, 입원
팔찌와 환자리스트를 대조하여 확인한다.

06 대상자에게 체온, 맥박, 호흡, 혈압측정
의 목적과 절차를 설명한다.

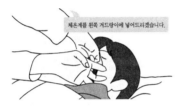

체온계를 왼쪽 겨드랑이에 넣어드리겠습니다.

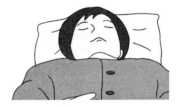

07 소독솜으로 전자체온계를 끝을 닦고 겨
드랑이 중앙에 삽입하여 빠지지 않도록
지지한다.

08 체온이 측정될 때까지 체온계가 유지되
도록 설명한다. 이때, 대상자의 팔을 편
한 자세로 놓고 이불을 내려 가슴이 보
이게 한다.

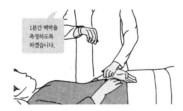

1분간 맥박을
측정하도록
하겠습니다.

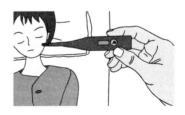

09 손가락으로 요골동맥을 찾아 맥박 부위
를 확인한 후 측정한다. 이때, 엄지손가락
으로는 측정하지 않도록 주의한다.

10 맥박을 측정한 후 동작을 유지하면서 호
흡을 측정한다. 이때 대상자가 눈치 채지
않도록 해야 한다. 체온 측정이 완료되면
체온계를 뺀다.

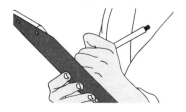

11 메모 후 대상자가 편안한 자세를 취하게 하고 대상자의 팔을 심장과 같은 높이로 들게 한 후, 팔을 노출시킨다.

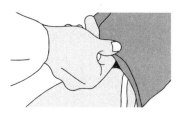

12 상완동맥 2~3cm 위에 커프 밸브에 연결된 줄이 상완동맥과 평행이 되도록 놓고 손가락 하나가 들어갈 정도의 여유를 주고 커프를 감는다.

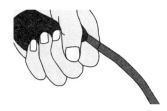

13 한 손으로 혈압계 조절 밸브를 잠그고 압력 밸브를 눌러 커프에 공기를 주입한다. 다른 손 손가락은 상완동맥 혹은 요골동맥 위에 둔다.

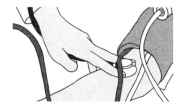

14 상완동맥이나 요골동맥을 촉지하여 맥박 소실점을 확인하고 혈압계 눈금을 30mmHg 정도 더 올린다.

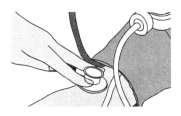

15 2mmHg/sec의 속도로 내리면서 맥박이 다시 촉지되는 지점의 눈금을 확인한다. 공기를 완전히 뺀 후 최소 15초간 기다린다. 손가락으로 상완동위에 커프를 감고 위에 청진기를 고정한다. 처음 측정 눈금보다 30mmHg 더 높게 공기를 주입한다.

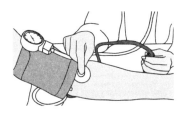

16 밸브를 천천히 열어 1초에 2mmgHg씩 눈금을 내리면서 처음 소리가 들리는 지점의 수축기압 눈금을 확인한다. 밸브를 천천히 열어 커프에서 공기를 빼면서 소리가 사라지는 지점의 이완기압 눈금을 확인한다.

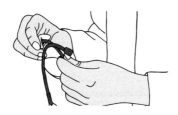

17 공기를 완전히 뺀 후 커프를 풀어 물품을 정리하고 대상자 환의를 정리한다. 물과 비누로 손 위생(내과적)을 실시한다.

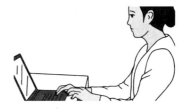

18 간호기록지에 체온, 맥박, 호흡, 혈압측정치를 기록한다.

✎ 고막에서 체온 측정하는 경우(고막 체온 - 맥박 및 호흡 - 혈압, 액와체온 측정과 1~9번 절차 동일)

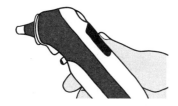

01 용기에서 탐침덮개를 꺼낸 후 탐침덮개를 고막체온계에 덮는다.

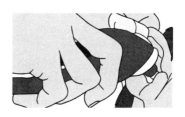

02 대상자의 머리를 한쪽으로 돌려 체온 측정할 귀를 노출시킨다. 귓바퀴를 성인은 후상방으로, 소아는 후하방으로 당긴 다음 탐침을 부드럽게 외이도로 삽입하여 체온을 측정한다.

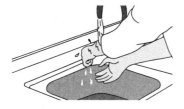

03 체온 확인 후, 탐침덮개 제거하고 물과 비누로 손 위생(내과적)을 실시한다.

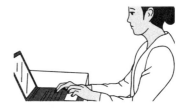

04 간호기록지에 체온, 맥박, 호흡, 혈압측정치를 기록한다.

Chapter 02

경구투약

출제빈도 ●●○○○○

술기목적 경구투약의 기본적인 원칙 설명과 투약 설명 후 정확하게 기록한다.

준비물　손 소독제, 투약카드, 투약 컵, 약포지, 약, 물, 물컵, 빨대(필요시), 코프시럽 약병, 휴지, 투약기록지, 간호기록지

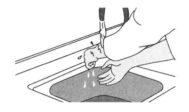

01　물품을 준비하기 전에 물과 비누로 손 위생(내과적 손 씻기)을 실시한다.

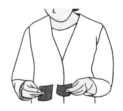

02　투약카드에서 약물이 들어있는 약포지를 꺼내어 투약처방과 투약원칙(5right)을 확인한다.

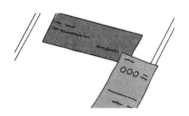

03　경구투약에 필요한 물품을 준비한다.

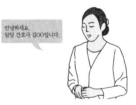

안녕하세요.
담당 간호사 김○○입니다.

04　준비한 물품을 가지고 대상자에게 자신을 소개한다.

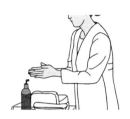

정확한 환자 확인을 위해서 환자분 성함과 등록번호 확인하겠습니다. 환자분 성함과 나이를 알려주세요.

OOO이고 OO살입니다.

등록번호는 입원팔찌로 확인하겠습니다.

05 손 소독제로 손 위생을 실시한다.

06 대상자에게 개방형으로 질문하고, 입원 팔찌와 투약카드를 대조하여 확인한다.

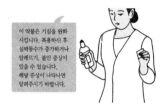

이 약물은 기침을 완화 시킵니다. 복용하신 후 심박동수가 증가하거나 알레르기, 붉은 증상이 있을 수 있습니다. 해당 증상이 나타나면 알려주시기 바랍니다.

07 대상자에게 약물의 투여 목적과 작용, 유의사항을 설명한다.

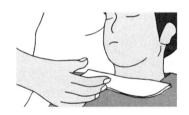

08 앉거나 파울러씨 체위를 취하도록 하며, 앉는 것이 금기인 경우에는 측위를 취하도록 한다. 옷이 젖지 않도록 휴지나 종이타월을 덧대어 준다.

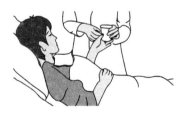

09 구강건조로 인한 연하곤란을 확인하기 위해 침이나 물을 삼켜보도록 한다.

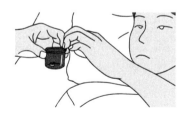

10 알약은 한 번에 한 알씩 제공하도록 한다.

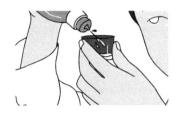

11 물약은 알약 복용 후 복용하도록 하며, 눈 높이에서 용량을 확인한다.

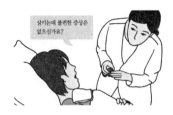

12 약물을 다 삼킬 때까지 대상자 옆을 지키며 약물 복용 여부를 확인한다. 약물 복용 여부 확인이 어려울 경우에는 대상자에게 말을 하거나 입을 움직이도록 유도한다.

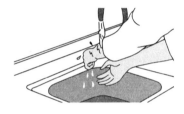

13 물과 비누로 손 위생(내과적 손 씻기)을 실시한다.

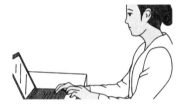

14 5right, 투약 목적, 환자의 반응, 투약을 하지 못한 이유 등의 수행결과를 간호기록지와 투약기록지에 기록한다.

❤ 경구투약 주의사항

(1) 경구투약 금기 환자

구토 환자, 의식이 없는 환자, 연하곤란 환자, 위장관 흡인 환자

(2) 투약원칙 5right

① 정확한 대상자 : 계획된 대상자에게 투약하는가?

② 정확한 약물 : 대상자에게 처방된 약물이 정확한가?

③ 정확한 용량 : 처방된 약물의 용량이 정확한가?

④ 정확한 투약 경로 : 대상자에게 안전한 경로로 투약하는가?

⑤ 정확한 시간 : 계획된 시간대로 투약하는가?

Chapter 03 근육주사

출제빈도 ●●●○○

술기목적 목적과 절차 설명하고 약물을 준비 후 정확하게 주사를 수행한다.

준비물   손 소독제, 투약카드, 소독솜, 일회용 멸균 주사기 규격별(2~5cc) 2개씩, 약품라벨이 붙은 앰플 2개, 투약카트, 투약기록지, 간호기록지, 일반 의료폐기물 전용용기, 손상성폐기물 전용용기

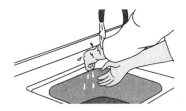

01 물품을 준비하기 전에 물과 비누로 손 위생(내과적 손 씻기)을 실시한다.

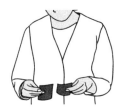

02 투약카드에서 투약처방, 대상자 등록번호, 투약원칙(5right)을 확인한다.

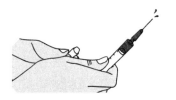

03 정확한 방법과 용량으로 근육주사에 필요한 약물을 주사기에 준비한다.

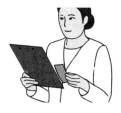

04 근육주사에 필요한 물품을 준비한다.

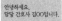

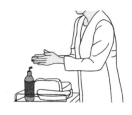

05 준비한 물품을 가지고 대상자에게 자신을 소개한다.

06 손 소독제로 손 위생을 실시한다.

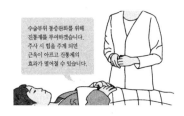

07 개방형으로 질문하고, 입원팔찌와 투약카드를 대조하여 대상자를 확인한다.

08 대상자에게 약물의 투여 목적과 작용 및 유의사항을 설명한다.

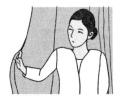

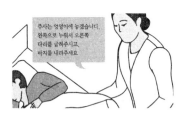

09 대상자의 사생활 보호를 위해 커튼을 친다.

10 대상자의 상태와 약물 용량에 따라 적합한 주사 부위를 정한 후 적절한 체위를 취하도록 한다. 주사 부위를 노출하고 주사부위를 선정한다.

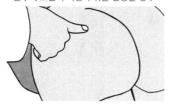

둔부의 오른쪽 복면 부위를 선정할 경우

11 왼쪽 측위를 취하고 무릎 구부린 자세에서 둔부를 노출한다. 간호사는 왼쪽 손바닥을 오른쪽 대전자 위에, 집게손가락은 전상장골극 위에 둔다. 가운데 손가락은 장골능을 따라 V로 벌린 후 주사 부위를 선정한다.

둔부의 배면 부위를 선정할 경우

12 엎드려 누운 자세에서 엄지발가락을 안쪽으로 모아 통증을 감소시킨다. 후상장골극과 대전자를 연결한 사선의 상외측이나 장골능에서 5cm 아래를 선정한다.

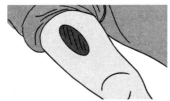

대퇴부위를 선정할 경우

13 앉거나 누운 자세에서 대퇴부위를 노출시킨다. 전상장골극과 슬개곡 사이를 이등분한 가운데 부분인 대퇴직근 부위, 또는 대전자와 외측과 사이를 삼등분한 가운데 부분인 외측광근을 주사 부위로 선정한다.

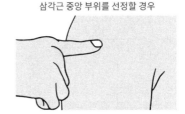

삼각근 중앙 부위를 선정할 경우

14 앉거나 선 자세 또는 측위에서 어깨를 노출한다. 상박의 외측과 견봉돌기에서 5cm 아래 부위를 주사 부위로 선정한다.

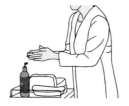

15 손 소독제로 손 위생을 실시한다.

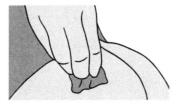

16 주사할 부위를 소독솜으로 안쪽에서 바깥쪽으로 직경 5~8cm 정도를 둥글게 닦아낸다.

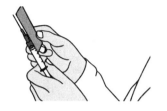

17 소독약이 마르면 투약카드를 보고 약을 확인하고 주사를 준비한다.

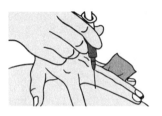

18 <u>주사바늘을 90도로 유지하여 주사 부위에 재빨리 삽입한다.</u>

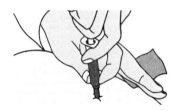

19 주사기를 잡은 손으로 주사기 내관을 살짝 뒤로 당겨 혈액이 나오지 않으면 약물을 주입한다. 주사기에 혈액이 보이면 주사기 빼내어 버리고 다시 처음부터 주사 준비를 한다.

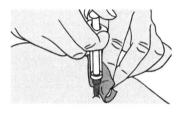

20 약물주입이 끝나면 소독솜으로 주사 부위를 누른다. 주사를 삽입했던 각도로 주사기를 뺀다.

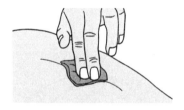

21 소독솜을 댄 채로 주사 부위를 마사지한다. 제거 후 출혈이 있는 경우, 주사 부위 1~2분간 소독솜으로 압박한다.

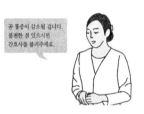

곧 통증이 감소될 겁니다. 불편한 점 있으시면 간호사를 불러주세요.

22 기대효과를 설명하고 소독솜을 트레이에 놓고 환의를 입힌 후 대상자의 자세를 편안하게 해준다. 커튼을 걷는다.

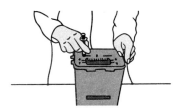

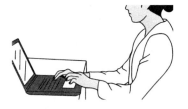

23 손상성 폐기물과 일반 의료 폐기물을 구분하여 사용한 물품을 정리하고 물과 비누로 손 위생(내과적 손 씻기)을 실시한다.

24 5right, 필요시 투약 목적, 환자의 반응, 투약하지 못한 이유 등의 수행결과를 간호기록지와 투약기록지에 기록한다.

근육주사 부위의 특징

(1) 둔부의 복면부위 (Ventrogluteal)

- 큰 혈관 및 주요 신경분포가 없음
- 깊은 근육으로 안전함
- 점도 높고 자극적인 약물 투약 선호부위

(2) 외측광근 (Vastus lateralis)

- 빠른 약물 흡수
- 주요 신경 및 혈관분포가 적음
- 영유아 예방접종 부위

(3) 삼각근 (Deltoid site)

- 용량이 적은 근육주사에 이용
- 근육발달이 적은 영유아는 적용하지 않음
- 영유아 및 성인의 예방접종 부위
- B형 감염 및 광견병 접종 시

Chapter 04 피하주사

출제빈도 ●●◐○○

술기목적 목적과 절차 설명하고약물을 준비 후 정확하게 주사를 수행한다.

준비물	손 소독제, 투약카드, 소독솜, 장갑(필요시), 간이혈당측정기, 검사지(Strip), 채혈기 (Penlet), 채혈침(Lancet), 인슐린 주사기, 주사용 인슐린, 투약기록지, 간호기록지, 혈당기록지, 피하주사 부위 그림, 일반 의료폐기물 전용용기, 손상성폐기물 전용용기, 투약카트

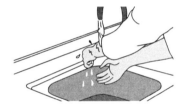

01 물품을 준비하기 전에 물과 비누로 손 위생(내과적 손 씻기)을 실시한다.

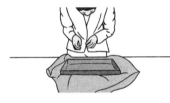

02 필요물품을 준비한다.

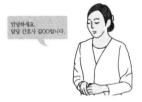

안녕하세요.
담당 간호사 김○○입니다.

03 준비한 물품을 가지고 대상자에게 자신을 소개한다.

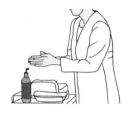

04 손 소독제로 손 위생을 실시한다.

정확한 환자 확인을 위해서 환자분 성함과 등록번호 확인하겠습니다. 환자분 성함과 나이를 알려주세요.

OOO이고 OO살입니다.

등록번호는 입원팔찌로 확인하겠습니다.

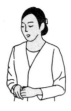

식후 2시간 되어서 혈당을 측정하겠습니다. 손가락 끝을 바늘로 찔러 말초혈액을 소량 채취하여 검사하는 방법입니다.

05 개방형으로 질문하고, 입원팔찌와 환자 리스트를 대조하여 대상자를 확인한다.

06 대상자에게 혈당측정 목적과 절차를 설명한다.

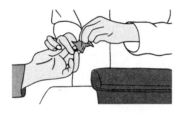

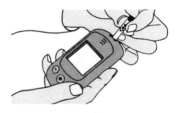

07 대상자의 손가락 끝에 채혈이 적절한 지 확인 후 소독솜으로 닦고 말린다.

08 채혈기에 채혈침을 끼워 대상자 피부상 태에 맞도록 삽입 깊이를 조절한다.

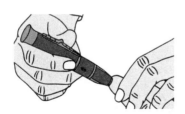

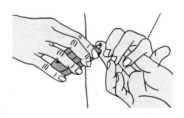

09 혈당측정기 전원을 켜고 검사지를 삽입 한다. 손가락 끝부분에 채혈기를 놓고 채 혈침을 피부에 순간적으로 천자한다.

10 흐르는 혈액방울을 검사지에 묻히고 천 자부위는 소독솜으로 누른다.

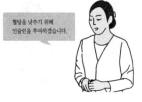

11 혈당수치를 확인하고 메모한다. 대상자에게 혈당측정 결과를 설명해준다.

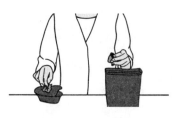

12 손상성 폐기물에 채혈침, 일반 의료 폐기물에는 소독솜과 검사지를 구분하여 버리고 사용한 물품을 정리한 뒤 손 위생을 실시한다.

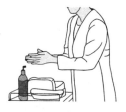

13 손 소독제로 손 위생을 실시한 후 혈당 기록지에 측정치를 기록한다.

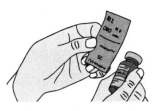

14 혈당측정치를 기록하고 측정치에 따라 R—I Scale에 따른 투약할 인슐린 양을 확정한 후 투약카드를 준비한다.

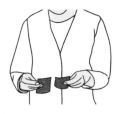

15 투약카드에서 투약처방, 대상자 등록번호, 투약원칙(5rights)을 확인한다.

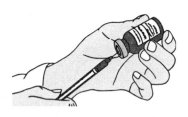

16 정확한 양의 인슐린을 주사기에 준비하고 필요한 물품을 준비한다.

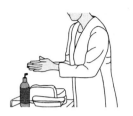

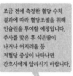

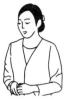

17 손 소독제로 손 위생을 실시하고 입원팔찌와 환자리스트를 대조하여 대상자를 확인한다.

18 대상자에게 약물의 투여 목적과 작용, 유의사항을 설명한다.

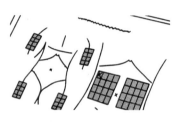

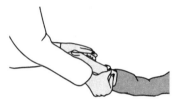

19 인슐린 주사 부위 기록지(그림표)를 확인하고 주사 부위를 사정한다.

20 대상자에게 편한 자세를 취하도록 하며 주사 부위의 타박상, 부종, 민감성, 경결, 변색유무, 이전 주사 부위 등을 확인하고 교대로 주사해야 할 부위를 확인한다.

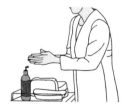

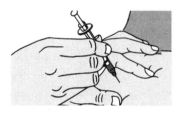

21 손 위생을 위해 손 소독을 실시한다. 주사할 부위를 소독솜으로 안쪽에서 바깥쪽으로 직경 5~8cm 정도를 둥글게 닦아낸다.

22 주사바늘 뚜껑을 제거한다. 주사기를 잡지 않은 손으로 주사 부위 주변의 피부를 팽팽하게 잡고 주사바늘을 45~90°로 빠르고 정확하게 삽입한다.

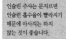
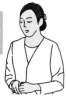
인슐린 주사는 문지르면
인슐린 흡수율이 빨라지기
때문에 마사지는 하지
않는 것이 좋습니다.

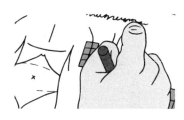

23 약물주입이 끝나면 소독솜으로 주사 부위를 누르면서 주사기를 재빨리 빼고 트레이에 놓는다. 소독솜으로 살짝 누르고 마사지는 하지 않는다.

24 소독솜을 트레이에 놓고 환의를 입힌 후 대상자의 자세를 편안하게 해준다. 기록지에 주사시행 사항(날짜, 시간, 서명)을 기록한다.

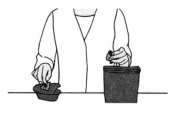

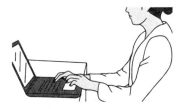

25 손상성 폐기물과 일반 의료 폐기물을 구분하여 사용한 물품을 정리하고 물과 비누로 손 위생(내과적 손 씻기)을 실시한다.

26 5right, 투약 목적, 대상자의 반응, 투약을 하지 못한 이유, 혈당측정결과, 인슐린 투여량 등의 수행결과를 간호기록지와 투약기록지에 기록한다.

❤ 혈당정상수치

범위	수치
공복	• 정상 : $< 100mg/dL$ • 혈당부전 : $100 \sim 126mg/dL$ • 당뇨병 의심 : $> 140mg/dL$
식후 2시간	정상 : $< 140mg/dL$
저혈당	$60mg/dL$ 이하

Chapter 05 피내주사

출제빈도 ●●●●◐

술기목적 목적과 절차 설명하고 약물을 준비 후 정확하게 수행하고 결과를 판독한다.

준비물   손 소독제, 소독솜, 투약카드, 투약기록지, 1mL 주사기 2개, 5mL 주사기, 주사용
바이알, 증류수 앰플(주사용), 일반의료폐기물 전용용기, 손상성폐기물 전용용기,
투약카트

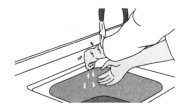

01 물품을 준비하기 전에 물과 비누로 손 위
생(내과적 손 씻기)을 실시한다.

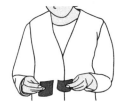

02 투약카드에서 투약처방, 대상자 등록번
호, 투약원칙(5right)을 확인한다.

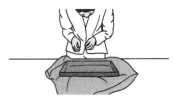

03 피부반응 검사용 약물 준비에 필요한 용
품을 준비하고 주사기로 주사용 증류수
5 mL를 빼낸다.

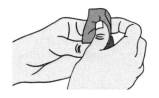

04 약물이 든 바이알의 고무마개를 소독솜
으로 닦는다.

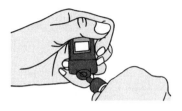

05 바이알에 1g의 약물이 들어있는 경우, 바이알에 5mL의 증류수나 생리식염수를 멸균적으로 주입한다(0.5g/v — 2.5mL, 1g/v — 5mL, 2g/v — 10mL mix).

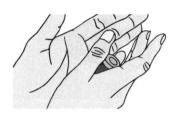

06 바이알에 들어있는 분말이 완전히 녹을 때까지 기포가 생기지 않게 천천히 흔들어준다.

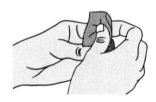

07 바이알 고무마개를 소독솜으로 다시 소독한다. 1mL주사기로 바이알에서 0.1mL 약물을 뽑고 증류수(또는 생리식염수) 0.9mL를 더 넣어 총량 1mL가 되게 한다(20mg/mL).

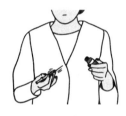

08 주사기를 흔들어 약물을 희석한다.

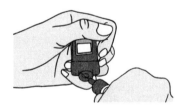

09 주사기 약물 0.9mL를 버리고 0.1mL만 남긴 상태에서 다시 증류수 0.9mL를 더 넣어 총량 1mL로 희석한다(2mg/mL).

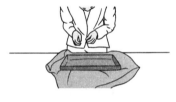

10 피내주사에 필요한 물품을 준비한다.

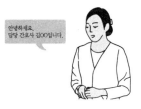

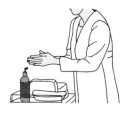

11 준비한 물품을 가지고 대상자에게 자신을 소개한다.

12 손 소독제로 손 위생을 실시한다.

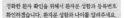

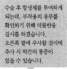

13 개방형으로 질문하여 대상자를 확인하고 입원팔찌와 투약카드를 대조하여 대상자를 확인한다.

14 대상자에게 약물의 투여 목적과 절차를 설명하고 적절한 피내주사 부위를 선정한 뒤, 편안한 자세를 취하게 한다.

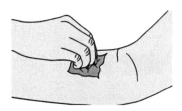

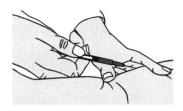

15 손 소독 후, 주사할 부위를 소독솜으로 안쪽에서 바깥쪽으로 직경 5~8cm 정도를 둥글게 닦아낸다. 소독액이 마르기를 기다린다.

16 주사 부위에서 2~3cm 떨어진 피부를 팽팽하게 잡아당긴다. 표피 아래 진피층에 10~15° 각도로 삽입한다. 낭포가 형성될 때까지 약물을 천천히 주입한다.

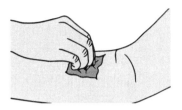

17 주사를 빼며 약물이 나와 물기가 생긴 경우, 마른 소독솜으로 닦아 준다.

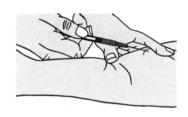

18 음성대조군이 필요한 경우에 1mL 주사기에 생리식염수 채워 주사 부위에서 3~4cm 떨어진 옆이나 반대쪽 팔의 대칭 부위에 같은 양을 주사한다.

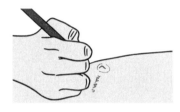

19 낭포 경계 표시 후 주사 약물명과 투여 시간을 기록한다. 이때 주사 부위는 마사지하지 않는다.

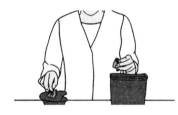

20 주사바늘은 손상성 폐기물에 주사기는 일반 의료 폐기물을 구분하여 사용한 물품을 정리하고 내과적 손 씻기를 실시한다.

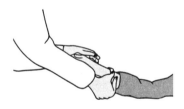

21 15분 후 반응을 관찰하고 피부 결과를 판독한다.

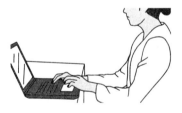

22 5right, 피부반응 결과, 필요시 투약 목적, 환자의 반응, 투약하지 못한 이유 등의 수행결과를 간호기록지와 투약기록지에 기록한다.

IV

그림으로 보는 임상술기

| 준비물 | 손 소독제, 소독솜, 투약카드, 투약기록지, 수액백(5% Dextrose Water 500mL), 수액세트, 수액걸대(IV pole), 곡반(Kidney basin), 22 ~ 24G 혈관 카테터(Angio catheter), 투명 필름 드레싱, 일반의료폐기물 전용용기, 손상성폐기물 전용용기, 지혈대(Tourniguet), 투약카트, 수액백 부착용 라벨 |

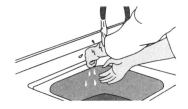

01 물품을 준비하기 전에 물과 비누로 손 위생(내과적 손 씻기)을 실시한다.

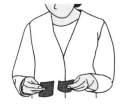

02 투약카드에서 투약처방, 대상자 등록번호, 투약원칙(5right)을 확인한다.

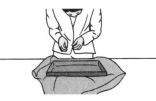

03 수액에 필요한 물품을 준비한다. 수액의 유효일자와 이물질 유무를 확인한 후 수액백에 날짜, 등록번호, 수액명, 용량 등이 적힌 라벨을 붙인다. 수액과 수액세트를 연결한다.

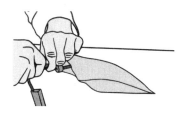

04 수액백의 고무마개를 소독솜으로 닦은 후 수액세트 조절기 잠그고 수액세트를 꽂는다. chamber의 1/2 정도를 수액으로 채운다.

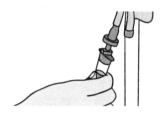

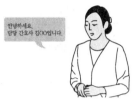

05 수액백을 높이 들고 수액이 흐르게 한다. 튜브에 공기를 제거하고 조절기를 잠근다.

06 준비한 물품을 가지고 대상자에게 자신을 소개한다.

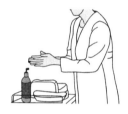

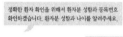

07 손 소독제로 손 위생을 실시한다.

08 개방형으로 질문하여 대상자를 확인하고 입원팔찌와 투약카드를 대조하여 대상자를 확인한다.

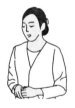

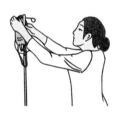

09 대상자에게 약물의 투여 목적과 효과, 주의사항, 방법을 설명한다.

10 걸대에 수액백을 걸고 수액세트를 대상자에게 주사 부위 가까이 두고 대상자가 편한 자세를 취하도록 한다. 팔은 심장보다 낮게 두어 정맥상태를 확인한다.

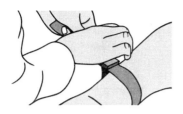

11 정맥이 곧고 두드러진 부분을 주사 부위 택하고 천자할 정맥 12 ~ 15cm 위에 지 혈대 묶는다.

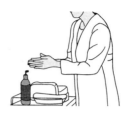

12 손 소독제로 손 위생을 실시한다.

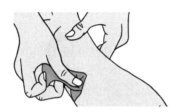

13 소독솜으로 천자할 정맥의 안쪽에서 바 깥쪽으로 직경 5 ~ 8cm를 둥글게 닦아 낸다.

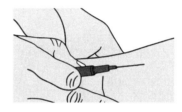

14 천자 부위에서 2 ~ 3cm 떨어진 피부를 팽팽하게 당긴다. 다른 손으로 카테터 사 면이 위로 오도록 한다. <u>혈류 방향을 따 라 15 ~ 30˚의 각도로 정맥 내에 카테터 를 삽입한다.</u>

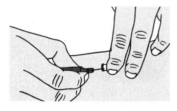

15 카테터에 혈액이 역류하면 카테터의 삽 입각도를 조금 눕히면서 혈관에 넣고 탐 침을 빼낸다.

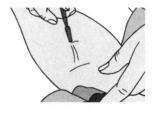

16 카테터가 완전히 삽입되면 지혈대를 풀 어준다. 한 손으로 혈액이 흐르지 않도록 눌러주고 다른 손으로 탐침을 빠르게 제 거한다.

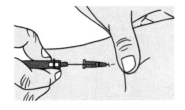

17 혈액이 카테터로 역류하지 않도록 삽입 부분을 잡고 다른 손으로 조절기를 풀어 수액 주입여부와 부종, 통증 등의 침윤증상 여부를 확인한다.

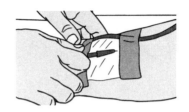

18 주입속도를 처방에 따라 조절하고 카테터가 꺾이지 않게 고정되도록 투명 드레싱 또는 반창고를 부착한다.

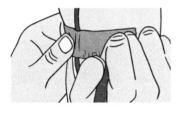

19 카테터의 삽입 날짜, 시간, 크기를 고정용 반창고나 투명 드레싱에 기입한다.

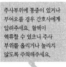

주사부위에 통증이 있거나 부어오를 경우 간호사에게 알려주세요. 혈액이 역류할 수 있으니 주사 부위를 올리거나 눌려지 않도록 주의해주세요.

20 대상자가 편안한 자세를 취하도록 돕는다.

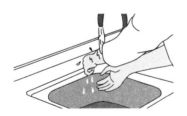

21 손상성 폐기물과 일반 의료 폐기물을 구분하여 사용한 물품을 정리하고 물과 비누로 손 위생(내과적 손 씻기)을 실시한다.

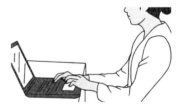

22 5right, 필요시 투약 목적, 환자의 반응, 투약하지 못한 이유 등의 수행결과를 간호기록지에 기록한다.

Chapter 07 수혈

출제빈도 ●●●●○

술기목적 주입속도에 맞춰 주입하고 부작용 확인하며 수행한다.

준비물   손 소독제, 소독솜, 장갑, 투약카드, 투약카트, 초침시계, 곡반, 간호기록지, 라벨부착된 혈액제제 백, 혈액 종류에 따른 수혈세트, 수액 걸대(IV pole), 3-Way Stopcock, 청진기, 혈압계, 체온계, 수혈 동의서, 일반의료폐기물 전용용기, 손상성폐기물 전용용기

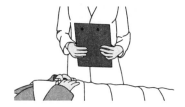

01 수혈처방을 확인한 후 수혈 동의서를 확인한다.

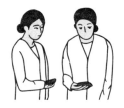

02 의료인 2인이 적십자 혈액원 스티커와 본원 혈액부착 스티커에 기재된 대상자 이름, 성별, 나이, 등록번호, 혈액제제, 고유번호, 혈액형, 유통기한, 상태, 혼탁도, 색상, 기포 등을 확인한 후 서명한다.

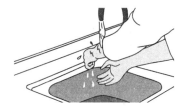

03 물과 비누로 손 위생(내과적 손 씻기)을 실시한다.

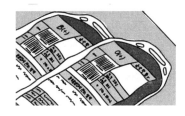

04 필요한 물품을 준비한다.

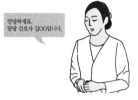

05 준비한 물품을 가지고 대상자에게 자신을 소개한다.

06 개방형으로 질문하여 대상자를 확인하고, 입원팔찌와 환자리스트를 대조하여 대상자와 혈액형을 확인한다. <u>의료인 2인이 실시한다.</u>

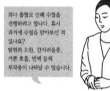

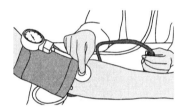

07 수혈 경험이나 부작용 경험 유무를 확인하고 수혈의 목적과 부작용을 설명한다.

08 수혈을 진행하기 전에 활력징후를 측정한다.

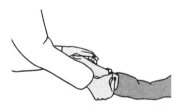

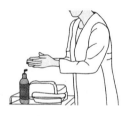

09 피부상태, 가려움증 등 대상자 상태를 관찰한다.

10 손 소독제로 손 위생을 실시하고 청결장갑을 착용한다.

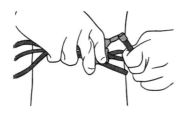

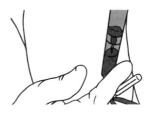

11 수혈세트를 꺼내어 조절기를 완전히 잠근다. 삽입침을 정확하게 혈액백에 삽입하여 수혈세트와 연결한다.

12 Drip chamber에 2/3 ~ 3/4이상 혈액을 채운다. 조절기를 열고 공기를 완전히 빼낸다.

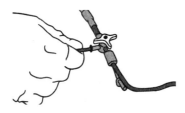

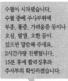

수혈이 시작됐습니다. 수혈 중에 주사부위에 부종, 통증, 가려움증 등이나 오심, 발열, 오한 등이 있으면 말씀해 주세요. 2시간가량 진행됩니다. 15분 후에 활력징후와 주사부위 확인하겠습니다.

13 3-Way Stopcock 연결 부위를 소독하고 수혈세트를 연결한다. 조절기를 열어 다른 수액이 주입되지 않고 혈액제제가 주입되도록 한다.

14 수혈이 부작용 없이 제대로 진행되는지를 확인한다. 주입속도는 첫 15분 동안 15 ~ 20gtts/min으로 조절한다. 청결 장갑을 벗고 대상자에게 주의사항 및 부작용을 설명한다.

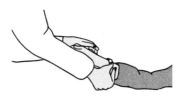

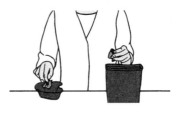

15 수혈 부작용 확인을 위해 활력징후 변화를 관찰하고 주사 부위를 측정한다.

16 손상성 폐기물과 일반 의료 폐기물을 구분하여 사용한 물품을 정리한다.

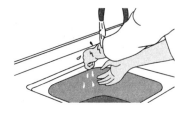

17 물과 비누로 손 위생(내과적 손 씻기)을 실시한다.

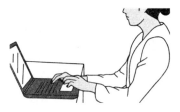

18 혈액제제의 종류, 혈액형, Irradiation 유무, 수혈 양, 수혈 시작 시간, 주입속도, 수혈 이전 · 중간 · 이후 활력징후, 부작용 여부 등의 수행결과를 간호기록지에 기록한다.

❤ 수혈 부작용

범위	수치
용혈반응	• **증상** : 오한, 열, 빈맥, 두통, 저혈압, 호흡곤란, 청색증 등 • **간호** : 수혈 후 첫 15분 동안 15gtt/min로 주입하여 부작용을 관찰, 이상반응 시 즉시 수혈을 중단하고 식염수로 정맥주입 유지
발열	• **증상** : 오한, 열, 두통 • **간호** : 즉시 수혈 중단, 처방된 해열제 투여, 30분마다 v/s 측정
알레르기 반응	• **증상** : 두드러기, 천식, 전신 가려움, 발적 • **간호** : 천천히 수혈하되 반응이 심할 경우 수혈 중지, 의사에게 보고 후 항히스타민제 투여
순환기계 부담	• **증상** : 호흡곤란, 기좌호흡, 청색증 등 • **간호** : 순환기계 부담되지 않도록 적합한 주입속도 유지, 처방에 따라 이뇨제 및 산소 투여

Chapter

08

간헐적 위관영양

출제빈도 ●●●◐○

술기목적 위관영양의 목적과 절차를 설명하고 정확히 수행 후 기록한다.

준비물　손 소독제, 관장용 주사기(50mL), 처방 위관영양액, 영양액 주입 용기 및 세트, 물, 곡반, 간호기록지

IV

그림으로 보는 임상술기

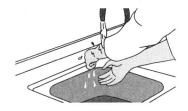

01　물품을 준비하기 전에 물과 비누로 손 위생(내과적 손 씻기)을 실시한다.

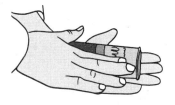

02　필요물품을 준비하고 처방된 위관영양액을 체온과 비슷하게 데운다.

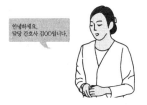

안녕하세요.
담당 간호사 김OO입니다.

03　준비한 물품을 가지고 대상자에게 자신을 소개한다.

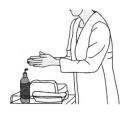

04　손 소독제로 손 위생을 실시한다.

정확한 환자 확인을 위해서 환자분 성함과 등록번호 확인하겠습니다. 환자분 성함과 나이를 알려주세요.

OOO이고 OO살입니다.

등록번호는 입원팔찌로 확인하겠습니다.

음식을 잘 삼키지 못하시고, 음식이 폐로 들어가는 것을 방지하기 위해서 위관을 통해 영양을 공급할 예정입니다. 20~30분 소요됩니다.

05 개방형으로 질문하여 대상자를 확인하고, 입원팔찌와 환자리스트를 대조하여 대상자를 확인한다.

06 대상자에게 위관영양의 목적과 절차를 설명한다.

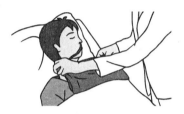

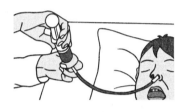

07 금기가 아닌 경우 반좌위 또는 오른쪽 측위를 취하게 한 뒤, 옷이 젖지 않도록 수건을 덧댄 후 손 소독제로 손 위생을 실시한다.

08 고정된 위관을 꺾고 위관마개를 제거한다. 소량의 공기가 든 주사기를 위관에 연결하고 꺾인 위관을 풀어준다. 공기를 주입하여 내용물을 흡인하고 위관 위치를 확인한다.

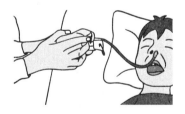

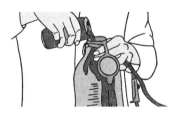

09 내용물이 소화액인 경우 다시 위로 주입한다. 위 내용물이 250mL 이상 소화가 되지 않으면 영양을 중지하고 의사에게 보고한다.

10 주사기를 분리한 후 위관마개를 막아 공기유입을 방지한다. 주입세트 조절기를 잠근 후 주입용기에 체온정도로 데운 영양액을 채우고 뚜껑을 닫는다.

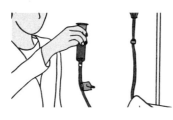

11 Chamber 1/2 채운 후 공기를 끝부분까지 제거하고 걸대에 건다. 주사기 내관을 제거하고 위관마개를 열어 주사기를 연결하여 15~30mL 실온의 물을 위관에 천천히 주입한다.

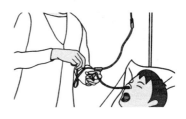

12 주사기를 제거한 뒤에 위관에 Feeding bag을 연결하고 위관영양액 주입속도는 50mL/min 이하로 한다. 위관영양액 주입을 끝나면 용기를 제거한다.

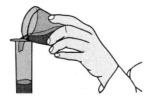

13 위관 개방성 유지를 위해 30~60mL 실온의 물을 부어 위관을 세척한다. 물이 전부 주입되기 직전에 주사기를 빼고 위관마개를 막은 다음 위관을 원래대로 고정한다.

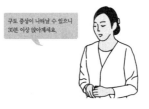

구토 증상이 나타날 수 있으니 30분 이상 앉아계세요.

14 구토를 방지하기 위해 대상자를 30분 이상 반좌위를 유지시킨다.

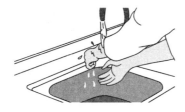

15 손상성 폐기물과 일반 의료 폐기물을 구분하여 사용한 물품을 정리한다. 물과 비누로 손 위생(내과적 손 씻기)을 실시한다.

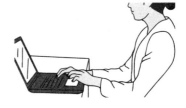

16 날짜, 시간, 용액의 양, 형태, 주입시간, 반응, 팽만감이나 구토증상 여부, 자세 등의 수행결과를 간호기록지에 기록한다.

Chapter 09

단순도뇨

출제빈도 ●●●●○○

술기목적 단순도뇨 목적과 절차를 설명하고 물품을 준비 후 정확히 수행한다.

준비물 손 소독제, 소독솜, 이동감자, 멸균 장갑, 1회용 장갑, 거즈, 도뇨세트(Forcep, 마른 거즈, 종지, 공포), 단순도뇨관(각 2개의 5~10#), 멸균 윤활제, 쟁반, 곡반, 1회용 방수포, 홑이불(필요시), 소변기, 간호기록지

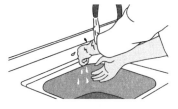

01 물품을 준비하기 전에 물과 비누로 손 위생(내과적 손 씻기)을 실시한다.

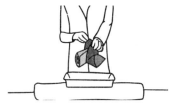

02 도뇨세트를 펼치고 종지에 소독솜과 마른거즈를 놓고 공포를 넣는다.

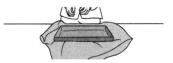

03 도뇨관(여자 6~7#, 남자 7~8#)을 준비한다. 무균적으로 세트 속에 넣고 멸균 윤활제를 짠 뒤, 세트를 무균 포장한다.

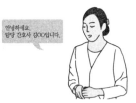

04 필요한 물품을 준비하고 대상자에게 자신을 소개한다.

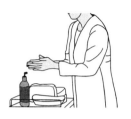

05 손 소독제로 손 위생을 실시한다.

06 개방형으로 질문하여 대상자를 확인하고, 입원팔찌와 환자리스트를 대조하여 대상자를 확인한다.

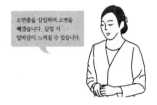

07 대상자에게 목적과 절차를 설명한다.

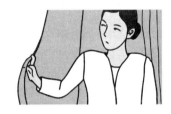

08 사생활 보호를 위해 커튼을 친다.

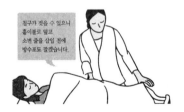

09 바르게 눕도록 한 뒤 침구를 내리고 홑이불을 덮어준다. 방수포를 대상자 둔부 밑에 깔아준다.

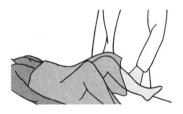

10 여성은 하의를 벗긴 후 배횡와위를 취하고 60cm 정도 다리를 벌리도록 한다. 남자의 경우에는 바르게 누운 뒤 회음부만 노출한다.

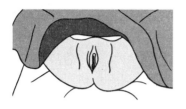

11 복부위로 홑이불을 올리고 대상자에게 주의사항을 설명한다. 도뇨세트를 대상자 다리 사이에 놓고 펼친다.

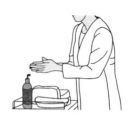

12 손 소독제로 손 위생을 실시한다.

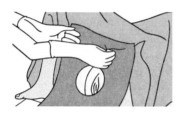

13 멸균 장갑을 무균적으로 착용한다. 노출부위가 오염되지 않도록 공포로 덮는다.

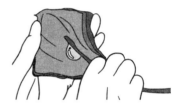

14 도뇨관 끝 5cm에 윤활제를 바른다. 찬 느낌이 있을 수 있음을 설명한다.

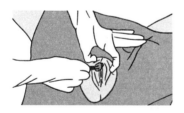

15 외음부 주위를 소독 후, 한 손으로 엄지와 검지로 음순을 벌리고 요도를 노출한다. 한 번 소독할 때 소독솜을 하나씩 사용한다. <u>여성은 양쪽 대음순-양쪽 소음순-요도 순으로 위에서 아래를 소독한다.</u>

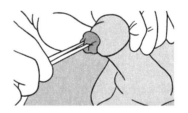

16 남성은 엄지와 검지 손가락으로 음경을 잡고 포피를 잡아당긴 후 요도구 바깥쪽으로 동글게 닦고 버린다.

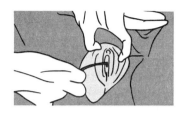

17 도뇨관 삽입 시 음순은 벌린 상태로 유지하고 삽입 전에 대상자에게 알려주어 긴장을 풀도록 유도한다. 여자는 5~8cm, 남자는 12~18cm 도뇨관을 요도 후상방으로 삽입한다.

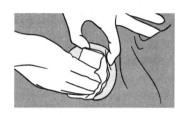

18 소변이 흘러나오면 도뇨관은 2~4cm 더 넣고 소변이 곡반에 흘러 나오게 한다. 소변이 나오지 않으면, 도뇨관을 천천히 돌리면서 뺀 후 마른 거즈로 요도구와 주위를 닦는다.

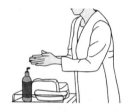

19 공포를 치우고 장갑을 벗고 손 소독제로 손 위생을 실시한다.

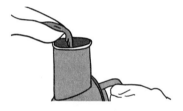

20 대상자를 편하게 해준 뒤 일회용 장갑을 착용 후 소변량을 측정한다.

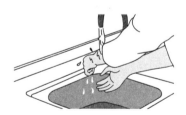

21 사용한 물품을 정리하고 물과 비누로 손위생(내과적 손 씻기)을 실시한다.

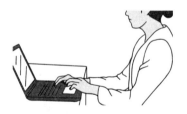

22 시간, 날짜, 단순도뇨 시행이유, 도뇨관 크기, 소변의 양과 색 등의 수행결과를 간호기록지에 기록한다.

Chapter 10 유치도뇨

출제빈도 ●●●●●

술기목적 유치도뇨 목적과 절차 설명하고 물품을 준비 후 정확히 수행한다.

준비물 손 소독제, 소독솜, 이동감자, 멸균 장갑, 멸균증류수, 유치도뇨세트(종지, forcep, 겸 자, 공포), 유치도뇨관(14 ~ 18Fr), 10mL 멸균 주사기, 멸균 윤활제, 소변수집 주머니 (Urine collection bag) 반창고, 홑이불, 쟁반, 곡반, 1회용 방수포, 간호기록지

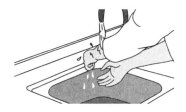

01 물품을 준비하기 전에 물과 비누로 손 위생(내과적 손 씻기)을 실시한다.

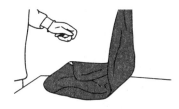

02 도뇨세트 종지에 소독솜과 멸균 뒤 나머지 종지에 멸균 증류수와 10mL 멸균 주사기를 넣는다. 도뇨관(여자 14 ~ 16Fr, 남자 18 ~ 20Fr)을 준비하여 무균적으로 포장한다.

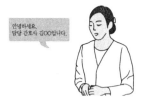

안녕하세요.
담당 간호사 김OO입니다.

03 유치도뇨에 필요한 물품을 준비한 뒤 대상자에게 자신을 소개한 후 손 소독제로 손 위생을 실시한다.

정확한 환자 확인을 위에서 환자분 성함과 등록번호 확인하겠습니다. 환자분 성함과 나이를 알려주세요.

OOO이고, OO살입니다.

등록번호는 입원팔찌로 확인하겠습니다.

04 개방형으로 질문하여 대상자를 확인하고, 입원팔찌와 환자리스트를 대조하여 대상자를 확인한다.

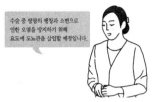

05 대상자에게 목적과 절차를 설명한다.

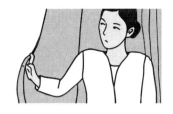

06 사생활 보호를 위해 커튼을 친다.

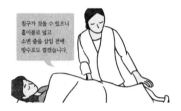

07 바르게 눕히고 침구를 내린 후 홑이불을 덮고 방수포를 둔부 밑에 깔아준다.

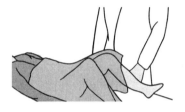

08 여성은 하의를 벗긴 후 배횡와위를 취하고 60cm 정도 다리를 벌리도록 한다. 남자은 바르게 누워 회음부만 노출한다.

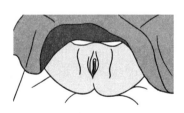

09 복부 위로 홑이불을 걷어 주의사항을 알리고 도뇨세트를 대상자 다리 사이에 놓고 펼친다.

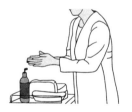

10 손 소독제로 손 위생을 실시한 후 멸균장갑을 무균적으로 착용한다.

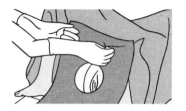

11 노출부위가 오염되지 않도록 공포로 덮는다. 도뇨관에 표기된 정확한 양의 증류수를 담은 주사기를 준비한다.

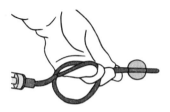

12 도뇨관의 풍선 주입구에 증류수를 주입하여 팽창 여부를 확인하고, 주사기 속으로 증류수를 다시 빼낸다.

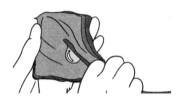

13 도뇨관 끝 5cm에 윤활제를 바른다. 소독으로 외음부 주위에 찬 느낌이 있을 수 있음을 설명한다.

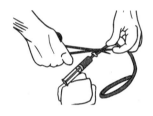

14 겸자로 소변이 흘러나오는 도뇨관 출구를 잠근다.

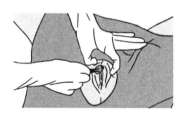

15 외음부 주위를 소독한 후, 한손으로 엄지와 검지로 음순을 벌리고 요도를 노출한다. 한 번 소독할 때 소독솜을 하나씩 사용한다. <u>여성은 양쪽 대음순–양쪽 소음순–요도 순으로 위에서 아래를 소독한다.</u>

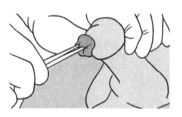

16 남성은 엄지와 검지 손가락으로 음경을 잡고 포피를 잡아당긴 후 요도구 바깥쪽으로 둥글게 닦고 버린다.

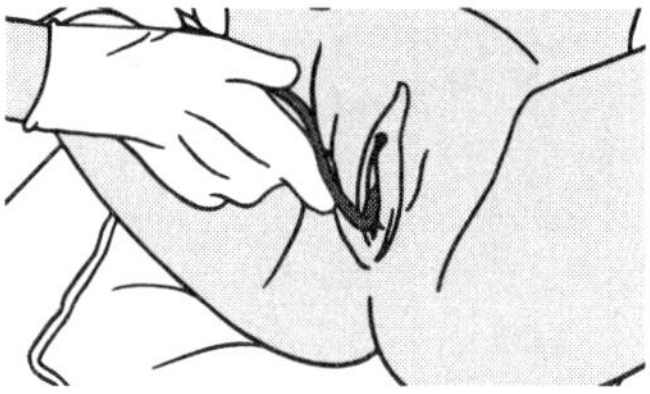

17 도뇨관 삽입 시 대상자에게 알리어 긴장을 풀도록 유도하고 요도 후상방으로 여성은 5~8cm, 남성은 12~18cm의 도뇨관을 삽입한다.

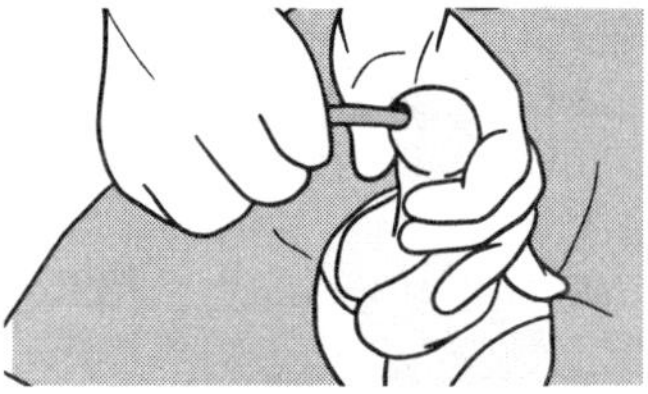

18 겸자를 풀어 소변이 흐르는지 확인한다. 소변이 배출되면 다시 잠그고 2~4cm 가량 도뇨관을 삽입하고 음순에서 손을 뗀다.

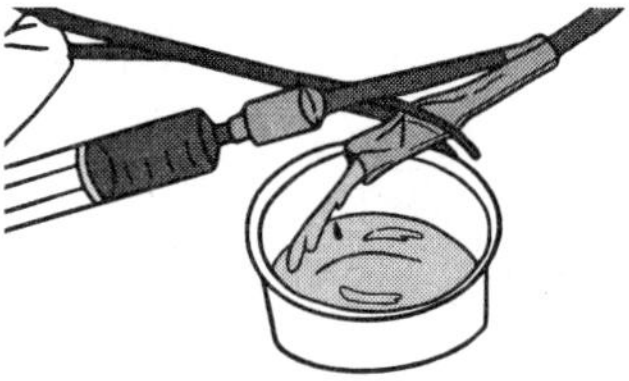

19 도뇨관 풍선 주입구와 연결된 주사기에서 증류수를 주입한 후 주사기를 제거한다. 도뇨관을 당겨 카테터가 방광 안에 있는지 확인한다.

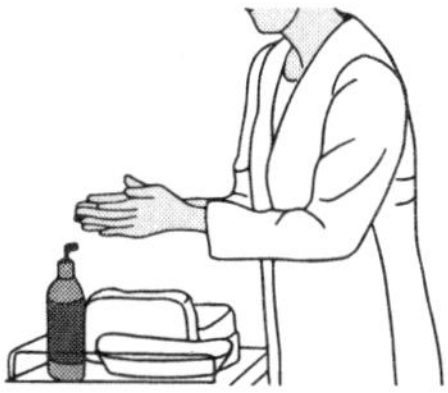

20 공포를 치우고 장갑을 벗어 손 소독제로 손 위생을 실시한다.

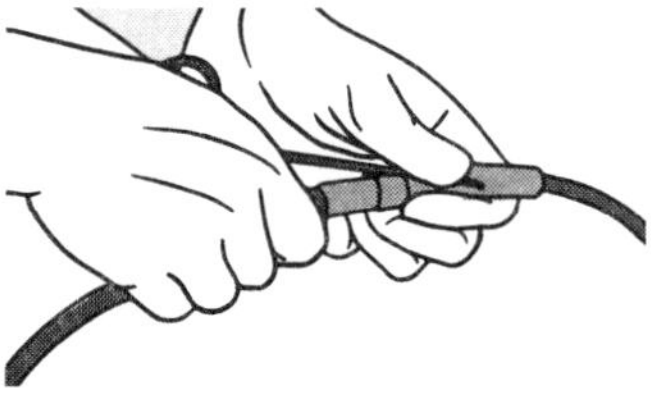

21 소변주머니의 하단 조절기가 잠겨있는지 확인하고 도뇨관과 소변 수집 주머니를 연결한다.

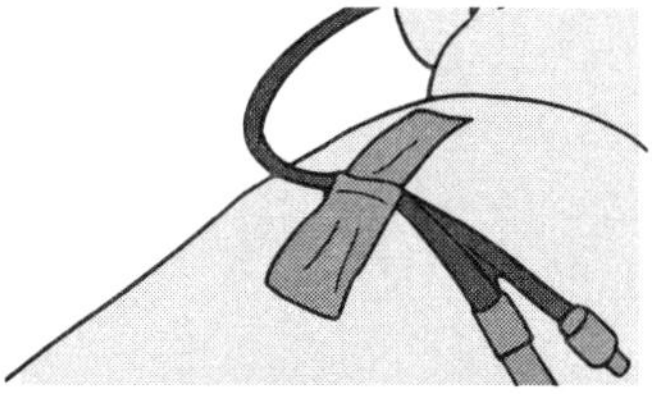

22 잠궈둔 소변 출구의 겸자를 제거한 후 도뇨관을 여성은 대퇴, 남성은 하복부에 고정시킨다.

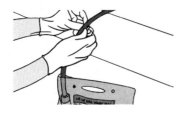

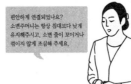

23 소변 배출을 확인하고 소변수집주머니를 바닥에 닿지 않도록 침상 하단에 고정한다.

24 사용한 도뇨세트와 방수포를 치우고 대상자에게 불편함 여부 확인과 관리 방법을 설명한다.

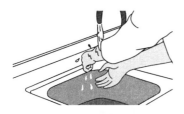

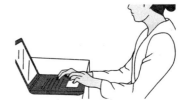

25 사용한 물품을 정리하고 물과 비누로 손위생(내과적 손 씻기)을 실시한다.

26 시간, 날짜, 유치도뇨 시행이유, 도뇨관의 크기, 소변의 양과 색 등의 수행결과를 간호기록지에 기록한다.

배출관장

출제빈도 ●●○○○

술기목적 목적과 절차 설명하고 물품을 준비하고 정확히 수행 후 기록한다.

준비물 | 손 소독제, 관장액(글리세린), 온수(37.7 ~ 40.5℃), 50mL 관장용 주사기, 카테터 (10Fr) 또는 직장튜브(14 ~ 20Fr), 1회용 방수포, 윤활제, 홑이불, 검온계, 일회용 장갑, 쟁반, 곡반, 휴지, 대변기(필요시), 간호기록지

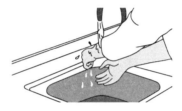

01 물품을 준비하기 전에 물과 비누로 손 위생(내과적 손 씻기)을 실시한다.

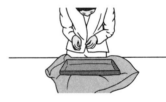

02 필요한 물품을 준비한다.

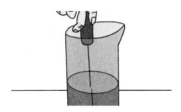

03 관장액 온도는 37.7 ~ 40.5℃ 인지 확인한다.

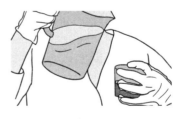

04 1회용 장갑을 착용한 후 내관이 제거된 주사기의 앞부분을 막고 글리세린과 물을 1:1 비율로 섞는다.

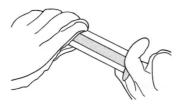

05 내관을 다시 꽂고 공기 빼낸 주사기를 카테터나 직장 튜브의 끝부분에 연결한다. 주사기를 이용해 공기를 제거한다.

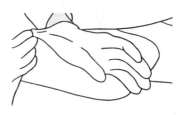

06 카테터나 직장튜브 10~15cm에 윤활제를 바른 후 1회용 장갑을 벗는다.

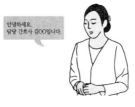

안녕하세요. 담당 간호사 김○○입니다.

07 준비한 물품을 가지고 대상자에게 자신을 소개한다.

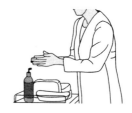

08 손 소독제로 손 위생을 실시한다.

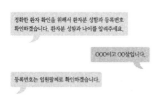

정확한 환자 확인을 위해서 환자분 성함과 등록번호 확인하겠습니다. 환자분 성함과 나이를 알려주세요.

○○○이고 ○○살입니다.

등록번호는 입원팔찌로 확인하겠습니다.

09 개방형으로 질문하여 대상자를 확인하고, 입원팔찌와 환자리스트를 대조하여 대상자를 확인한다.

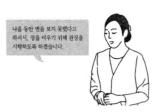

나흘 동안 변을 보지 못했다고 하셔서, 장을 비우기 위해 관장을 시행하도록 하겠습니다.

10 대상자에게 관장의 목적과 절차를 설명한다.

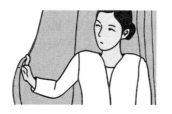

11 대상자의 사생활 보호를 위해 커튼을 친다.

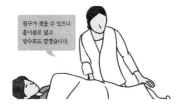

12 침구를 내리고 홑이불을 덮어준다.

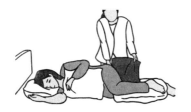

13 대상자의 둔부는 간호사 쪽으로 향하도록 하고 심스위 또는 측위를 취하도록 한다.

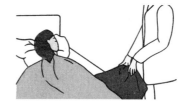

14 방수포를 대상자 둔부 밑에 깔아준다.

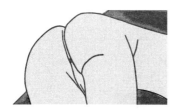

15 대상자의 긴장완화를 유도하고 둔부를 노출시키고 항문을 보이도록 한다.

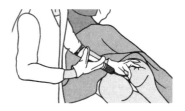

16 일회용 장갑을 착용한 후 카테터나 직장튜브 끝을 대상자의 배꼽방향로 하여 5~10cm를 항문에 삽입하도록 한다.

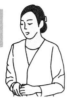

관장액이 주입되면 팽만감과 배변을 보고 싶은 느낌이 드는 게 정상입니다.

17 카테터나 직장튜브의 위치를 고정하고 천천히 관장액을 주입한다. 불편함, 팽만감은 정상임을 설명한다.

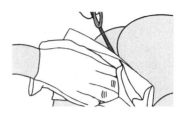

18 관장액을 전부 주입한 후 휴지로 항문을 막고 카테터나 직장튜브를 빼낸다. 직장튜브를 말아 쥔 1회용 장갑을 벗어 감싼 후 곡반에 둔다.

변을 보고 싶으서도 10~15분은 참았다가 화장실을 이용해 주시고 배변 결과를 알려주세요.

19 휴지로 항문을 막아주고 다른 손 장갑을 벗는다. 그 후, 화장실을 이용과 대변결과 보고에 관하여 설명한다.

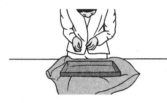

20 대변을 본 후 방수포는 1시간 동안 유지하고 물품은 정리한다.

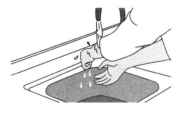

21 물과 비누로 손 위생(내과적 손 씻기)을 실시한다.

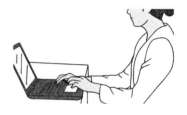

22 관장의 종류, 관장 용액, 주입한 양, 관장 절차에 이상반응, 대변양, 대변양상 등의 수행결과를 간호기록지에 기록한다.

Chapter 12 수술 전 간호

출제빈도 ●●●●○

술기목적 심호흡을 격려하고 수술 부위 피부준비와 주의사항을 설명 후 기록한다.

준비물　손 소독제, Incentive spirometer, 거즈, 휴지(Prn), 제모제, 종이수건, 일회용 장갑, 담요, 베개, 간호기록지

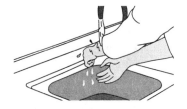

01　물품을 준비하기 전에 물과 비누로 손 위생(내과적 손 씻기)을 실시한다.

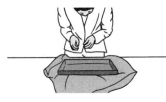

02　필요한 물품을 준비한다.

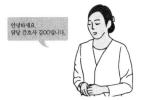

03　준비한 물품을 가지고 대상자에게 자신을 소개한다.

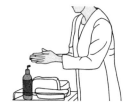

04　손 소독제로 손 위생을 실시한다.

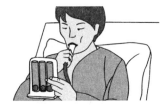

05 개방형으로 질문하여 대상자를 확인하고, 입원팔찌와 환자리스트를 대조하여 대상자를 확인한다.

06 대상자에게 수술동의서 작성 여부와 수술한 정보를 명확히 아는지 확인한다. <u>불안을 사정하고 불안 완화간호를 실시한다.</u>

① Incentive Spirometer 사용방법 교육

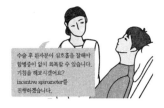

07 대상자에게 수술 후 심호흡, 기침, Incentive spirometer 필요 이유 및 절차를 설명하고 좌위나 반좌위를 취하게 한다.

08 Incentive spirometer에 호스를 입에 물고 최대한 깊게 숨을 마신 상태에서 지표가 기준선에서 3~5초정도 유지하는 사용법을 교육한다.

❷ 수술 부위 피부준비

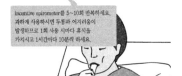

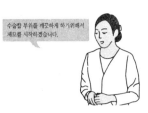

09 대상자의 최대흡식량을 확인해 Indicator로 지정한다. Incentive spirometer 수술 후 사용 빈도와 수술 부위 지지방법 등에 대해 설명한다.

10 대상자에게 목적과 절차를 설명하고 수술 부위 피부를 준비한다. 대상자의 사생활을 보호하기 위해 커튼을 친다.

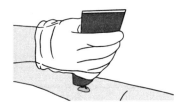

11 일회용 장갑을 착용하고 손목 안쪽에 소량의 제모제를 바른다. 제품 설명서에 제시된 시간동안 두고 피부 민감성 반응을 검사한다.

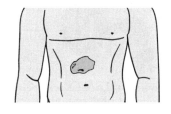

12 발진이 없으면 제모제를 복부 제모부위 유두선에서 서혜부 위까지 바른 후 문지르지 않도록 한다. 제품설명서에 제시된 시간을 엄수하여 제모제를 제거하고 손위생 후 물품을 정리한다.

③ 주의사항 설명

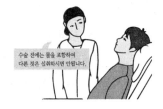

수술 전에는 물을 포함하여 다른 것은 섭취하시면 안됩니다.

13 금식 및 장 준비와 관련하여 설명한다.

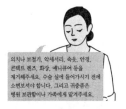

의치나 보철기, 악세서리, 속옷, 안경, 콘텍트 렌즈, 화장, 매니큐어 등을 제거해주세요. 수술 실에 들어가시기 전에 소변보셔야 합니다. 그리고 귀중품은 병원 보관함이나 가족에게 맡겨주세요.

14 수술실에 들어가기 전에 주의사항을 교육하고 확인한다.

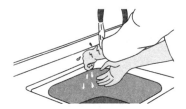

15 사용한 물품을 정리하고, 물과 비누로 손위생(내과적 손 씻기)을 실시한다.

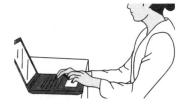

16 수술 전 교육한 내용, 수술 부위 피부준비, 상태 등의 수행결과를 간호기록지에 기록한다.

💗 **수술실 들어가기 전 주의사항**

　① 의치 및 보철기, 보청기, 악세서리, 속옷, 안경, 콘텍트 렌즈, 화장 등 모두 제거

　② 흔들리는 치아 확인, 수술 전 소변보기 등 교육 확인하기

Chapter **13** 수술 후 간호

출제빈도 ●●●◐○

술기목적 배액관-JP, Hemo-vac · IV PCA 관리 수행 후 기록한다.

준비물 손 소독제, 소독솜, 쟁반, 곡반, IV PAC, Hemo-vac, JP drain, 배액 측정컵, 일회용 장갑, 일반의료폐기물 전용용기, 겸자(필요시), 간호기록지

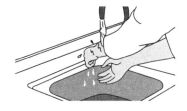

01 물품을 준비하기 전에 물과 비누로 손 위생(내과적 손 씻기)을 실시한다.

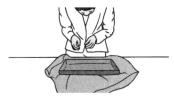

02 필요한 물품을 준비한다.

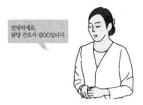

안녕하세요. 담당 간호사 김OO입니다.

03 준비한 물품을 가지고 대상자에게 자신을 소개한다.

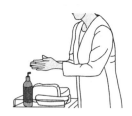

04 손 소독제로 손 위생을 실시한다.

① IV PCA 관리교육

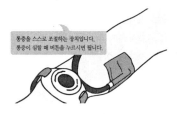

05 개방형으로 질문하여 대상자를 확인하고, 입원팔찌와 환자리스트를 대조하여 대상자를 확인한다.

06 대상자에게 IV PCA 관리교육과 목적과 절차를 설명한다.

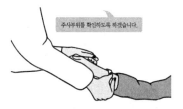

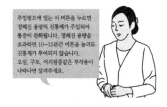

07 수술 부위에 부종, 발적, 통증 등을 사정하고 적용 부위의 피부를 확인한다.

08 IV PCA 사용법을 설명한다.

❷ JP drain 또는 Hemo-vac 관리

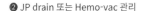

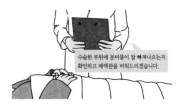

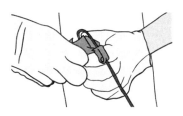

09 대상자에게 JP drain/Hemo-vac의 목적과 절차를 설명한다. 손 위생 후 일회용 장갑을 착용하고 배액관의 개방성을 확인한다.

10 배액관이 삽입된 부위에 부종, 발적, 삼출물, 출혈 등을 확인 후 배액관 상단의 잠금장치를 잠그고 조심스럽게 흡인백 마개를 연다.

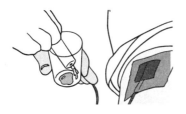

11 흡인백의 내용물을 눈금이 있는 측정컵에 옮겨 담는다. 배출구와 흡인백 마개를 소독솜으로 소독하고 흡인백의 음압이 유지된 상태에서 배출구를 폐쇄한다.

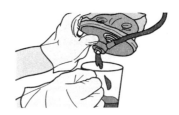

12 배액관 위쪽 잠금장치를 열어 배액여부를 확인하고 배액의 양과 색깔, 투명도 등의 양상을 확인한다.

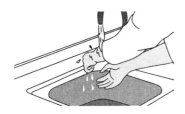

13 오물 배출구에 배액물을 버리고 측정컵은 물로 헹군다. 착용한 장갑은 의료폐기물에 버리고 물품 정리 후 손 위생을 시행한다.

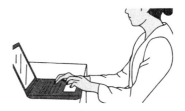

14 배액관 삽입부위상태, 배액의 양상, 교육내용 등의 수행결과를 간호기록지에 기록한다.

입원관리하기

출제빈도 ●●○○○

출기목적 입원 시 필요한 자료와 절차를 설명하고 입원관리 수행 후 기록한다.

준비물 손 소독제, 신장 · 체중 측정계, 간호정보조사지 양식, 낙상위험도 측정도구, 욕창위험도 측정도구, 통증 측정도구, 청진기, 혈압계, 체온계, 대상자 이름표, 입원안내양식, 전화기

01 대상자에게 자신을 소개하고, 개방형으로 질문하여 대상자를 확인한다.

02 환의를 챙겨 입원실로 안내한 후 환의를 하도록 한다.

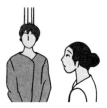

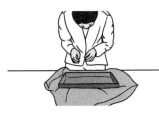

03 키와 몸무게를 측정한다.

04 병실로 안내한 후 담당 의사에게 입원을 보고한 뒤 필요한 물품을 준비한다.

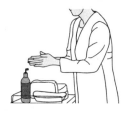

05 침대, 병실 문 옆에 이름표를 부착하고 손 소독제로 손 위생을 실시한다.

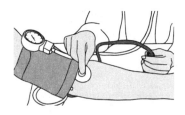

06 입원 팔찌를 손목에 부착하고 활력징후를 측정한다.

07 대상자에게 간호정보조사지를 통하여 자료를 수집한다.

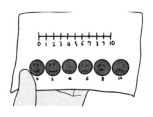

08 통증점수, 욕창 위험도, 낙상 위험도를 사정한다.

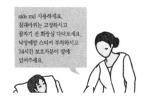

09 낙상위험도가 높다면 낙상예방간호를 시행한다.

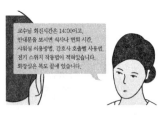

10 입원생활에 대해서 상세히 안내한다. 입원 준비물에 대하여 설명하고 사용한 물품을 정리한다.

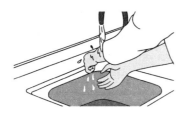

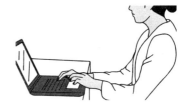

11 물과 비누로 손 위생(내과적 손 씻기)을 실시한다.

12 간호정보조사지 내용, 통증, 욕창, 낙상 위험도, 수행내용, 교육내용 등의 수행결과를 간호기록지에 기록한다.

❤ **낙상 예방간호**

- 침상 난간 올림
- 침상 바퀴 잠금 및 침대 높이 낮게 유지
- 보호자 낙상예방활동 교육자료 제공 및 교육
- 낙상예방 스티커 부착
- 미끄러지지 않는 신발 착용
- 환자 주변 환경 정돈 등

❤ **통증사정도구**

숫자척도(numeric rating scale, NRS) : 1 ~ 3점(경증), 4 ~ 6점(증등도), 7 ~ 10점(극심한 통증)

❤ **입원생활 안내문**

- 입원준비물 및 식사시간
- 외박 및 외출안내
- 입원실 이용안내 : 샤워실 이용, 간호사 호출 벨 사용법, 스위치 위치 및 작동법, 금연, 편의시설 이용안내, 귀중품 관리, 도난주의 등
- 면회시간 안내 및 주의사항

보호장구 착용 및 폐기물관리

Chapter 15

출제빈도 ●●●◐○

술기목적 보호장구 착용과 폐기물 관리를 정확히 수행한다.

준비물   손 소독제, 멸균가운, 일회용 마스크, 모자, 멸균 장갑, 오염세탁물 수집용기, 격리의료폐기물 수집용기, 외과적 스크럽용 싱크대, 소독제, 멸균타올

🖊 멸균가운 및 보호장구 착용

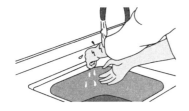

01   물품을 준비하기 전에 물과 비누로 손 위생(내과적 손 씻기)을 실시한다.

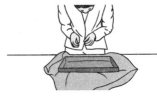

02   필요물품을 준비하고 가운의 멸균포를 몸에서 먼 곳부터 차례대로 펼친다. 수술용 장갑이 오염되지 않도록 주의하면서 멸균포 안에 넣는다.

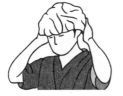

03   머리카락이 나오지 않도록 주의하며 모자를 착용한다.

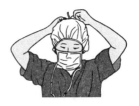

04   코와 입이 완전히 가리도록 마스크를 착용한다. 안경을 쓴 경우 안경 밑으로 마스크가 들어가게 한다.

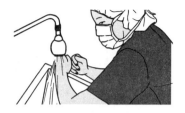

05 물과 비누, 브러시를 이용하여 손 위생(외과적 손 씻기)을 실시한다. 손 위생 후 멸균 타올을 보조자에게 받아서 닦는다.

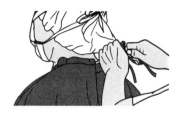

06 멸균가운 착용 시 가운 내부 목둘레 아래 5~7cm 부위를 잡고 들어올리고 양쪽 팔을 동시에 가운의 소매까지 넣는다. 보조자는 착용자 뒤에 서서 가운의 뒷부분을 탄탄하게 당기고 가운 매듭이 손에 닿지 않도록 묶는다. 손을 가운 소매 속에 넣어 몸을 구부리고 있으면 보조자가 허리끈을 묶어준다.

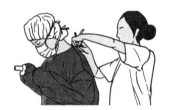

07 일회용 멸균가운 착용 시 목둘레 아래에 5~7cm 부위를 잡고 가운을 들어올린 후 양쪽 팔을 동시에 가운 소매까지 넣는다. 보조자가 착용자 뒤에 서서 뒷 부분을 당겨 목 부위에 위치한 끈을 묶는다. 착용자가 허리에 짧은 끈을, 보조자는 긴 끈을 잡아 한 바퀴 돌린 후 허리 앞에서 묶는다.

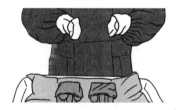

08 폐쇄법으로 멸균 장갑을 착용한다.

✎ 오염가운 및 보호장구 벗기

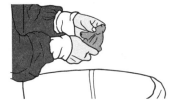

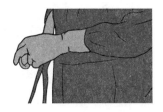

01 장갑을 벗는다. 한 쪽 장갑 소매 끝을 잡아 아래쪽으로 뒤집고 벗지 않는다. 남은 장갑의 안쪽을 잡아당겨 뒤집어 벗은 후 격리의료 폐기물 전용용기에 넣는다.

02 가운의 끈을 목, 허리 순으로 푼다. 검지를 오염가운의 한쪽 소매 밑에 넣어서 소매 끝을 손등 위로 조금 끌어 내린다. 소매 속에서 손을 움직이며 어깨의 내면을 잡아 가운을 벗은 후 재사용 가운은 오염세탁물 수집용기에 넣는다.

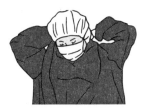

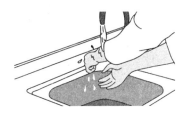

03 일회용 가운일 경우, 허리끈을 앞(복부)에 묶는 경우 끈을 먼저 풀고 장갑을 제거하고 목 뒤 벨크로 부착부위를 떼어낸다.

04 일회용 가운과 마스크 격리의료폐기물 전용용기에 버린다. 물과 비누로 손 위생(내과적 손 씻기)을 실시한다.

Chapter 16 산소포화도 측정과 심전도 모니터

출제빈도 ◑○○○○

숙기목적 산소포화도와 심전도 측정 후 기록한다.

준비물　손 소독제, 소독솜, 간호기록지, Pulse oximeter, EKG monitor, Electrode

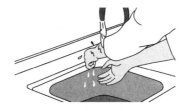

01 물품을 준비하기 전에 물과 비누로 손 위생(내과적 손 씻기)을 실시한다.

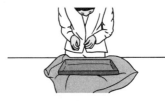

02 필요한 물품을 준비한다.

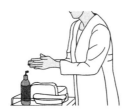

03 준비한 물품을 가지고 대상자에게 자신을 소개한다. 손 소독제로 손 위생을 실시한다.

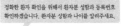

정확한 환자 확인을 위해서 환자분 성함과 등록번호 확인하겠습니다. 환자분 성함과 나이를 알려주세요.

○○○이고 ○○살입니다.

등록번호는 입원팔찌로 확인하겠습니다.

04 개방형으로 질문하여 대상자를 확인하고 입원팔찌와 환자리스트를 대조하여 대상자를 확인한다.

① 산소포화도 측정

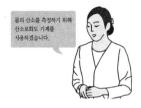

05 대상자에게 목적과 절차를 설명한다. 측정기계가 제대로 작동하는지 확인한 다음 산소 포화도를 측정한다.

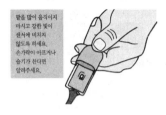

06 손톱상태를 확인한다. 매니큐어가 있다면 지운다. 발광부가 손톱에 닿도록 센서를 부착하고 주의사항을 설명한다.

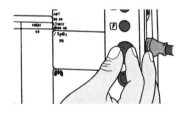

07 산소포화도를 확인한 후 경고 알람을 설정하고 측정기계 줄을 정리한다.

❷ 심전도 측정

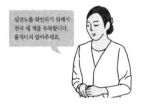

08 대상자에게 목적 및 절차를 설명한다. 심전도 측정을 위해 대상자의 가슴을 노출시키고 전극 부착 위치를 확인하여 땀과 이물질을 제거한다.

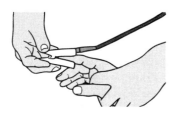

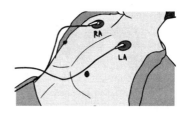

09 전극과 전선을 연결하고 전극 뒷부분의 비닐을 제거하고 준비된 전극을 부착한다. **오른쪽 팔(RA) 전극은 오른쪽 쇄골 아래 왼쪽 팔(LA) 전극은 왼쪽 쇄골 아래에 위치한다. 왼쪽 다리(LL) 전극은 왼쪽 5번째 늑간과 중심 액와선이 만나는 부위이다.**

10 Lead II를 설정하고 리듬과 심박동수를 확인한 후 경고알람을 설정한다. 대상자에게 경고음이 울리면 간호사가 확인할 것이라고 설명한다.

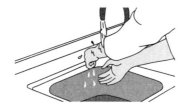

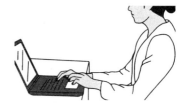

11 사용한 물품을 정리하고 물과 비누로 손 위생을 실시한다.

12 산소포화도, 심박동수(HR), 심전도 측정 등 수행결과를 간호기록지에 기록한다.

꘍ 산소포화도 정상범위

산소포화도	범위
95 ~ 98%	정상
90 ~ 94%	경증, 저산소증 주의
75 ~ 89% 이하	중증도, 호흡곤란 및 응급상태
74% 이하	중증, 심각한 저산소증

Chapter 17 비강캐뉼라 산소요법

출제빈도 ●●○○○

술기목적 비강캐뉼라 산소요법을 수행하고 기록한다.

준비물 Wall O2 또는 이동용 산소발생기, 산소유량계, 습윤병, 멸균증류수, 비강캐뉼라, 거즈, 피부보호용 드레싱 제품(필요시)

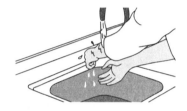

01 물품을 준비하기 전에 물과 비누로 손 위생(내과적 손 씻기)을 실시한다.

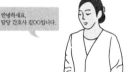

안녕하세요, 담당 간호사 김OO입니다.

02 처방을 확인한 후 준비한 물품을 가지고 대상자에게 자신을 소개한다.

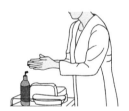

03 손 소독제로 손 위생을 실시한다.

정확한 환자 확인을 위해서 환자분 성함과 등록번호 확인하겠습니다. 환자분 성함과 나이를 알려주세요.

OOO이고 OO살입니다.

등록번호는 입원팔찌로 확인하겠습니다.

04 개방형으로 질문하여 대상자를 확인하고, 입원팔찌와 환자리스트를 대조하여 대상자를 확인한다.

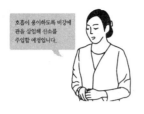

호흡이 용이하도록 비강에 관을 삽입해 산소를 주입할 예정입니다.

05 대상자에게 산소요법 목적과 절차를 설명한다.

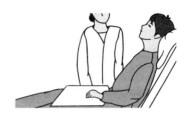

06 대상자가 반좌위를 취하도록 한다.

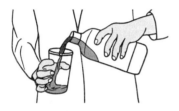

07 습윤병에 정해진 양의 증류수를 채운 후 증류수 마개를 닫는다.

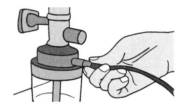

08 유량계와 습윤병을 연결한 다음에 Wall O2 벽과 산소유량계를 꽂은 후 비강캐뉼라를 연결한다. 작동되면 유량계를 잠근다.

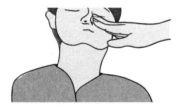

09 비강 폐색 여부를 확인하고 캐뉼라 끝부분을 비강에 삽입한다. 캐뉼라를 귀 뒤에 걸친 후 턱 밑에서 길이를 조절한다.

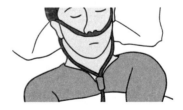

10 장기적으로 사용하는 환자의 경우 자극과 압박 경감을 위해 패딩을 적용하여 피부를 보호해준다. 유량계를 열어 산소흡입량을 조절한다. 코로 호흡하는 것을 유도한다.

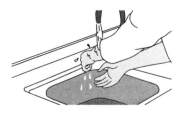

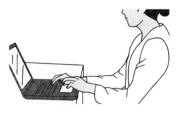

11 산소 사용의 화재 위험성, 접촉 피부 손상 등 유의사항을 설명하고 물과 비누로 손 위생(내과적 손 씻기)을 실시한다.

12 주입시작 시간, 산소주입량, 호흡 양상, 반응 등의 수행결과를 간호기록지에 기록한다.

❤️ 산소투입 방법에 따른 산소투여량

방법	흡입산소농도(Fio2)
비강캐뉼라(nasal cannula)	22 ~ 44%(1~6L/분)
단순안면마스크(simple face mask)	40 ~ 60%(5~8L/분)
부분재호흡마스크(partial rebreathing mask)	40 ~ 70%(6~10L/분)
비재호흡마스크(nonrebreathing mask)	80 ~ 100%(6~15L/분)
벤투리마스크(venturi mask)	24 ~ 50%(3~15L/분)

준비물 손 소독제, 간호기록지, 흡인 카테터, 1회용 멸균 장갑, 무균용기, wall suction, 1회용 멸균 생리식용수, 산소유량계, 습윤병, Ambu bag

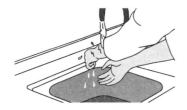

01 물품을 준비하기 전에 물과 비누로 손 위생(내과적 손 씻기)을 실시한다.

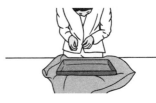

02 필요한 물품을 준비한다.

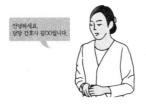

03 준비한 물품을 가지고 대상자에게 자신을 소개한다.

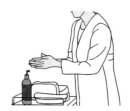

04 손 소독제로 손 위생을 실시한다.

정확한 환자 확인을 위해서 환자분 성함과 등록번호
확인하겠습니다. 환자분 성함과 나이를 알려주세요.

OOO이고 OO살입니다.

등록번호는 입원팔찌로 확인하겠습니다.

환자분 기관 내에 분비물이 많아
호흡기에 감염이 올 수 있고
숨쉬기가 곤란하기 때문에
분비물을 제거해드리겠습니다.

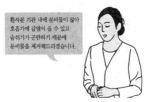

05 개방형으로 질문하여 대상자를 확인하고, 입원팔찌와 환자리스트를 대조하여 대상자를 확인한다.

06 대상자에게 기관 내 흡인의 목적과 절차를 설명한다(<u>가능한 식사 전에 실시</u>).

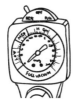

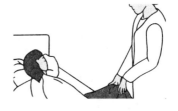

07 흡인기를 사용하여 흡인압을 점검한다 (성인 110~150mmHg, 아동은 95~100mmHg).

08 의식이 있는 경우 반좌위를 하며 의식이 없는 경우 간호사 쪽으로 대상자의 얼굴을 두도록 한다.

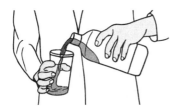

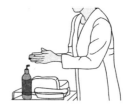

09 무균 용기세트에 일회용 생리식염수를 따르고 카테터와 흡인 라인을 연결한다. 세트를 사용하지 않을 경우 일회용 멸균 생리식염수 30mL를 개봉하여 사용한다.

10 손 소독제로 손 위생을 실시한다. 양손에 멸균 장갑을 착용하고 필요에 따라 흡인 전 과환기를 실시한다.

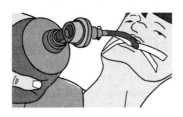

11 무균적으로 카테터 꺼내어 삽입 길이를 정한다. 카테터 끝을 생리식염수로 윤활하고 작동을 확인한다.

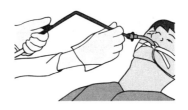

12 카테터를 천천히 삽입하고 연결관을 막고 카테터를 돌리면서 흡인하고 흡인 시간은 10~15초 이내로 신속해야 한다. 분비물 양상이나 저산소증을 관찰한다. 분비물 제거 시까지 20~30초 간격을 유지하여 재흡인을 3~4회 시행한다.

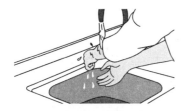

13 흡인기를 끄고 장갑을 벗은 후 물과 비누로 손 위생(내과적 손 씻기)을 실시한다.

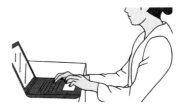

14 날짜, 시간, 분비물의 특성과 양, 흡인 전·후 호흡 양상, 반응 등의 수행결과를 간호기록지에 기록한다.

19

기관절개관 관리

출제빈도 ●●●●○

술기목적 기관절개관 관리를 적절히 수행하고 기록한다.

준비물   손 소독제, 간호기록지, 기관절개 드레싱 세트(겸자, 종지3개, 소독솜, 과산화수소+생리식염수, 과산화수소수, 생리식염수), 기관절개관용 흡인튜브 또는 5~6#, 흡인카테터, 내관 1개, 멸균 생리식염수, 멸균 장갑, 곡반, Y-거즈, 멸균 4×4거즈, 흡인기, 흡인카테터, 산소주입기, 면봉, 수건, 방수포, Ambu bag, 가위, 고정끈, 소독솜, 쟁반

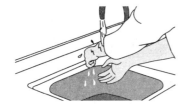

01   물품을 준비하기 전에 물과 비누로 손 위생(내과적 손 씻기)을 실시한다.

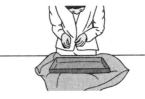

02   멸균된 기관절개 드레싱 세트 속에 소독된 내관, 소독솜, Y-거즈 등을 넣는다.

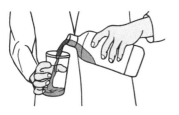

03   멸균 생리식염수와 과산화수소수는 2:1 비율로 섞고 기관절개관 관리에 필요한 물품을 준비한다.

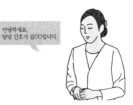

04   준비한 물품을 가지고 대상자에게 자신을 소개한다.

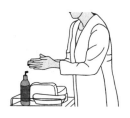

05 손 소독제로 손 위생을 실시한다.

06 개방형으로 질문하여 대상자를 확인하고, 입원팔찌와 환자리스트를 대조하여 대상자를 확인한다.

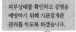

피부상태를 확인하고 감염을
예방하기 위해 기관절개관
관리를 하도록 하겠습니다.

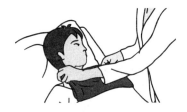

07 대상자에게 목적과 절차를 설명한다.

08 반좌위를 취한 후 가슴 위에 방수포를 깐다.

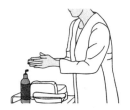

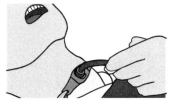

09 손 소독제로 손 위생을 실시하고 드레싱 세트를 무균적으로 펼치고 멸균 장갑을 착용한다.

10 기관내 흡인을 실시하여 분비물을 제거하고 잠금장치를 열어 내관을 제거한다. 분비물 양상(양, 색, 냄새 등)을 확인한다.

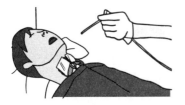

11 외관에 있는 분비물을 흡인하고 외관 밑에 있는 사용한 Y거즈를 제거한다. 손 소독제로 손 위생을 실시한다.

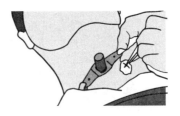

12 멸균 장갑을 새로 착용하고 잠금장치를 확인하며 소독된 내관의 끝을 잡고 교체한 뒤, 절개부위 피부를 소독한다.

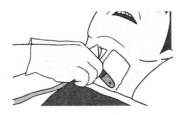

13 습기가 남아있는 부분은 마른 거즈로 습기를 제거한 후 Y거즈를 끼우고 장갑을 벗고 손 위생을 실시한다.

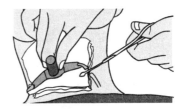

14 가위의 끝이 대상자 쪽으로 향하지 않도록 주의하여 기존 기관절개관 끈을 제거한 후 새 끈으로 교체한다. 내관은 생리식염수와 과산화수소를 2:1로 섞은 종지에 담궈둔다.

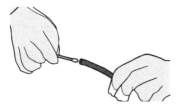

15 장갑을 착용하고 세척솔 또는 긴 면봉을 이용하여 내관을 닦는다. 생리식염수로 내관을 헹구고 말린다. 물과 비누로 손 위생을 실시한다.

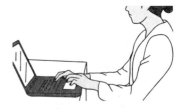

16 날짜, 시간, 기관절개부위 상태, 분비물의 양, 색, 냄새, 점도, 호흡 양상, 반응 등의 수행결과를 간호기록지에 기록한다.

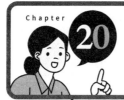

Chapter 20
심폐소생술 및 제세동기

출제빈도 ●●●○○

술기목적 심폐소생술을 정확히 수행하고 제세동기 작동 후 기록한다.

준비물　손 소독제, 자동 제세동기(Automatic External Defibrillator, AED), Mouth shield

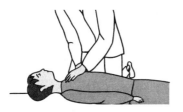

01　양쪽 어깨를 가볍게 흔들며 환자의 의식을 확인한다.

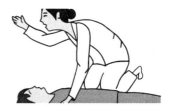

02　의식이 없는 경우 한 사람을 지정하여 도움을 요청하고 다른 한 사람에게는 자동 제세동기를 가져오도록 한다.

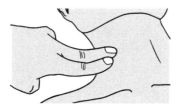

03　호흡의 유무와 경동맥 맥박은 10초 이내로 확인한다.

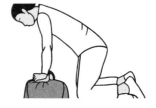

04　경동맥 맥박이 없는 경우흉골하부 1/2지점에 흉부압박을 한다.

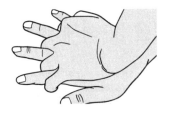

05 두 손을 포개어 깍지를 낀다. 팔꿈치와 가슴이 수직이 되도록 하며 체중을 실어 <u>성인은 5㎝, 소아는 4~5㎝깊이로 압박한다.</u>

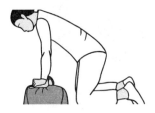

06 <u>흉부압박은 100~120회/min 속도로 30회를 압박한다.</u> 혈류가 심장으로 충분히 채워지도록 하며 속도를 유지한다.

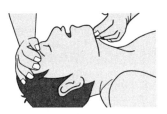

07 머리기울임, 턱 들어올리기 자세를 실시하여 기도를 확보한다. 경추손상 시 턱 밀어올리기 자세를 취한다.

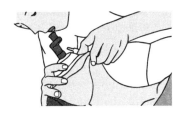

08 가슴상승이 눈으로 확인될 정도로 1초 동안 숨을 불어 넣는다. 인공호흡 2회를 실시한다.

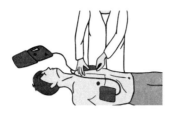

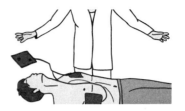

09 자동제세동기가 도착하면 전원을 켠다. 환자의 가슴을 노출시켜 땀이나 이물질을 제거한다. <u>흉골패드는 흉골의 우측 쇄골 아래에, 심첨패드는 좌측 유두 아래의 액와 중앙선에 부착하여 심전도를 분석한다.</u>

10 심장리듬 분석 후 제세동을 시행한다. 제세동이 완료되면 흉부압박과 호흡을 30 : 2 비율로 시행한다. 2분간 5cycle 반복하고 심전도 리듬을 분석하여 12 ~ 13번 반복한다(<u>1 cycle은 흉부압박 30 : 호흡 2).</u>

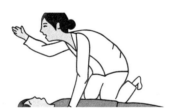

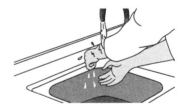

11 심폐소생술팀이 도착하면 정확한 상황을 인계한다.

12 물과 비누로 손 위생(내과적 손 씻기)을 실시한다.

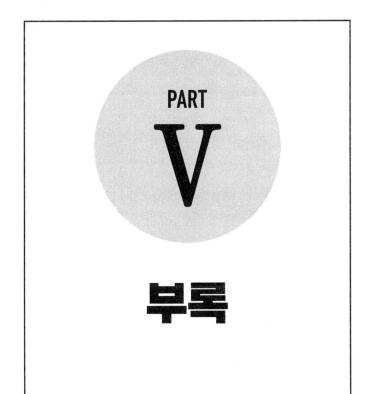

PART

V

부록

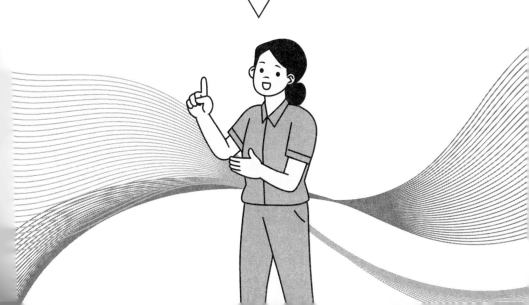

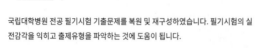

01 필기시험 기출문제 맛보기

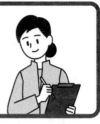

국립대학병원 전공 필기시험 기출문제를 복원 및 재구성하였습니다. 필기시험의 실
전감각을 익히고 출제유형을 파악하는 것에 도움이 됩니다.

01 양치질을 할 때 입안의 물이 입가로 흘러내리고 입술에 힘이 없어 발음을 제대로 못 하는 뇌
손상 환자를 사정한 결과, 관련된 뇌신경은?

① 제2뇌신경
② 제3뇌신경
③ 제5뇌신경
④ 제7뇌신경
⑤ 제9뇌신경

Advice
① 제2뇌신경은 시신경과 관련 있다.
② 제3뇌신경은 동안신경과 관련 있다.
③ 제5뇌신경은 3차 신경(안신경, 상악신경, 하악신경)과 관련 있다.
⑤ 제9뇌신경은 설인신경과 관련 있다.

답 ④

02 협심증 환자에게 나타나는 가슴 통증에 대한 설명으로 옳은 것은?

① 니트로글리세린을 복용하면 증상이 완화된다.
② 가슴 통증의 강도가 강하고 30분 이상 지속된다.
③ 휴식해도 증상이 완화되지 않는다.
④ 통증의 발생 부위는 흉부 중앙 부위이다.
⑤ 가슴 통증이 가슴에서 턱으로 방사된다.

Advice ────────────────────────

②③④⑤는 심근경색의 증상이다.

> **협심증 통증**
> 협심증의 통증은 대부분 흉골 후방에서 시작하여 왼팔로 방사된다. 운동이나 스트레스 상황에서 시작되며, 니트로글리세린을 복용하거나 휴식을 취하면 완화된다. 통증 지속시간은 보통 5분 이내이며 과식이나 심한 분노로 인해 유발되는 발병은 15 ~ 20분 동안 지속된다.

답 ①

03 만성 통증의 증상으로 옳지 않은 것은?

① 혈압 및 맥박 정상   ② 탈진 및 무기력
③ 동공 이완   ④ 정상 호흡
⑤ 우울 및 피로

Advice ────────────────────────

급성 통증일 때 동공이 이완된다.

> **급성 통증과 만성 통증**
> • **급성통증** : 유해 수용체의 활성화에 의해 유발되고, 6개월 미만으로 기간이 짧으며, 발생이 즉각적이다. 상해, 수술 또는 질병과 같은 병리적 상태와 관련이 있고, 통증에 따른 생리적 반응이 나타난다는 점에서 만성통증과 구별된다. 급성통증 시 교감신경계를 자극하고 신경전달물질인 카테콜아민을 분비하여 다양한 생리적 반응을 일으킨다. 혈압 상승 또는 하강, 빈맥, 발한, 빈 호흡이 나타난다.
> • **만성통증** : 보통 6개월 또는 통증유발상황이 정상화된 후 1개월 이상 지속되는 통증이다. 만성통증은 급성통증으로 시작하기도 하고 언제 시작되었는지 알지 못할 만큼 불분명한 경우도 있다. 피로, 수면장애, 기능 제한 등을 호소하기도 하고 우울증상을 보이기도 한다.

답 ③

04 결장루 환자의 피부 간호에 대한 내용으로 옳지 않은 것은?

① 장루주위 피부는 비누와 물로 청결하게 닦는다.

② 주머니가 반 정도 찼을 때 비우도록 한다.

③ 주머니는 일주일에 2회 혹은 누출물이 생길 때마다 교환해야 한다.

④ 피부 보호판은 장루보다 약 2 ~ 3mm 크게 절단한다.

⑤ 장루의 색이 붉으면 정상이 아님을 설명한다.

Advice ────────────────

⑤ 장루는 둥글고 볼록해야 하며, 장루의 색이 검은색, 흑갈색, 검푸른 색이면 허혈상태로 붉은색이어야 한다.

① 장루주위 피부는 비누와 물로 닦고, 비누기가 남지 않도록 청결하게 닦도록 한다.

②③ 주머니는 1/3 ~ 1/2 정도 차면 비운다

④ 피부 보호판을 너무 크게 오리면 구멍사이로 변이 새고 판이 빨리 떨어지고 피부트러블이 생길 수 있다.

답 ⑤

05 투베르쿨린 반응검사에 대한 설명으로 옳지 않은 것은?

① 투베르쿨린액 0.1mL를 전박 내측에 피내주사한다.

② 피내주사 후 48 ~ 72시간 후에 판독한다.

③ 양성 반응은 항산균 항체가 있다는 것을 의미한다.

④ 경결의 직경이 10mm 이상이면 음성이다.

⑤ 투베르쿨린 반응검사로는 활동성 결핵을 확진할 수 없다.

Advice ────────────────

경결의 직경이 0 ~ 4mm면 음성, 5 ~ 9mm면 의심, 10mm 이상이면 양성을 의미한다.

답 ④

06 인간면역결핍 바이러스 감염(AIDS)에 관한 설명으로 옳지 않은 것은?

① 성적 접촉, 혈액 등에 의해 감염된다.
② 잠복기가 다양해 짧으면 3개월, 길면 수년 후에 증상이 나타날 수도 있다.
③ 면역기능이 약해져 호흡기, 위장관, 피부 질환 등의 합병증이 나타날 수 있다.
④ 악수, 포옹 등으로는 감염되지 않는다.
⑤ 모유 수유를 통해 전파되지는 않으므로 HIV 감염 산모는 모유 수유가 가능하다.

Advice ─────────────────────────────────
⑤ 모유 수유로도 감염될 수 있어 HIV 감염 산모는 모유 수유를 하면 안 된다.
① 전파경로는 성적 접촉, 혈액 및 혈액 제제, 모유 수유, 태반을 통한 감염 등이 있다.
② 잠복기가 3개월 ~ 수 년으로 다양하다.
③ 면역기능이 없어지고 쇠약해져 합병증이 많이 발생한다.
④ 악수, 포옹, 같은 장소 사용 등으로는 감염되지 않는다.

답 ⑤

07 A군 인격 장애 중 분열형 인격 장애의 진단기준으로 옳은 것은?

① 타인의 칭찬이나 비평에 무관심해 보인다.
② 자신의 성격이나 명성이 공격당했다고 느끼면 즉시 화를 내거나 반격한다.
③ 원한을 오랫동안 풀지 않는다.
④ 거만하고 방자한 행동과 태도를 보인다.
⑤ 괴이한 사고와 언어를 보인다.

Advice ─────────────────────────────────
① 분열성 인격 장애(A군)
②③ 편집성 인격 장애(A군)
④ 자기애성 인격 장애(B군)

답 ⑤

08 조직의 집권화에 대한 장점으로 옳은 것은?

① 대규모 조직에 효용이 큼

② 신속한 업무처리

③ 조직 내 의사전달 개선

④ 참여의식 권장 및 자발적 협조유도

⑤ 중복과 혼란을 피함

Advice ─────

①②③④ 분권화의 장점이다.

> **집권화의 장점**
> 집권화의 장점은 통일성을 촉진하고 경비 절약 및 위기에 신속히 대처할 수 있으며, 중복과 혼란을 피할 수 있다.

답 ⑤

09 질 향상 분석도구 중 문제를 일으킬 수 있는 모든 가능한 요인을 찾아내고 규명하여 문제의 원인을 더 자세하게 파악할 수 있도록 하는 도구로 '뼈 그림'이라고도 하는 것은?

① 인과관계도   ② 런 차트

③ 파레토 차트   ④ 흐름도

⑤ 히스토그램

Advice ─────

② **런 차트** : 일정 기간 업무과정의 성과를 측정한 관찰치를 통하여 업무흐름이나 경향을 조사할 목적으로 사용된다.

③ **파레토 차트** : 하향막대 그래프에서 상대빈도나 크기를 보여줌으로써 개선 가능성이 높은 문제에 노력의 초점을 맞춘다.

④ **흐름도** : 어떤 생산이나 서비스가 따르는 과정에서 업무과정의 결과나 실제 흐름을 밝힐 수 있도록 한다.

⑤ **히스토그램** : 질 향상 분석 도구 중 일정기간 수집과정을 통해 얻은 자료를 요약하고, 빈도 분포를 막대모양의 그래프로 제시하는 도구이다.

답 ①

10 다음 (   ) 안에 들어갈 말로 옳은 것은?

> 체온 상승 시 적용하는 미온수 스펀지 목욕은 (   )의 작용으로 열을 소실시킨다.

① 복사   ② 전도
③ 대류   ④ 증발
⑤ 투과

Advice ───────────────────────────────

증발은 액체가 기체로 기화될 때 열이 이동하는 것으로, 이때 열 소실을 동반한다.

답 ④

11 파킨슨병의 증상으로 옳지 않은 것은?

① 손끝으로 환약을 굴리는 것 같은 움직임이 나타난다.
② 점차 보폭이 감소하고 속도가 느려진다.
③ 휴식 시 진전 증상이 사라지고, 손이나 다리를 쓰거나 움직일 때 진전이 나타난다.
④ 눈 깜박임 횟수가 정상보다 감소하고, 무표정한 얼굴을 보인다.
⑤ 상체를 구부린 상태로 발을 질질 끌면서 걷는다.

Advice ───────────────────────────────

휴식 시 진전 증상이 나타나고, 손이나 다리를 쓰거나 움직일 때 진전이 사라진다.

답 ③

12 정상 소변의 특징으로 옳은 것은?

① pH농도가 8.5이다.   ② 호박색이고 투명하다.
③ 1일 10회 배뇨한다.   ④ 적혈구 4개 이상이다.
⑤ 요비중 범위가 1,050이다.

Advice ───────────────────────────────

② 연한 노란색에서 호박색이 정상범위이며 혼탁하지 않고 투명해야 한다.
① pH 농도는 4.6 ~ 8.0까지 정상범위로 볼 수 있다.
③ 성인의 경우 보통 1일 5 ~ 6회 배뇨하며, 10회는 빈뇨이다.
④ 적혈구 2개 이내는 정상뇨로 보며, 요로계 손상이 있을 경우 혈뇨가 발생한다.
⑤ 요비중은 1,010 ~ 1,025를 정상범위로 보며, 신체 내 수분상태를 확인할 수 있다.

답 ②

13 CPR 방법으로 옳은 것은?

① 성인은 분당 100 ~ 120회의 속도로 압박한다.

② 성인은 약 3cm 깊이로 압박한다.

③ 압박 후 가슴이 1/2 정도 올라오게 해야 한다.

④ 소아는 분당 80 ~ 100회의 속도로 압박한다.

⑤ 1세 미만은 가슴을 때려 의식을 확인한다.

Advice ─────────────────────────────────────

② 성인은 약 5cm 깊이로 압박한다.

③ 압박 후 가슴이 완전히 올라와야 한다.

④ 소아는 분당 100 ~ 120회로 30회 누른다.

⑤ 1세 미만은 발바닥을 때려 의식을 확인한다.

답 ①

14 흉강천자 이후 간호로 옳은 것은?

① 천자 시 2,000ml 이상 하지 않는다.

② 자세를 취하지 못할 때 상체 올리고 환부가 아래로 가도록 한다.

③ 짧은 호흡은 합병증 징후이다.

④ 흉막강 안의 혼탁한 액체는 정상반응이다.

⑤ 장액성 액체는 외상성 질환에서 볼 수 있다.

Advice ─────────────────────────────────────

③ 짧은 호흡은 출혈의 징후일 수 있으므로 잘 관찰한다.

① 천자 시 1,500ml 이상 하지 않는다.

② 건강한 쪽을 아래로, 환부를 위로 가도록 하여 늑막액의 유출을 방지한다.

④ 혼탁한 액체는 감염을 나타낸다.

⑤ 주로 비외상성 질환에서 장액성 액체를 볼 수 있다.

답 ③

15 천식환자 간호중재 시 금지해야 하는 것은?

① 자전거 타기 운동을 한다.

② 뜨거운 물로 침구류를 세탁한다.

③ 아스피린을 투여한다.

④ 과도한 대화를 하지 않는다.

⑤ 반좌위를 취한다.

Advice ───────────────────────────────

③ 아스피린은 천식을 유발할 수 있으므로 금지해야 한다.

① 자전거 타기 운동은 천식 환자에게 추천되는 운동 중에 하나이다.

② 뜨거운 물로 세탁하고 햇빛에 건조하여 알레르기 원인 물질을 제거한다.

④ 호흡곤란의 부작용이 있을 수 있으므로 불필요한 과도한 대화를 피한다.

⑤ 반좌위로 가스교환을 개선하여 호흡에 도움을 준다.

🔒 ③

02 인성검사

인성검사에 대한 설명입니다. 검사 전에 미리 준비해보세요.

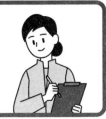

인성이란 개인을 특징짓는 평범하고 일상적인 사회적 이미지, 즉 지속적이고 일관된 공적 성격(Public-personality)이며, 환경에 대응함으로써 선천적·후천적 요소의 상호작용으로 결정된 심리적·사회적 특성 및 경향을 의미합니다. 조직화합, 사회성, 개인적 성향, 성격의 특징 등 모든 것은 조직 협동과 업무의 효율성과 연결되므로 병원의 인재상에 부합하며 해당 직무에 적합한 인재파악을 위해 인성검사가 필요합니다.

❤ 인성검사 성격 측면

① **정서적 측면** : 민감성(신경도), 자책성(과민도), 기분성(불안도), 독자성(개인도), 자신감(자존심도), 고양성(분위기에 들뜨는 정도), 허위성(진위성)

② **행동적 측면** : 사회적 내향성, 내성성(침착도), 신체활동성, 주도성, 신중성(주의성)

③ **의욕적 측면** : 달성의욕, 활동의욕

1 정서적 측면

평소 당연하게 생각하는 자세나 정신 상태가 얼마나 안정되어 있는지 또는 불안한지를 측정합니다. 정서의 상태는 직무수행이나 대인관계와 관련하여 태도나 행동으로 드러납니다. 그러므로 정서적 측면을 측정하는 것에 의해, 장래 조직 내의 인간관계에 어느 정도 잘 적응할 수 있을까(또는 적응하지 못할까)를 예측하는 것이 가능합니다.

❤ 민감성(신경도)

꼼꼼함, 섬세함, 성실함 등의 요소를 통해 일반적으로 신경질적인지 또는 자신의 존재를 위협받는다는 불안을 갖기 쉬운지 측정합니다.

No.	질문	YES	NO
1	배려있는 사람이라고 생각한다.		
2	어질러진 방에 있으면 불안하다.		
3	실패 후에는 불안하다.		
4	이유 없이 불안할 때가 있다.		
5	세세한 것까지 신경 쓴다.		

- **YES가 많은 경우** : 사소한 일에 신경 쓰고 다른 사람의 말에 상처를 받기 쉽습니다.
- **NO가 많은 경우** : 정신적으로 안정적이며 주위 사람의 말에 과민반응하지 않습니다.

✧ 자책성(과민도)

자신을 비난하거나 책망하는 정도를 측정합니다.

No.	질문	YES	NO
1	후회하는 일이 많다.		
2	자신이 하찮은 존재라고 생각한다.		
3	문제가 발생하면 자기의 탓이라고 생각한다.		
4	무슨 일이든지 끙끙대며 진행하는 경향이 있다.		
5	온순한 편이다.		

- **YES가 많은 경우** : 자책하는 유형, 비관적이고 후회하는 유형입니다.
- **NO가 많은 경우** : 낙천적인 유형, 기분이 항상 밝은 편입니다.

✧ 기분성(불안도)

기분의 굴곡이나 감정적인 면의 미숙함이 어느 정도인지를 측정합니다.

No.	질문	YES	NO
1	다른 사람의 의견에 자신의 결정이 흔들리는 경우가 많다.		
2	기분이 쉽게 변한다.		
3	종종 후회한다.		
4	다른 사람보다 의지가 약한 편이라고 생각한다.		
5	금방 싫증을 내는 성격이라는 말을 자주 듣는다.		

- **YES가 많은 경우** : 감정기복이 많은 유형으로 의지력보다 기분에 따라 행동합니다.
- **NO가 많은 경우** : 감정기복이 없고 안정적입니다.

✥ 독자성(개인도)

주변에 대한 견해나 관심, 자신의 견해나 생각에 어느 정도의 속박감을 가지고 있는지를 측정합니다.

No.	질문	YES	NO
1	창의적 사고방식을 가지고 있다.		
2	융통성이 있는 편이다.		
3	혼자 있는 편이 많은 사람과 있는 것보다 편하다.		
4	개성적이라는 말을 듣는다.		
5	교제는 번거로운 것이라고 생각하는 경우가 많다.		

- **YES가 많은 경우** : 자신의 관점을 중요하게 생각하는 유형으로 주위 상황보다 자신의 느낌과 생각을 중시합니다.
- **NO가 많은 경우** : 상식적으로 행동하고 주변 사람의 시선에 신경을 씁니다.

✥ 자신감(자존심도)

자기 자신에 대해 얼마나 긍정적으로 평가하는지를 측정합니다.

No.	질문	YES	NO
1	다른 사람보다 능력이 뛰어나다고 생각한다.		
2	반대의견이 있어도 나만의 생각으로 행동할 수 있다.		
3	나는 다른 사람보다 기가 센 편이다.		
4	동료가 나를 모욕해도 무시할 수 있다.		
5	대개 일을 목적한 대로 헤쳐나갈 수 있다고 생각한다.		

- **YES가 많은 경우** : 자신의 능력, 외모 등에 자신감이 있고 비판당하는 것을 좋아하지 않습니다.
- **NO가 많은 경우** : 자신감이 없고 다른 사람의 비판에 약합니다.

✿ 고양성(분위기에 들뜨는 정도)

자유분방함, 명랑함과 같이 감정(기분)의 높고 낮음의 정도를 측정합니다.

No.	질문	YES	NO
1	침착하지 못한 편이다.		
2	다른 사람보다 쉽게 우쭐해진다.		
3	모든 사람이 아는 유명인사가 되고 싶다.		
4	모임이나 집단에서 분위기를 이끄는 편이다.		
5	취미 등이 오랫동안 지속되지 않는 편이다.		

- **YES가 많은 경우** : 자극이나 변화가 있는 일상을 원하고 기분을 들뜨게 하는 사람과 친밀하게 지냅니다. 밝은 태도는 좋지만 착실한 업무능력이 요구되는 직종에서는 마이너스가 될 수 있습니다.
- **NO가 많은 경우** : 감정이 항상 일정하고 속을 드러내 보이지 않습니다.

✿ 허위성(진위성)

필요 이상으로 자기를 좋게 보이려 하거나 기업체가 원하는 '이상형'에 맞춘 대답을 하고 있는지, 없는지를 측정합니다.

No.	질문	YES	NO
1	약속을 깨뜨린 적이 한 번도 없다.		
2	다른 사람을 부럽다고 생각해 본 적이 없다.		
3	꾸지람을 들은 적이 없다.		
4	사람을 미워한 적이 없다.		
5	화를 낸 적이 한 번도 없다.		

- **YES가 많은 경우** : 실제의 다른 원칙으로 해답할 가능성이 있습니다. 면접관이 거짓말을 하고 있다고 생각할 수 있습니다.
- **NO가 많은 경우** : 냉정하고 정직하며, 외부의 압력과 스트레스에 강한 유형입니다. 대쪽 같음의 이미지가 굳어지지 않도록 주의합니다.

❷ 행동적 측면

인격 중에 특히 행동으로 드러나기 쉬운 측면을 측정합니다. 주로 직종과 깊은 관계가 있는데 자신의 행동 특성을 살려 적합한 직종을 선택한다면 플러스가 될 수 있습니다. 행동 특성에서 보여 지는 특징은 면접장면에서도 드러나기 쉬우므로 면접관의 시선에서 자신이 어떻게 비칠지 생각하며 점검하는 시간을 가져보는 것이 좋습니다.

✨ 사회적 내향성

대인관계에서 나타나는 행동경향으로 낯가림을 측정합니다.

No.	질문	YES	NO
1	파티에서는 사람을 소개 받는 편이다.		
2	처음 보는 사람과는 어색하게 시간을 보내는 편이다.		
3	친구가 적은 편이다.		
4	자신의 의견을 말하는 경우가 적다.		
5	사교적인 모임에 참석하는 것을 좋아하지 않는다.		

- YES가 많은 경우 : 면접관은 소극적인데 동료들과 잘 지낼 수 있을까 생각할 수도 있습니다.
- NO가 많은 경우 : 사교적이고 자기의 생각을 명확하게 전달할 수 있습니다. 반면에 면접관은 자기주장이 너무 강하지 않을까 생각할 수 있으므로 협조성을 보여주는 것이 좋습니다.

✨ 내성성(침착도)

자신의 행동과 일에 대해 침착하게 생각하는 정도를 측정합니다.

No.	질문	YES	NO
1	시간이 걸려도 침착하게 생각하는 경우가 많다.		
2	실패의 원인을 찾고 반성하는 편이다.		
3	결론이 도출되어도 몇 번 정도 생각을 바꾼다.		
4	여러 가지를 한 번에 생각하는 것이 능숙하다.		
5	여러 가지 측면에서 사물을 검토한다.		

- YES가 많은 경우 : 행동하기 보다는 생각하는 것을 좋아하고 신중하게 계획을 세워 실행합니다. 하지만 면접관은 행동으로 실천하지 못한다고 생각할 수 있으므로 발로 뛰는 것을 좋아하고 더디게 일한다는 인상을 주지 않도록 합니다.
- NO가 많은 경우 : 차분하게 생각하는 것보다 우선 행동하는 유형입니다. 면접관이 경솔한 사람으로 생각할 수 있습니다.

신체활동성

몸을 움직이는 것을 좋아하는지를 측정합니다.

No.	질문	YES	NO
1	민첩하게 활동하는 편이다.		
2	일을 척척 해치우는 편이다.		
3	활발하다는 말을 듣는다.		
4	몸을 움직이는 것을 좋아한다.		
5	스포츠를 하는 것을 즐긴다.		

- YES가 많은 경우 : 활동적이고, 활동력이 좋은 유형입니다.
- NO가 많은 경우 : 침착한 인상으로 차분한 유형입니다. 행동하려 하지 않는 사람으로 오해할 수 있으므로 유의해야 합니다.

주도성

대인관계나 활동에서 열정적으로 이끌어가는 리더십이 있는지 측정합니다.

No.	질문	YES	NO
1	해결되지 않는 일은 원인을 찾고 문제를 해결하는 방안을 모색하는 편이다.		
2	사람들을 설득하여 함께 행동하는 편이다.		
3	열정적이라는 말을 듣는다.		
4	누군가 지시하지 않더라도 먼저 나서서 일을 한다.		
5	궂은 일이더라도 내가 먼저 하는 것이 마음 편하다.		

- YES가 많은 경우 : 주도적으로 사람을 이끌고 열정적으로 일을 하는 유형입니다. 자칫 열정이 과해 동료를 따르지 않고 독단적으로 행동할 수 있다 보일 수 있습니다.
- NO가 많은 경우 : 주어진 일을 하는 것이 편하다고 생각하는 유형입니다. 업무를 맡을 때 적극적으로 하지 않는 인상을 줄 수 있습니다.

❤ 지속성(노력성)

무슨 일이든 포기하지 않고 끈기 있게 하려는 정도를 측정합니다.

No.	질문	YES	NO
1	일단 시작한 일은 시간이 걸려도 끝까지 마무리한다.		
2	끈질긴 편이다.		
3	인내가 강하다는 말을 듣는다.		
4	집념이 깊은 편이다.		
5	한 가지 일에 구애되는 것이 좋다고 생각한다.		

- YES가 많은 경우 : 시작의 어려움은 있어도 포기하지 않는 인내심이 높습니다. 이는 집착이 강해 보일 수 있습니다.
- NO가 많은 경우 : 뒤끝이 없고 조그만 실패로 일을 포기하기 쉽습니다. 따라서 면접때, 지속적인 노력으로 성공했던 사례를 준비하도록 합니다.

❤ 신중성(주의성)

자신이 처한 주변상황을 즉시 파악하고 자신의 행동이 어떤 영향을 미치는지를 측정합니다.

No.	질문	YES	NO
1	여러 가지로 생각하면서 완벽하게 준비하는 편이다.		
2	신중해서 타이밍을 놓치는 편이다.		
3	자신은 어떤 일에도 신중히 대응하는 편이다.		
4	시험을 볼 때 끝날 때까지 재검토하는 편이다.		
5	일에 대해 계획표를 만들어 실행한다.		

- YES가 많은 경우 : 주변 상황에 민감하여 예측한 후 계획있게 일을 진행합니다. 하지만 너무 신중하면 일의 진행이 정체될 가능성을 보이므로 면접에서 추진력과 강한 의욕을 보여주는 것이 필요합니다.
- NO가 많은 경우 : 주변 상황을 살펴보지 않고 계획 없이 일을 진행시킵니다. 면접 시 경솔한 인상을 주지 않도록 하며 판단력이 빠르거나 유연한 사고 덕분에 일 처리를 잘 할 수 있다는 것을 강조하도록 합니다.

③ 의욕적 측면

의욕적인 측면은 의욕의 정도, 활동력의 유무 등을 측정합니다. 여기서 의욕이란 하려는 의지와는 조금 뉘앙스가 다릅니다. 하려는 의지란 그 때의 환경이나 기분에 따라 변화하는 것이지만, 여기에서는 정신적 에너지의 양으로 측정합니다.

❤ 달성의욕

목적의식을 가지고 높은 이상을 가지고 있는지를 측정합니다.

No.	질문	YES	NO
1	경쟁심이 강한 편이다.		
2	어떤 한 분야에서 제1인자가 되고 싶다고 생각한다.		
3	규모가 큰일을 해보고 싶다.		
4	아무리 노력해도 실패한 것은 아무런 도움이 되지 않는다.		
5	높은 목표를 설정하여 수행하는 것이 의욕적이다.		

- YES가 많은 경우 : 현재의 생활을 소중히 여기고 큰 목표와 높은 이상을 가지며 승부욕이 강한 편입니다.
- NO가 많은 경우 : 비약적인 발전을 위해서 기를 쓰지 않는 사람으로 보일 수 있습니다. 일을 통해서 하고 싶은 것들을 구체적으로 어필하도록 합니다.

❤ 활동의욕

자신에게 잠재된 에너지의 크기로, 정신적인 측면의 활동력이라 할 수 있습니다.

No.	질문	YES	NO
1	하고 싶은 일을 실행으로 옮기는 편이다.		
2	어려운 문제를 해결해 가는 것이 좋다.		
3	일반적으로 결단이 빠른 편이다.		
4	곤란한 상황에도 도전하는 편이다.		
5	시원시원하다는 말을 잘 듣는다.		

- YES가 많은 경우 : 꾸물거리는 것을 싫어하고 재빠르게 결단해서 행동하는 유형입니다.
- NO가 많은 경우 : 안전하고 확실한 방법을 모색하고 차분하게 시간을 아껴 일에 임하는 유형입니다. 하지만 재빨리 활동을 못하고 일의 처리 속도가 느리다고 생각할 수 있습니다.

❹ 인성검사 유의사항

시간이 정해져 있어서 시간 내에 문항을 체크하는 것이 key point입니다. 한번 체크하였을 경우 수정이 불가능한 경우가 많습니다. 인성검사는 신뢰도가 가장 중요합니다. 결과를 지나치게 의식하여 솔직하지 못하게 응답할 경우 과장 반응으로 분류될 수 있습니다. 또한 응답할 경우 애매모호한 '보통이다'의 답변보다는 확실한 '예/아니오'의 대답이 좋습니다. 이 점을 염두에 두고 실전을 대비해보도록 합니다.

✧ 자신의 성향과 사고방식을 미리 정리한다.

해당 병원의 인재상을 기초로 하여 일관성, 신뢰성, 진실성 있는 답변을 염두에 두고 꼼꼼히 풀다보면 분명 시간의 촉박함을 느낄 것입니다. 따라서 각각의 질문을 너무 골똘히 생각하거나 고민하지 마세요. 대신 시험 전에 여유 있게 자신의 성향이나 사고방식에 대해 정리해보는 것이 필요합니다.

✧ 대체로, 가끔 등의 수식어를 확인한다.

'대체로, 종종, 가끔, 항상, 대개' 등의 수식어는 대부분의 인성검사에서 자주 등장합니다. 이러한 수식어가 붙은 질문을 접했을 때 지원자들은 조금 고민하게 됩니다. 하지만 아직 답해야 할 질문들이 많음을 기억해야 합니다. 다만, 앞에서 '가끔, 때때로'라는 수식어가 붙은 질문 뒤에 '항상, 대체로'의 수식어가 붙은 내용의 똑같은 질문이 이어지는 경우가 많습니다. 따라서 자주 사용되는 수식어를 적절히 구분할 줄 알아야 합니다.

✧ 모든 문제를 신속하게 대답한다.

인성검사는 시간제한이 없는 것이 원칙이지만 보통은 일정한 시간제한을 두고 있습니다. 인성검사는 개인의 성격과 자질을 알아보기 위한 검사이기 때문에 정답이 없습니다. 다만, 병원에서 바람직하게 생각하거나 기대되는 결과가 있을 뿐입니다. 따라서 시간에 쫓겨서 대충 대답을 하는 것은 바람직하지 못합니다.

✧ 솔직하게 있는 그대로 표현한다.

인성검사는 평범한 일상생활 내용들을 다룬 짧은 문장과 어떤 대상이나 일에 대한 선호를 선택하는 문장으로 구성되었으므로 평소에 자신이 생각한 바를 알아보기 위함입니다. 너무 골똘히 생각하지 말고 문제를 보는 순간 떠오른 것을 체크하세요. 간혹 반복되는 문제들이 출제되기 때문에 일관성 있게 답하지 않으면 감점될 수 있으므로 유의합니다.

🫶 허구성 척도의 질문을 피한다.

인성검사의 질문에는 허구성 척도를 측정하기 위한 질문이 숨어있음을 유념해야 합니다. '나는 남을 헐뜯거나 비난한 적이 한 번도 없다'는 질문이 있다고 가정해보세요. 여기서 YES를 선택한다면 이는 자연스러운 일입니다. 대부분 자신을 좋은 인상으로 포장합니다. 허구성을 측정하는 질문에 다소 거짓으로 '그렇다'라고 답하는 것은 전혀 문제가 되지 않습니다. 하지만 지나치게 좋은 성격을 염두에 두고 전부 '그렇다'고 대답을 한다면 허구성 척도의 득점이 극단적으로 높아지게 될 것입니다. 따라서 검사항목 전체에서 불성실한 답변으로 신뢰성을 의심받게 됩니다. 인성검사의 문항은 각 개인의 특성을 알아보고자 하는 것으로 절대적으로 옳거나 틀린 답이 없습니다. 결과를 지나치게 의식하고 솔직하게 응답하지 않으면 과장 반응으로 분류될 수 있음을 기억하세요!

🫶 마지막까지 집중해서 검사에 임한다.

장시간 진행되는 검사에 지칠 수 있으므로 마지막까지 집중해서 정확히 답할 수 있도록 해야 합니다.

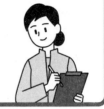

Chapter

03 인성검사 모의고사

100문항의 인성검사 모의고사를 40분 안에 풀어보세요.

No.	질문	YES	NO
1	문제가 발생할 시 생각하기보다 먼저 행동하는 편이다.		
2	일을 하는 것이 좋다.		
3	예상이 되는 부분까지 생각하며 발생한 문제에 접근한다.		
4	의사소통의 경우 긍정적인 단어보다 부정적인 단어를 더 많이 사용한다.		
5	동료와 대화할 경우 주제를 이해하기 어렵다.		
6	나에게 없는 부분은 남을 통해서 배우고자 한다.		
7	업무를 수행할 경우 지침에 따라 행동한다.		
8	나 자신을 믿으며 스스로에게 격려한다.		
9	임상지식에 대해 깊이 있는 공부를 하려고 노력한다.		
10	환자 중재 과정에 있어서 비판적인 사고가 필요하다고 생각한다.		
11	약속을 지키지 않은 적이 없다.		
12	나는 대화를 할 때 내 의견을 확실히 밝히는 편이다.		
13	나는 눈치가 빠른 편이다.		
14	이해가 안 되는 부분이 있으면 이해가 될 때까지 물어본다.		
15	세세한 부분까지 놓치지 않는다.		
16	나는 대화를 주도하는 편이다.		
17	상대방과 대화를 할 경우 본론부터 이야기한다.		
18	주변에서 배려심이 많다는 소리를 듣는다.		
19	처음만난 사람과 대화하는 것이 어렵다.		
20	친구를 사귀면 관계를 오래 유지한다.		

No.	질문	YES	NO
21	모든 일에 계획을 세우고 실행한다.		
22	아무리 힘든 상황이 오더라도 긍정적으로 받아들일 수 있다.		
23	친구가 힘든 일을 겪었을 때 해결방향을 제시하기보다 위로해준다.		
24	상대방의 말에 리액션을 크게 하는 편이다.		
25	나는 판단이 느리다.		
26	맡은 일에 책임감을 가지고 최선을 다한다.		
27	나만의 장·단기 목표를 가지고 있다.		
28	나는 감성적이다.		
29	나는 문제 해결에 대한 원리를 이해하려고 노력한다.		
30	나에 대한 평가를 겸허히 받아들이고 개선하고자 노력한다.		
31	화가 나면 주체할 수 없다.		
32	내가 속한 집단에서 나는 중요한 사람이다.		
33	실패를 하면 불안하다.		
34	주변의 변화에 민감하게 행동한다.		
35	업무량과 성취감은 비례한다고 생각한다.		
36	나는 업무를 수행할 할 때 우선순위에 따라 움직인다.		
37	의사소통 시 상대방이 이해하기 쉽게 설명한다.		
38	아무리 긴박한 상황에서도 평정심을 유지한다.		
39	친구와 싸웠을 경우에 먼저 화해를 건넨다.		
40	문제가 생겼을 경우 상대방의 입장에서 생각해보는 편이다.		
41	늦더라도 맡은 업무는 끝까지 마무리한다.		
42	나는 창의적으로 문제를 해결한다.		
43	상대방이 같은 질문을 반복해서 물어보면 대답하기 싫어진다.		
44	어렵고 힘든 업무를 해결했을 때 보람이 있다고 생각한다.		
45	나는 의사소통 시 상대방의 말에 집중해 듣는다.		
46	경험한 적이 없는 상황에서 대처를 잘한다.		
47	나는 변화를 두려워하지 않는다.		
48	주변에서 친절하다는 소리를 많이 듣는다.		
49	종종 깊은 생각에 잠기곤 한다.		
50	의욕이 넘치며 활동적이다.		

No.	질문	YES	NO
51	나만의 스트레스 해소 방법을 가진다.		
52	가족과 친구 등 주변사람들에게서 많은 힘을 얻는다.		
53	동료가 어려운 상황에 있으면 주저 없이 나선다.		
54	주어진 시간 안에 일을 처리한다.		
55	나는 기획하는 것을 좋아한다.		
56	스트레스를 주변사람들과 대화로 풀어낸다.		
57	중압감을 받는 일이 있더라도 침착함을 유지한다.		
58	나이가 어린 사람에게도 충분히 배울 점이 있다고 생각한다.		
59	나는 누군가의 롤모델이 되고 싶다.		
60	내 주변은 항상 정리정돈이 잘 되어 있다.		
61	예상 밖의 어려운 상황도 대처해 나갈 수 있다고 생각한다.		
62	내 주변에는 친구들이 많다.		
63	어떤 일을 기획할 경우에 효율성을 가장 먼저 생각한다.		
64	다른 사람들에게 융통성이 없다는 말을 듣는 편이다.		
65	새로운 것에 도전하는 편이다.		
66	나는 현실적이다.		
67	어려운 문제가 있으면 도움을 요청하는 편이다.		
68	조용한 곳에서 혼자 지내는 것이 좋다.		
69	나는 실패하는 것이 두렵지 않다.		
70	나는 결단력을 가진다.		
71	의리·인정이 두터운 상사를 만나고 싶다.		
72	좋다고 생각하면 바로 행동한다.		
73	단체 규칙에 그다지 구속받지 않는다.		
74	사교성이 많은 사람을 보면 부럽다.		
75	아무것도 생각하지 않을 때가 많다.		
76	의리를 지키는 타입이다.		
77	노력하는 과정이 결과보다 중요하다.		
78	안전책을 고르는 타입이다.		
79	많은 친구들을 만나는 것보다 단 둘이 만나는 것이 더 좋다.		
80	금방 낙심하는 편이다.		

No.	질문	YES	NO
81	뒤숭숭하다는 말을 들은 적이 있다.		
82	돈을 허비한 적이 없다.		
83	학급에서는 존재가 희미했다.		
84	유행에 둔감하다고 생각한다.		
85	시대의 흐름에 역행해서라도 자신을 관철하고 싶다.		
86	인생은 살 가치가 없다고 생각한다.		
87	변화를 추구하는 편이다.		
88	이야기하는 것보다 책을 읽는 것이 더 좋다.		
89	밤에 못 잘 때가 많다.		
90	외출 시 문을 잠갔는지 몇 번을 확인한다.		
91	업무를 할당받으면 기쁘다.		
92	나는 실용적인 면을 추구한다.		
93	내가 어떤 배우의 팬인지 아무도 모른다.		
94	외출 시 문을 잠갔는지 별로 확인하지 않는다.		
95	예상하지 못한 일도 해보고 싶다.		
96	내일의 계획이라도 메모한다.		
97	위대한 인물이 되고 싶다.		
98	스스로 고안하는 것을 좋아한다.		
99	금방 말해버리는 편이다.		
100	쓸데없는 고생을 하는 일이 많다.		

V

부록

Chapter

04 의학용어

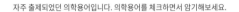

자주 출제되었던 의학용어입니다. 의학용어를 체크하면서 암기해보세요.

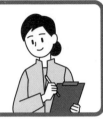

V	약어	용어	의미
	5R (5Right)	right patient, right route, right drug, right dose, right time	정확한 대상자, 정확한 경로, 정확한 약물, 정확한 용량, 정확한 시간
	ABGA	arterial blood gas analysis	동맥혈가스검사
	ABR	absolute bed rest	절대침상안정
	ADH	antidiuretic hormone (=vasopressin)	항이뇨호르몬
	AED	automatied external defibrillator	자동 제세동기
	AFB	acid-fast bacillus	객담검사(결핵균 검사)
	ANC	absolute neutrophil count	절대 호중구수
	AP	angina pectoris	협심증
	APGAR	appearance pulse grimace activity respiration score	신생아 상태 평가 검사
	ARDS	acute respiratory distress syndrome	급성호흡곤란증후군
	ARF	acute respiratory failure	급성신부전
	ASO	arteriosclerosis obliterans	폐쇄성 동맥경화증
	AST	after skin test	약물 알레르기 검사
	AVF	arteriovenous fistula	동정맥루

V	약어	용어	의미
	AVN	avascular necrosis	무혈관성 괴사
	AVN	atrioventricular node	방실결절
	bid	bis in die	1일 2회 처방
	BLS	basic life support	기본소생술
	BP	blood pressure	혈압
	BT	body temperature	체온
	CAG	coronary arteriography	관상동백조영술
		cataract	백내장
	CDI	combined drug intoxication	약물 과다 복용
	CDI	clostridium difficile Infection	클로스트리디움 디피실 감염
	CDI	central diabetes insipidus	중추성 요붕증
		cephalopelvic disproportion	아두골반불균형
	CHF	chronic heart failure	만성신부전
	CK	creatine kinase	크레아틴키나아제
	CNPS	critical care non-verbal pain scale	중환자 통증사정척도
	COPD	chronic obstructive pulmonary disease	만성폐쇄성 폐질환
	CPCR	cardiopulmonary cerebral resuscitation	심폐뇌소생술
	CPR	cardiopulmonary resuscitation	심폐소생술
	CRRT	continuous renal replacement therapy	지속적 신대체요법
	CT	computed tomography	전산화단층촬영
	CTD	chest tube drainage	흉관배액
	CVA	cerebralvascular accident(=stroke)	뇌졸중
	CVP	central venous pressure	중심정맥압
	DI	drug intoxication	약물중독
	DM	diabetes mellitus	당뇨병
	DNR	do not resuscitate	연명의료중단

V

부록

V	약어	용어	의미
	DT	delirium tremens	진전섬망
	DT	diphtheria and tetanus	디프테리아와 파상풍
	DVT	deep vein thrombosis	심부정맥혈전증
		dysuria	배뇨곤란
	ECMO	extracorporeal membrane oxygenation	체외막산소 공급
	EGD	esophagogastroduodenoscopy	위내시경
	EKG	electrocardiography	심전도 검사
		emphysema	폐기종
	EMR	endoscopic mucosal resection	내시경적 점막절제술
	ESD	Esophagogastroduodenoscopy	위내시경
	ETT	endotracheal tube	기관내관
	EVL	endoscopic variceal ligation	내시경적 정맥류결찰술
	FBS	fasting blood sugar	공복혈당
	FHT	fetal heart tone	태아심음
	FIO2	fraction of inspired oxygen	흡입산소도
	FLACC	face, legs, activity, cry, consolability scale	통증사정도구
	FPRS	Face Pain Rating Scale	안면통증 사정척도
	FUO	fever of unknown origin	원인불명 발열
	GCS	glasgow coma scale	의식수준 사정도구
	GERD	gastroesophageal reflux disease	위식도 역류 질환
	GR	gastric resection	위절제술
	HCC	hepatocellular carcinoma (=liver cancer)	간암
	HR	heart rate	심장박동수
	HS	hora somni	취침 전에

V	약어	용어	의미
	HTN	hypertension	고혈압
	I&D	incision and drainage	절개배액술
	ICH	intracerebral hemorrhage	뇌내출혈
	ICU	intensive care unit	집중치료실
	IICP	increased intracranial pressure	두개내압항진
	INR	international normalized ratio	국제표준화비율
		inspirometer	강화폐활량계
		intraperitoneal	복강내의
	IV	intravenous injection	정맥주사
	LAP	laparoscopy	복강경검사
	LC	liver cirrhosis	간경변증
	MDI	multiple drug intake	약물 과다 복용
	MDI	manic depressive illness	조울증
	MI	myocardial infarction	심근경색
	MRI	magnetic resonance imaging	자기공명영상
	MRSA	methicillin-resistant staphylococcus aureus	메티실린내성황색포도상구균
	MS	mitral stenosis	승모판막눌림증
	N/S	normal saline	생리식염수
	NPO	non per os, nothing per oral	금식
	NRS	numeric rating scale	통증사정도구
	NTG	nitroglycerin	혈관확장제
	p.r.n	pro re nata	필요에 따라
	PD	parkinson's disease	파킨슨병
	PD	peritoneal dialysis	복막투석
	PD	postural drainage	체위배액

V

부록

v	약어	용어	의미
	PFT	pulmonary function test	폐 기능 검사
	PID	pelvic inflammatory disease	골반염
	PLT	platelet	혈소판
	PR	pulse rate	맥박수
	q.d	quaque die	하루 한 번
	QI	qulity improvement	의료 질의 향상
	QRS	QRS complex	심실의 수축자극
	RR	respiratory rate	호흡 수
	RU	residual urine	잔뇨량
	SAH	subarachnoid hemorrhage	지주막하출혈
	SBAR	situation-background-assessment-recommendation or Request	의사소통 도구
	SL	sublingual	설하
	SLE	systemic lupus erythematosus	전신홍반루푸스
	SOAP	subjective data, objective data, assessment, plan	간호기록
		spinal tapping (= lumbar punture)	요추천자
	SpO$_2$	saturation of percutaneous oxygen	경피적산소포화도
	t.i.d	ter in die	하루 3회 투약
	TB	tuberculosis	결핵
	Tn	troponin	트로포닌
	TPN	total parenteral nutrition	완전비경구영양
	URI	upper respiratory infection	상기도 감염증
	UTI	urinary tract infection	요로감염증
	V/S	vital sign	활력징후(혈압,맥박,호흡,체온)
		vertigo	현훈

V	약어	용어	의미
	VRE	vancomycin-resistant enterococcus	반코마이신 내성 장구균
	I/D	incision and drainage	절개와 배액법
	Ca	cancer	암
	CSF	cerebrospinal fluid	뇌척수액
	UA	urinalysis	소변검사
	Lab	laboratory	임상검사
	TFT	thyroid function test	갑상샘 기능검사
	Hx	history taking	병력
	BE	barium enema	바륨관장
	TNM	tumor, node, metastasis	종양, 림프절, 전이
	DI	diabetes insipidus	요붕증
	BMR	basal metabolic rate	기초대사율
	S&S	signs and symptoms	징후와 증상
	ROM	range of motion	운동 범위
	ht.	height	신장, 키
	PA	pernicious anemia	악성 빈혈
	A.O.M	acute otitis media	급성 중이염
	D.O.A	dead on arrival	도착 시 사망
	CHD	congenital heart disease	선천성 심장질환
	TOF	tetralogy of fallot	팔로4징후
	CAPD	continous ambulatory peritoneal dialysis	복막투석

V
부록

Chapter

05 의료계 주요 시사 및 이슈

의료계의 주요한 시사 및 이슈를 정리하였습니다.

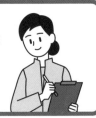

〰 동기간 면접제

신규 간호사들의 채용 후 불안감 및 임상 부적응 문제와 간호인력 수급난 등의 문제 해소를 위해 같은 기간에 신규 간호사 면접을 진행하는 제도를 말한다.

시기	대상 병원
7월(18개소)	가톨릭대학교 서울성모병원, 강북삼성병원, 고려대학교 구로병원, 고려대학교 안산병원, 고려대학교 안암병원, 삼성서울병원, 서울대학교병원, 서울아산병원, 이대목동병원, 강남세브란스병원, 세브란스병원, 중앙대학교병원, 한양대학교병원, 건국대학교병원, 경희대학교병원, 분당서울대학교병원, 아주대학교병원, 가천대 길병원
10월(4개소)	순천향대학교 부천병원, 한림대학교성심병원, 인하대병원, 가톨릭대학교 인천성모병원

* 2024. 1. 기준

수도권 상급종합병원 동기간 면접제 시범실시

보건복지부는 간호인력 수급난 해소를 위해 수도권 상급종합병원 22개소는 오는 7월 또는 10월 동기간에 신규 간호사 최종 면접을 실시할 예정이라고 밝혔다.

대한병원협회 조사 결과에 따르면 최근 5년간 서울 소재 빅5병원이 자율적으로 동기간 면접제를 실시한 결과, 5개 병원 간호사 임용포기율이 7.6% 감소했다.

그동안 국공립 및 상급종합병원의 85%는 합격 후 최장 1년가량을 임용 대기 상태에 놓여 불안감과 채용 후 임상 부적응 문제를 호소하는 신규 간호사, 일명 '웨이팅게일', '대기 간호사'들이 존재했다. 이는 중소병원의 인력 공백 등의 문제를 유발하여 이를 최소화하기 위해 2024년부터 동기간 면접제를 실기하기로 합의했다.

동기간 면접제는 2024년부터 2026년 채용까지 3년간 시범실시할 예정이다.

❀ 진료지원간호사(PA)

수술실 보조, 검사시술 보조, 검체 의뢰 응급상황 시 보조 등 전공의를 보조하며 전공의 대체 역할을 하는 간호사를 말한다.

진료지원사(PA)교육계획 논의

보건복지부는 '의사 집단행동 중앙사고수습본부' 제31차 회의에서 진료지원간호사(PA) 교육계획에 대해 논의했다.

상급종합병원 및 종합병원 328개소 조사결과에 따르면, 진료지원간호사로 활동하는 인원은 현재 8,982명이고 2,715명을 증원할 계획이다.

정부는 진료지원간호사의 업무 적응을 돕기 위해 교육을 제공할 계획이라고 밝혔다. 대상은 '간호사 업무 관련 시범사업' 참여기관의 신규 배치 예정 진료지원간호사, 경력 1년 미만의 진료지원간호사 및 이들에 대한 교육담당 간호사이다.

대한간호협회와 협조해 진료지원간호사 대상 24시간 교육과 교육담당 간호사 대상 8시간의 교육을 시범적으로 실시한 이후에는 표준프로그램을 개발해 8개 분야(수술, 외과, 내과, 응급·중증, 심혈관, 신장투석, 상처장루, 영양집중 등)에 대해 80시간(이론 48시간, 실습 32시간)의 집중 교육을 실시할 예정이다.

❀ 호스피스·연명의료 종합계획

호스피스·완화의료는 생명을 위협하는 질환으로 말기환자로 진단을 받은 환자 또는 임종과정에 있는 환자와 그 가족에게 통증과 증상의 완화 등을 포함한 신체적, 심리사회적, 영적 영역에 대한 종합적인 평가와 치료를 목적으로 하는 의료로, 호스피스·연명의료 종합계획은 「호스피스·완화의료 및 임종과정에 있는 환자의 연명의료결정에 관한 법률」 제7조에 따라 5년마다 수립하고 있다.

제2차 호스피스·연명의료 종합계획 발표

이번 제2차 종합계획은 '누구나 삶의 존엄한 마무리를 보장받는 사회'를 비전으로 ▲ 이용자 선택권 보장 확대 ▲ 제도 이행의 기반 강화 ▲ 인식개선 및 확산을 목표로 한다.

호스피스 서비스 대상 확대, 연명의료결정 범위 조정, 호스피스 제공기관 및 연명의료결정제도 수행기관 확충 등을 통해 이용자의 선택권을 보장할 계획이며 국민 인식개선·확산, 지역사회 연계 및 거버넌스 강화 등의 과제도 추진할 예정이다.

또한 호스피스 전문기관을 2023년 188개소에서 2028년 360개소로 확대할 예정이며, 호스피스 전문기관 입원형은 2028년까지 15개소를 늘려 109개소, 가정형은 41개소를 늘려 80개소, 자문형은 116개소를 늘려 154개소로 확대할 계획이다.

✿ 상급종합병원

'중증질환에 대하여 난이도가 높은 의료행위를 전문적으로 하는 종합병원'으로, 보건복지부가 인력·시설·장비, 진료, 교육 등의 항목을 종합적으로 평가해 우수한 병원을 3년마다 지정한다.

지역	지정 병원
서울권(14개)	강북삼성병원, 건국대병원, 경희대병원, 고려대 구로병원, 삼성서울병원, 서울대병원, 강남세브란스병원, 세브란스병원, 이화여대 목동병원, 서울아산병원, 중앙대병원, 고려대 안암병원, 가톨릭대 서울성모병원, 한양대병원
경기 서북부권(4개)	가톨릭대 인천성모병원, 순천향대 부천병원, 가천대 길병원, 인하대병원
경기 남부권(5개)	가톨릭대 성빈센트병원, 고려대 안산병원, 분당서울대병원, 아주대병원, 한림대성심병원
강원권(2개)	강릉아산병원, 연세대 원주세브란스기독병원
충북권(1개)	충북대병원
충남권(3개)	단국대병원, 충남대병원, 건양대병원
전북권(2개)	원광대병원, 전북대병원
전남권(3개)	전남대병원, 조선대병원, 화순전남대병원
경북권(5개)	경북대병원, 계명대 동산병원, 대구가톨릭대병원, 영남대병원, 칠곡경북대병원
경남동부권(6개)	고신대복음병원, 동아대병원, 부산대병원, 양산부산대병원, 인제대부산백병원, 울산대병원
경남서부권(2개)	경상국립대병원, 성균관대 삼성창원병원

제5기 상급종합병원 47개 기관 지정

제5기(2024 ~ 2026) 상급종합병원은 47개로, 제4기 상급종합병원에 비해 2개가 늘어났다. 이번 제5기 상급종합병원 지정기준에서는 환자구성비율 등 중증질환 진료 관련 지표를 강화했다. 입원환자 중 중증환자 비율을 기존 30% 이상에서 34% 이상으로 높이고 인력·시설 등 의료자원 강화와 국가감염병 대응 등을 위한 지표로 입원환자전담전문의, 중환자실·음압격리병실 병상확보율, 코로나19 참여기여도 등을 신설했다.

상급종합병원이 중증 진료 역할에 집중하며, 진료-연구-교육을 균형 있게 수행할 수 있도록 지원할 계획이며, 의료 공급과 이용행태 등 의료 수요를 분석해 의료지도를 개발할 예정이다.

*서울권 14개, 경기 서북부권 4개, 경기 남부권 5개, 강원권 2개, 충북권 1개, 충남권 3개, 전북권 2개, 전남권 3개, 경북권 5개, 경남동부권 6개, 경남서부권 2개

❤ 간호교육인증평가

간호교육인증평가는 간호교육의 질적 발전을 도모하고 간호학생의 성과를 지원, 관리하기 위하여 교육성과와 교육과정 운영 및 교육 여건 등이 국가, 사회, 간호 전문직의 요구 수준에 부합하는지를 공식적으로 확인하여 인정하는 제도이다. 인증평가 대상은 ▲ 4년제 간호학 학사학위 프로그램 ▲ 3년제 간호학 전문학사 학위프로그램 ▲ 간호사 학사학위 특별편입 프로그램 ▲ 대학원 전문간호사 교육프로그램 등이다.

2024년도 간호교육인증평가 시행

4주기(2022~2026년) 간호교육인증평가가 진행 중인 가운데, 이번 2024년도 상반기 인증평가는 대학의 인증기간 만료일을 기준으로 전기와 후기로 나눠 진행된다. 이는 「고등교육기관의 평가·인증 등에 관한 규정」 제2조의2항이 개정된 데 따른 것이다.

이에 따라 한국간호교육평가원은 프로그램 인증기간 만료 2년 전부터 1년 전까지 평가「인증 신청을 받아 6개월 전까지 인증 여부를 결정하고, 인증불가 판정 프로그램에 대해서는 인증기간 만료 전까지 재신청에 따른 평가」인증을 완료할 수 있도록 운영한다.

2024년도 상반기 전기는 2023년 12월 공고 및 신청접수를 시작으로 2024년 4월 결과가 통보되며 2024년도 상반기 후기는 2023년 12월 공고 및 신청접수를 시작으로 2024년 7월 결과가 통보된다.

한편, 4주기 인증기준 6개 영역은 ▲ 비전과 운영체계 ▲ 교육과정 ▲ 학생 ▲ 교수 ▲ 시설과 설비 ▲ 교육성과이다. 평가항목은 총 27개, 평가요소는 총 82개이다

V

부록

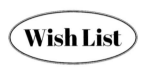

Wish List

———

고생한 나에게 주는 선물! 머리가 어지러울 때
시험이 끝나고 하고 싶은 일들을 하나씩 적어보세요.

01	
02	
03	
04	
05	
06	
07	
08	
09	
10	

성공하기 전에는 항상 그것이 불가능한 것처럼 보이기 마련이다. - 넬슨 만델라